entgiften statt vergiften
nach Uwe Karstädt

entgiften statt vergiften

nach Uwe Karstädt
Durch den Verlag aktualisierte Neuauflage, Frühjahr 2014

Hinweis:
Medizin und Wissenschaft sind ständig im Fluss. Forschung und Erfahrung erweitern unsere Erkenntnisse, insbesondere, was die Bedarfsmengen von Nährstoffen und die Anwendung von Nahrungsergänzungsmitteln betrifft. Soweit in diesem Buch Bedarfszahlen bzw. Dosierungen oder Anwendungsmöglichkeiten von Nahrungsergänzungsmitteln oder Arzneimitteln erwähnt werden, darf der Leser darauf vertrauen, dass Autor und Herausgeber größte Mühe darauf verwandt haben, diese Angaben entsprechend dem aktuellen Wissensstand bei Fertigstellung des Werkes zu machen. Dennoch ist der Benutzer bzw. der Leser aufgefordert, die Beipackzettel der angeführten Produkte genau zu prüfen, ob die dort angegebenen Indikationen und Empfehlungen von den Angaben dieses Werkes abweichen. Gegebenenfalls ist der behandelnde Arzt oder Heilpraktiker zu befragen. Auch wenn geschützte Warenzeichen nicht in jedem Falle besonders kenntlich gemacht wurden, handelt es sich nicht notwendigerweise um einen freien Warennamen.
Ein weiterer wichtiger Hinweis: Es gibt sicher auch andere als die in diesem Buch genannten Produkte. Doch Herausgeber und Autor nennen in diesem Buch nur die Produkte, die in der Praxis erprobt sind und daher aus Erfahrung empfohlen werden können.

Alle Rechte, auch die Autorenrechte, vorbehalten
Copyright – Planverlag, London 2014

Gestaltung: Ediciones Portol, Mallorca
Sonderauflage

Inhaltsverzeichnis

Teil 1: Vergiftung
Gift für die Gesundheit 22
Vergiftet und vergessen 25
Vergiftet und gegessen 28
Aus Toxinen werden Tumore 32
Neue Gifte, neue Krankheiten 36
Strahlen – die vertuschte Gefahr 42
Gebrauchsanleitung zur Giftprävention 47
Schwer krank durch Schwermetalle 49
Bedenklich statt unbedenklich 61
Neurotoxine gehen auf die Nerven 63
Einblicke in den Stoffwechsel 65

Teil 2: Entgiftung
Sie sind nicht krank – Sie sind vergiftet 68
Selbsttest bei Schwermetallbelastungen 72
Superfood statt Kräutertee 79
Das neue, einzigartige Mikroprozessierprinzip 84
Biologo-Detox und seine Inhalte 90
Biologo-Detox, die empfohlene Anwendung 102
Anwendeschema nach Dr. Ray und Dr. Dann 104
Antworten auf häufige Fragen zu Biologo-Detox 108

Teil 3: Die neue Heilmethode
Die Krankheit Zivilisationserkrankung 114
Sie haben nicht Alzheimer – Sie sind vergiftet 117
Sie haben keine Arthritis – Sie sind vergiftet 133
Sie sind nicht allergisch – Sie sind vergiftet 142
Sie sind nicht chronisch müde – Sie sind vergiftet 150
Sie haben kein Diabetes – Sie sind vergiftet 155
Ihr Herz ist nicht krank – es ist vergiftet 164
Sie haben nicht Osteoporose – Sie sind vergiftet 176
Sie sind nicht depressiv – Sie sind vergiftet 186
Sie haben kein Prostataproblem – Sie sind vergiftet 194

Teil 4: Produktempfehlungen

Vektor-AHCC, der Pilzextrakt	199
Vektor-Nattokinase, Freund von Herz und Gefäßen	201
Biologo-Detox, die optimale Entgiftung	203
Cayenne für das Blut	203
Kokosfett in VCO-Qualität	205
Vektor-NADH, der moderne Energielieferant	207
Nature's Biotics für die Verdauung	208
PowerQuickZap, der Alleskönner	210
Vektor RxOmega-Fischöl, die Bio-Hilfe	212
Synervit, der Homocysteinsenker	214
Super K mit K2, ein Vitaminwunder	217
Vektor-Lycopin, die Rheumarevolution	218
Polytamin, die Pille für besseres Hören	221
Vektor-Resveratrol	224

Teil 5: Bezugsquellen/Adressen

Wo Sie welches Produkt bekommen	228
Wichtige Adressen	232
Therapieeinrichtungen	232

Appendix A:
Symptome einer chronischen Schwermetallvergiftung — 233

Appendix B:
Wichtige Fakten zum Thema Homocystein — 236

Appendix C:
Die richtige und effektive Leberreinigung — 245

Appendix D:
Anleitung zu mehr Gesundheit und Vitalität — 247

Schlussworte und ein Ausblick	252

Quellen- und Literaturverzeichnis	254

Glossar	263

Vorwort

Von Jack R. Metz, viele Jahre Präsident des schweizerischen Vereins der Amalgamgeschädigten

Dieses Buch handelt von der schleichenden und zunehmenden **Toxifizierung unserer Umwelt** und geht der Frage nach, wie man in der Humanmedizin dieser Problematik begegnen kann.

Das Thema ist nicht besonders mediengängig. Katastrophenszenarien, sei es im Bereich Klima, Energie, Gesellschaft usw., sind bei den Medien dann angesagt, wenn ihnen ein entsprechender Unterhaltungswert zugeschrieben werden kann. Davon ist das Phänomen der schleichenden Umweltvergiftungen meilenweit entfernt. Weder Quote noch Auflage lässt sich mit diesem Thema steigern. Hier und da ein Skandälchen findet zwar immer wieder den Weg in die Medien – da etwas Dioxin in Hühnchen, dort zu viel Blei in Spielzeugen –, was soll's?

Nicht wenige unserer Mitbürger wollen schon gar nicht mehr wissen, was denn da alles in unserer Nahrung, im Wasser, in der Luft und sonst wo an Schadstoffen von fleißigen Labors gemessen wurde. „Was kann man denn überhaupt noch essen?!" ist ein oft gehörter Standpunkt einer resignierenden Bevölkerung.

Auch die Schulmedizin tut sich schwer mit den **chronischen Vergiftungen** und die toxikologische Wissenschaft ist nach wie vor primär die Lehre von der akuten Vergiftung. Entsprechend findet auch beim Hausarzt eine Untersuchung auf chronische Vergiftungen in aller Regel nicht statt, obwohl die WHO (Weltgesundheitsorganisation) schon vor mehr als dreißig Jahren bekannt gegeben hat, dass rund achtzig Prozent aller chronischen Erkrankungen einen Bezug zu Umweltbelastungen haben.

Zwar lassen Umweltbehörden fleißig Schadstoffmessungen durchführen; sie setzen auch Grenzwerte fest, vor allem für technische Einrichtungen. Aber mit der Humanmedizin hat das alles seltsamerweise nichts zu tun. Die misst nämlich in aller Regel nicht, was man da alles im menschlichen Körper vorfindet – oder nur ausnahmsweise, beispielsweise in der Gewerbemedizin.

Folglich sind auch **Gift ausleitende Verfahren** für chronische Intoxikationen nicht Gegenstand der klassischen ärztlichen Ausbildung, umso mehr, als die moderne Medizin bereits bei der Überwindung der mittelalterlichen Säftelehre praktisch alle ausleitenden Verfahren als unwissenschaftlich und obsolet gebrandmarkt hat.

Die Ausleitung von Giften aus dem Körper wurde erst wieder ein Thema, als im ersten Weltkrieg Tausende von Soldaten auf beiden Seiten der Front durch Giftgase getötet oder geschädigt wurden. Aber erst in den Dreißigerjahren gelang es den Engländern, einen Stoff zu entwickeln, der erfolgreich Schwermetalle aus dem Körper eliminieren konnte. Das Produkt wurde unter dem Namen BAL bekannt und bildete den Ausgangspunkt für weitere Entwicklungen von noch wirksameren Stoffen.
Anwender der heute bekannten Entgiftungstherapien sind vor allem komplementärmedizinisch orientierte Ärzte, Zahnärzte und Therapeuten, welche die Bedeutung der chronischen Intoxikationen erkannt haben und entsprechend ausleitende Verfahren einsetzen.

Nachstehend soll an **vier Beispielen** schlaglichtartig auf die Bedeutung der chronischen Vergiftungen hingewiesen werden. Diese Beispiele können beliebig erweitert werden.

I. Fette Kinder – weshalb ?

Dr. Eric Braverman, Direktor von PATH Medical, gab am 8. Juni 2007 zusammen mit einigen einflussreichen amerikanischen Politikern eine Pressekonferenz in New York. Dies ist, was er zu sagen hatte:
»**Fettleibigkeit von Kindern** hat sich in den USA zu einem **Gesundheitsproblem epidemischen Ausmaßes** entwickelt, parallel zur zunehmenden Fettleibigkeit Erwachsener. In New York sind bereits über die Hälfte der Erwachsenen übergewichtig oder fettleibig. Dies reduziert die Lebenserwartung und beeinträchtigt die Lebensqualität. Es erhöht das Risiko von Herzkrankheiten, Diabetes, Krebs und Schlaganfällen und kann Symptome von Asthma, Arthritis, Aufmerksamkeitsdefizit-Syndrom, Lern- und Emotionsprobleme auslösen sowie weitere Gesundheitsbeeinträchtigungen verursachen.« Dies alles ist nicht neu.

Aber Dr. Braverman fährt fort: »In meinen über zwanzig Jahren als praktizierender Arzt habe ich niemals derart viele kranke Kinder gesehen wie in den letzten Jahren. Ich sehe heute mehr Asthma und Diabetes, mehr Lern- und Verhaltensstörungen und Depressionen, mehr Süchtigkeit nach Zucker, Kohlehydraten und Salz. Ich sehe jetzt Kinder mit Typ II Diabetes – früher ausschließlich bei Erwachsenen vorkommend. All dies ist das Resultat einer neuen Epidemie: Kinderfettleibigkeit.

Wir sehen aber auch eine große Vielfalt von endokrinen Störungen, beschleunigte Pubertät, polyzystische Ovarien, Unregelmäßigkeiten in den Wachstumshormonen und vieles mehr. Kurz gesagt: **Viele unserer Kinder gleichen chronisch kranken Erwachsenen mit multiplen Gesundheitsstörungen.**

Diese Kinder rettet man nicht einfach mit Medikation. Diese Kinder brauchen Hilfe. Sie brauchen eine **neue Gesundheitskultur**, bei der Eltern, Schule, Behörden und Ernährungswissenschaften zusammenarbeiten. Wenn jetzt nichts geschieht, riskieren wir ein nationales Desaster, das die gesamte Gesundheitsökonomie und das Wohlergehen unseres Staates in Gefahr bringen kann.

Während unser Gesundheitssystem rund fünfzig Prozent aller Mittel für die sterbende Population ausgibt, investieren wir bloß rund fünf Prozent für die Gesundheit unserer Kinder.

Wenn wir darin versagen, eine neue Gesundheitskultur für unsere Kinder zu schaffen, dann wird ein vernichtender Dominoeffekt auf unser Gesundheitswesen zukommen, sobald diese Kinder erwachsen werden.«

So weit (mit starken Kürzungen) Dr. Braverman in New York.

Wir haben in Europa in den Neunzigerjahren staunend das amerikanische Adipositas-Problem beobachtet, bis es schließlich auch in Europa begann sich auszubreiten. Über die Ursachen wird noch diskutiert. Sicher ist ein Phänomen, das sich erst in den letzten zehn Jahren fast schlagartig verbreitet hat, nicht genetisch bedingt, wie man uns oft weismachen möchte.

Wäre es ausschließlich ein Verhaltensproblem (Bewegungsmangel, fehlendes körperbetontes Spielen, TV-Konsum usw.), so hätte es schon in den Siebziger- oder Achtzigerjahren auftreten müssen. Ist es also ein Umweltproblem? Vieles spricht dafür, aber der oder die Übeltäter konnte(n) noch nicht eindeutig identifiziert werden.

Es wäre nützlich, der Frage nachzugehen, welche chemischen Stoffe in den Achtzigerjahren erst in Amerika und dann später auch in Europa neu auf den Markt gekommen sind.

Wir wissen, dass es Tausende sind, von denen die allerwenigsten toxikologisch untersucht wurden, von den hormonaktiven Stoffen ganz zu schweigen.

Wir müssen aber damit rechnen, dass die Aussagen von Dr. Braverman uns Europäer ebenso betreffen wie die Amerikaner, bloß wird das Unheil einige Jahre später bei uns manifest. Dass es sich bereits angekündigt hat, ist uns allen klar.

Auf dem Spiel steht die Gesundheit unserer Kinder und damit die Zukunft unserer Gesellschaft, ja sogar die Zukunft unserer Zivilisation. Es könnte sein, dass diese Problematik bald einmal mit einer Brisanz ausbricht, welche der Klimakatastrophe den medialen Rang abzulaufen imstande ist.

II. Die Autismus-Epidemie

Autismus ist eine unheilbare, schwere Krankheit, die sich unter anderem durch fehlende Kommunikation (kein Augenkontakt), meist fehlende Sprache und diverse eigentümliche Verhaltensweisen ausdrückt. Autisten sind in der Regel lebenslange Pflegefälle und benötigen einen großen Aufwand seitens der Eltern. Autistische Kinder werden oft normal geboren, entwickeln sich normal und stürzen dann plötzlich ab in ihre Krankheit. Als Ursache wurden bisher genetische Effekte vermutet. In Europa ist etwa eines von zehntausend Kindern autistisch.

Dies war auch in Amerika der Fall, bis in den Neunzigerjahren die Autismushäufigkeit bei Kleinkindern plötzlich explosionsartig anstieg. Ende der Neunzigerjahre lag die Inzidenz bei Knaben bei etwa 1 : 150.

Die Erklärung, es handle sich um ein genetisches Geschehen, wurde mehr und mehr infrage gestellt. Ärzte und Eltern begannen nach Umwelteffekten zu forschen und wurden fündig.

Man stellte fest, dass in Amerika Kleinkinder bis zum zweiten Lebensjahr - staatlich verordnet - bis zu zwanzig Impfungen erhalten, teilweise schon am Tag der Geburt. Ein Teil dieser Impfungen enthält den Konservierungsstoff Thiomersal, der zu rund fünfzig Prozent aus Quecksilberaethyl besteht, einer organischen Quecksilberverbindung mit extrem hoher Toxizität. Nun hatten weder die Aufsichtsbehörden noch die Impfindustrie jemals die kumulative Wirkung der betreffenden Quecksilbermengen in Betracht gezogen. Es stellte sich heraus, dass einige Babys ein Vielfaches der behördlich zulässigen Quecksilbermenge abbekommen hatten. An solche Effekte hatte einfach niemand gedacht! Wer eine Impfung verträgt, verträgt auch zwanzig!

Als die Geschichte in die Presse gelangte, fuhr ein Journalist zu den Amish, einer Volksgruppe, die alle modernen Errungenschaften der Zivilisation ablehnen, unter anderem auch die Impfung. Statistisch gesehen hätte er vierhundert autistische Kinder finden sollen. Er fand vier – und diese waren erst später zu den Amish gekommen – nachdem sie geimpft worden waren!

Als diese Erkenntnisse langsam durchsickerten, erhob sich ein Sturm von zu Recht erboster Eltern über die Gesundheitsbehörden und die Impfindustrie. Mittlerweile sind bereits Tausende von Prozessen anhängig, bei denen es naturgemäß auch um sehr viel Geld geht. Zusätzlich verlangen die Eltern eine spezielle schulische Betreuung ihrer autistischen Kinder, was nochmals eine Kostenexplosion erzeugt.

In dieser wenig günstigen Ausgangslage tun die Behörden und die Impfindustrie das, was Anwälte in einer derartigen Situation zu empfehlen pflegen: Sie streiten alles ab. Der Zusammenhang zwischen Autismus und Thiomersal sei nicht schlüssig bewiesen. Sie fordern neue Studien. Erste Studien, die einen klaren, linearen Zusammenhang der Autismushäufigkeit und der verabreichten Quecksilbermengen aufgezeigt hatten, wurden aus dem Verkehr gezogen (man hätte angeblich die Daten verloren!). Eine Auseinandersetzung begann, bei der es formell um Wissenschaft, in Tat und Wahrheit aber um die Reputation der Gesundheitsbehörden und das Vertrauen der Bevölkerung in das Impfwesen sowie um die ertragreichen Einkünfte der Impfindustrie ging – also um sehr, sehr viel Geld.

Die letzte Nachricht von dieser Front lautet, dass Präsident Bush beabsichtige, die Impfindustrie vor gerichtlichen Klagen zu schützen. Wen wundert's?

Thiomersal, das in den Dreißigerjahren unter skandalösen, geradezu kriminellen Umständen (an todkranken Patienten) auf „Sicherheit" geprüft und von den Behörden genehmigt worden war, ist bis heute in diversen Impf-

stoffen vorhanden und darf – auch in Europa - weiter verwendet werden. Der Schutz der Impfindustrie hat offensichtlich Vorrang vor dem Schutz unserer Kinder.
Allerdings wurde berichtet, dass man einen Teil der vorhandenen Thiomersalhaltigen Impfstoffe an Entwicklungsländer verkaufen wolle.

Gesundheitsökonomen haben ausgerechnet, dass diese Autismuskatastrophe den amerikanischen Staat mehr kosten könnte als der ganze Irakkrieg. Die menschliche Tragödie bei Tausenden und Abertausenden von Eltern und Kindern ist dabei nicht mit gerechnet.

III. Die Leiche im Keller – AMALGAM

Als sich im Laufe der Achtzigerjahre des vorherigen Jahrhunderts in der Bevölkerung Deutschlands die Ansicht breit machte, dass Amalgam als Zahnfüllstoff vielleicht doch nicht so harmlos sei, wie vom Großteil der Zahnärzteschaft beteuert, setzte langsam eine Abkehr von diesem Material ein. Dies wurde begünstigt durch neue Zahnfüllstoffe aus Kunststoff oder Keramik, die eben zu dieser Zeit begannen, in den Markt einzudringen.

Ausgelöst hatte diese Wende vor allem ein medizinischer Pionier, der in der Folgezeit vom medizinischen Establishment viel Prügel beziehen sollte, Dr. Max Daunderer. Seine Bücher und Vorträge, aber vor allem sein kompromissloses Eintreten für seine Patienten haben in den deutschsprachigen Ländern eine Bewegung ausgelöst, die nicht mehr zu stoppen war.
Als dann etwas später sowohl neue deutsche wie auch kanadische Studien die Problematik des Amalgams weiter unterstrichen, entstanden viele Patientenorganisationen, denen sich allmählich auch einsichtige Zahnärzte und Ärzte anschlossen.
Für komplementär arbeitende Therapeuten, Ärzte und Zahnärzte war Amalgam eindeutig verpönt, während die klassische Zahnmedizin unverrückbar an der Ungefährlichkeit von Amalgam festhielt und dabei entschlossen von den Gesundheitsbehörden unterstützt wurde.

Natürlich wusste jedermann, dass unter heutigen Bedingungen Amalgam, das rund fünfzig Prozent anorganisches Quecksilber enthält, niemals mehr eine Zulassung erhalten würde, aber man hatte schon früh einen bürokratischen Trick gefunden, um dieses Problem zu lösen: Man hatte schlicht und einfach Amalgam in jene Kategorie medizinischer Produkte eingeordnet, in der keine Prüfung stattzufinden hatte. Dies war die Kategorie der „medical devices", dies sind medizinische Geräte, wie beispielsweise Inhalationsapparate, bei denen die Sicherheit nur durch ein Attest des Herstellers garantiert wird – ohne jegliche Prüfung durch die Behörden.

Somit war es möglich, dass Amalgam, welches grammweise eines der gefährlichsten Gifte enthält und das ähnlich wie ein Implantat in bzw. an den Körper gesetzt wird, **niemals eine behördliche Sicherheitsüberprüfung** über sich ergehen lassen musste.

Dieselben Behörden, welche uns vorgeben, im Medikamentenbereich alles für unsere Sicherheit zu unternehmen, haben es über hundert Jahre lang unterlassen, bezüglich der Sicherheit von Amalgam auch nur die richtigen Fragen zu stellen. Die Zahnmedizin selbst, der das toxische Potenzial von Amalgam sehr wohl bewusst war, hätte mindestens alle zwanzig Jahre nach dem jeweiligen Stand der Wissenschaft die Frage der Sicherheit überprüfen müssen. Schließlich hatte schon 1926 der berühmte Chemiker Prof. Dr. A. Stock über die Gefährlichkeit von Amalgam publiziert und die metallurgische Instabilität dieses Materials belegt. Dasselbe war auch im „Lancet" etwa zur selben Zeit zu lesen. Bis zu seinem Tode hatte Stock fünfzig Publikationen gegen Amalgam verfasst.

Heute liegen über zehntausend Publikationen gegen Amalgam vor. Aber die Behörden sehen sich vor allem den Zahnarztverbänden gegenüber verpflichtet, denen man Unannehmlichkeiten oder gar Haftungsklagen ersparen will. Daher bildet in Deutschland Amalgam nach wie vor die Regelversorgung bei der Zahnrestauration und die Gesundheitsämter Europas stehen wie ein Abwehrblock fest geschlossen und beschwören lauthals die Ungefährlichkeit von Amalgam. Letztmals hat der schweizerische Bundesrat 2003 auf die Aufforderung hin, man möge doch die neueste amerikanische Literatur zu Amalgam zur Kenntnis nehmen, lapidar geantwortet: Amalgam ist sicher, basta!

Im Laufe der Autismusdiskussion in den USA ist Amalgam auch dort schwer ins Gerede gekommen, wobei im Verlauf einige wertvolle, neue wissenschaftliche Erkenntnisse erarbeitet wurden.

Heute weiß man beispielsweise, dass Amalgam maßgeblich zur Entwicklung und Ausbreitung Antibiotioka-resistenter Bakterienkulturen beiträgt.

Neueste Informationen besagen, dass das FDA (Food and Drug Administration) in Amerika begonnen hat, auf Distanz zu Amalgam zu gehen. Eingeweihte erwarten das Ende der Amalgamanwendung in Amerika innerhalb von zwei Jahren. Dann werden auch unsere europäischen Gesundheitsbehörden rasch reagieren müssen und über Amalgam, dieses Requisit aus dem medizinischen Gräuelkabinett des 19. Jahrhunderts, das Leichentuch werfen und erklären, sie seien schon immer für eine moderne, gefahrlose Zahnmedizin eingestanden!

IV. Schwermetalle und Krebs

Um die Mitte des vorigen Jahrhunderts begann Dr. Walter Blumer, ein Hausarzt in Netstal (Glarus, Schweiz), die Krebstodesfälle seiner Ortschaft in einen Stadtplan einzutragen. Nach einiger Zeit wurde er stutzig; die Krebsfälle konzentrierten sich in auffälliger Weise an der Hauptstraße, die mitten durch die Ortschaft führt.

In der Folge begann er 1958 eine lang andauernde Studie mit zweihunderteinunddreißig Patienten, die unmittelbar an der Durchgangsstraße wohnten. Es zeigte sich bald, dass sie eine rund **siebenfach** höhere Krebsmortalität aufwiesen als die Patienten, die in verkehrsfernen Zonen lebten.

Dies war eine für die Ätiologie des Krebsgeschehens wichtige und sehr relevante neue Erkenntnis.

Die Studiengruppe wies auch eine höhere Inzidenz auf bezüglich nervöser Störungen, Kopfweh, Müdigkeit, Magen-Darm-Beschwerden, Depressionen und Medikamentenmissbrauch.

Dr. Blumer und seine Mitarbeiter gingen davon aus, dass obige Symptome mit dem hohen Bleigehalt der Autoabgase in der Umgebung der Hauptstraße korrelieren könnten.

Ab 1961 erhielten neunundfünfzig Patienten der Kontrollgruppe eine Schwermetall ausleitende Therapie. Diese Gruppe wurde nach achtzehn Jahren auf Krebsmortalität untersucht, und es zeigte sich, dass sie eine rund neunzig Prozent geringere Krebsmortalität aufwies als die Kontrollgruppe. Dieses dramatische Ergebnis zeigte erstmals, dass Schwermetalle bei der Ätiologie von Krebs eine sehr bedeutende Rolle spielen.

Infolge dieser Erkenntnisse wurde in der Schweiz auf politischen Druck hin eine Abgaskommission ins Leben gerufen. Zur Debatte stand die Elimination von Blei aus dem Automobilkraftstoff zum Schutz der Bevölkerung. Die Mineralöl-Lobby verstand es aber, die angestrebte Elimination zu verhindern. Das Blei verschwand erst 1999 aus dem Benzin (aus technischen Gründen – wegen des Katalysators).

Die heute in Europa lebenden Menschen haben fast alle **stark erhöhte Bleiwerte in den Knochen**, wobei die Werte bis zu tausendfach höher sein können als die Werte in der vorindustriellen Zeit. Seit kurzem ist bekannt, dass die **Kombination von Blei- und Quecksilberbelastungen** im Körper zu einer Potenzierung der Toxizität um mehr als den Faktor zehn führt. Somit können bereits minimalste und als subtoxisch betrachtete Mengen Quecksilber im Körper zu Störungen oder Schädigungen führen.

Der Paradigmawechsel

Chronische Krankheiten haben in den letzten Dezenien weltweit - vorwiegend aber in den industrialisierten Ländern - massiv zugenommen. Das Gemeinsame an den meisten chronischen Krankheiten ist, dass ihre Ursachen laut Schulmedizin weitgehend unbekannt sind, trotz milliardenschwerem Forschungsaufwand seit gut hundert Jahren (!).

Obwohl die WHO Umweltgifte als wichtige Ursache oder zumindest als Co-Faktor chronischer Krankheiten betrachtet, gehen die klassischen Therapieansätze davon aus, dass dem bereits belasteten Körper noch mehr Chemikalien in Form von Medikamenten zugeführt werden sollen.

Dieses Buch propagiert den entgegengesetzten Weg – der Körper soll von Giftstoffen befreit, gereinigt und entlastet werden. Es erläutert, wie mit modernen, wissenschaftlich belegten Verfahren Toxine aus dem Körper entfernt werden können.

Damit steht ein Paradigmawechsel an, der von allergrößter Bedeutung ist, und der ein fundamentales Umdenken verlangt, weshalb er denn auch erheblichen Konfliktstoff in sich birgt. Die Auseinandersetzungen, die mit diesem Buch ausgelöst werden dürften, mögen Jahrzehnte andauern und zahllose Konflikte auslösen.

Zwischen den Fronten aber stehen die Patienten, Menschen, die nicht so sehr nach Wahrheiten sondern vielmehr nach Hilfe suchen. Dieses Buch kann Hilfe vermitteln, indem es nicht alleine dem medizinischen Experten sondern vielerorts auch dem Patienten Einsichten und praktische Ratschläge vermittelt, die unmittelbar zu Gunsten der eigenen Gesundheit eingesetzt werden können.

Jack R. Metz, Winterthur

Einleitung

Sie halten ein Buch in den Händen, das es gar nicht geben dürfte. Jedenfalls nicht, wenn es nach den Vorstellungen einiger Personen, Institutionen und Konzerne gegangen wäre. Wer diese Menschen sind und welche Beweggründe sie antreibt, kann ich nur vermuten. Sie zeigen weder ihr Gesicht noch nennen sie ihren Namen. Meine letzten zwei Bücher „Die 7 Revolutionen der Medizin" und „Das Dreieck des Lebens" haben Sie, liebe Leserin und lieber Leser, durch Ihren Kauf auf die Bestsellerlisten von „Stern", „Spiegel" und „Gong" gewählt, und zwar jeweils über dreieinhalb bzw. viereinhalb Monate. Für dieses Interesse und Ihr Vertrauen bedanke ich mich herzlich. Immerhin konnte ich damit insgesamt über eine halbe Million Leserinnen und Leser über brennende Themen zur Gesundheit informieren und hoffentlich auch dazu motivieren, davon etwas in die Tat umzusetzen. Angenommen, ich hätte im Leben von nur zehn Prozent meiner Leserinnen und Leser etwas Positives bewegt (ich glaube, es sind sehr viel mehr!), so sind das immerhin fünfzigtausend Menschen. Mehr, als ich in den vielen Jahren in meiner Praxis hätte beraten oder behandeln können. Das erfüllt mich mit Freude.

Dieser Erfolg freut jedoch nicht jeden. Manche meiner Aussagen passten nicht in die Absichten und Vorstellungen bestimmter Leute. Anscheinend habe ich mit meinen Bloßstellungen über bestimmte Medikamente, Nahrungsmittel und Geschäftsgebaren einen empfindlichen Nerv getroffen. Der Nerv zwickt umso kräftiger, je länger so ein Buch oben auf den Bestsellerlisten gedeiht und je mehr Menschen schockierende Tatsachen über unser Gesundheitssystem lesen. So wurden nicht nur die beiden Originalausgaben meiner Bücher aus wettbewerbsrechtlichen Gründen verboten, sondern auch die beiden äußerst gut laufenden Taschenbücher, die ein renommierter Verlag in Deutschland aufgelegt hatte. Die Bücher wurden makuliert. Man nennt das so, wenn man nicht sagen will, dass Bücher im Reißwolf vernichtet werden.

Nun läuft aber nicht alles so, wie sich das diese Personen und Konzerne vorstellen. Positiv betrachtet, nehme ich die ganzen Ereignisse als eine Auszeichnung für meine Arbeit. Man könnte sogar sagen, dass es mich etwas verwundert hätte, nur bejahende, anerkennende und aufmunternde

Worte der Menschen zu bekommen, die angeregt wurden, sich mit ihrer eigenen Gesundheit zu beschäftigen. Nicht immer freiwillig, da viele Menschen von den medizinischen Institutionen enttäuscht, miss(be)handelt und – wie Sie in diesem Buch nachlesen können – schlichtweg vergiftet werden. Ich erfuhr also über gerichtliche Verfahren und letztendlich über das Bücherverbot auch von den Reaktionen der Leute und Institutionen, die in meinen Büchern nicht so gut abschneiden.

Wenn man einen Tritt in den Hintern richtig umsetzt, dann treibt es einen nach vorne. Solchermaßen ermuntert, haben mich diese Erfahrungen motiviert, bestimmte Themen im großen Gebiet der Gesundheit, Gesundheitsvorsorge und Umwelt noch etwas deutlicher zu formulieren als ich das in meinen zwei letzten Büchern getan habe. Da Sie wichtige Informationen aus diesen Büchern dort nicht mehr nachlesen können – es sei denn, Sie haben die Bücher schon in Ihrem Regal stehen – habe ich einige der wichtigsten Botschaften, die mir sehr am Herzen liegen, im vorliegenden neuen Buch wieder aufgegriffen. Sie werden hier das ein oder andere lesen, was Ihnen bekannt vorkommt. Abgesehen davon, dass es nie verkehrt ist, bestimmte Maßnahmen für die Gesundheit noch einmal zu lesen, so ist auch vieles in einem neuen Zusammenhang dargestellt und bekommt damit eine neue Perspektive.

Freuen Sie sich also auf ein paar deutliche Worte und machen Sie sich gefasst auf einige aufrüttelnde, fast unglaubliche Tatsachen aus dem Gesundheitssektor. Mit all der – hoffentlich verständlichen – Information zu vielen brennenden Gesundheitsthemen biete ich wie schon in den anderen zwei Büchern einfach anzuwendende, in der Praxis bewährte, natürliche Maßnahmen an, die Ihnen auf dem Weg zu besserer Gesundheit eine große Unterstützung sein werden. Eines davon ist eine bahnbrechende Neuerung zur Entgiftung von Umweltgiften.

Wie in meinen anderen zwei Büchern wage ich auch hier wieder den Spagat zwischen Verständlichkeit der Informationen und genügend wissenschaftlichem Tiefgang für die „Profis". So muss der Laie manchmal ein paar Kröten schlucken in Form von unaussprechlichen Begriffen oder Fachchinesisch. Ärzte, Heilpraktiker, Psychiater oder Psychologen werden manchmal mit einer Ausdrucksweise oder einer Vereinfachung vorlieb nehmen müssen, die vielleicht nicht ihrem gewohnten Standard aus der Fachliteratur entsprechen.

Das wichtigste aber wird sein, ob Sie das umsetzen, was ich Ihnen hier als Information und Empfehlung anbiete. Nur wenn Sie handeln, verwandeln sich all die guten Fingerzeige in diesem Buch zu Ihrer Realität. Ihr Leben wird sich für Sie in Zukunft besser und gesünder gestalten, wenn Sie die Empfehlungen umsetzen und Ihre Gesundheit auch wieder in die eigenen Hände nehmen.

Konkret heißt das für den kranken, den Hilfe suchenden oder auch den vorbeugenden und weitsichtigen Leser:

Machen Sie sich beim Lesen Notizen über das, was Sie sofort umsetzen wollen. Wenn Sie bereits bei einem Arzt oder Heilpraktiker in Behandlung sind, lassen Sie sich auf Vergiftungen und zur Entgiftung das empfohlene Präparat Biologo-Detox austesten. Handeln Sie selbstverantwortlich für Ihre Gesundheit! Sie finden in diesem Buch viele Hinweise über erprobte Methoden und Präparate im Appendix D. Sie können dort eine Zusammenfassung der Empfehlungen durchgehen und sich aussuchen, was Sie als Erstes umsetzen wollen. Dort sind auch einige Adressen vermerkt, unter denen Sie die jeweiligen Produkte oder auch konkrete Hilfe bekommen.

Für Heilpraktiker oder Ärzte bedeutet dies:

Prüfen Sie anhand der Informationen die bisherige Behandlungsweise Ihrer Patienten. Ziehen Sie in Betracht, dass eine Entgiftung den Durchbruch für Ihre Patienten bringen kann. Lassen Sie sich eine Testampulle Biologo-Detox schicken und testen Sie mit Ihren bewährten Testverfahren die Effektivität dieses Entgiftungspräparats. Ich bin mir sicher, Sie werden es wegen seiner sicheren und nebenwirkungsfreien Effektivität zu schätzen wissen.

Alles Gute für Ihre Gesundheit

Ihr Uwe Karstädt

Teil 1: Vergiftung

Gift für die Gesundheit

Stellen Sie sich Ihre Gesundheit als ein strahlendes Licht vor. Wenn dieses Licht mit einem Dimmer nur um ein Prozent heruntergedreht wird, bemerken Sie höchstwahrscheinlich gar nichts. Wenn dieser Vorgang alle fünf Minuten wiederholt wird, werden Sie trotzdem lange Zeit nichts bemerken. Über die Jahre und manchmal Jahrzehnte tragen viele Faktoren dazu bei, dass Ihre Vitalität und die Kraft Ihres Immunsystems „gedimmt" werden. Doch ab einem gewissen Zeitpunkt bemerken Sie, dass Ihre Gesundheit nicht mehr strahlt. Sie fühlen Sich alt, erschöpft oder manchmal erst im Vergleich zu jemandem mit strahlender Gesundheit und dessen „Ausstrahlung" blass und düster. Sie können den Vorgang des „Gesundheitsdimmens" wieder rückgängig machen. Viel liegt dabei an Ihrer eigenen Initiative und in Ihrer eigenen Verantwortung. Die in diesem Buch vorgestellten Präparate zur Entgiftung, zur Behebung von Mangelzuständen und zur Energieanhebung dienen diesem Ziel und können in verantwortlicher Eigenregie angewendet werden.

Viele der Umweltgifte kann man wie die Radioaktivität von Tschernobyl nicht sehen, riechen oder fühlen, zumindest nicht sofort. Unsere Sinnesorgane warnen uns vor Giftstoffen, die es in der Natur gab und gibt: beißende Schärfe, üble, faulige Gerüche geben Hinweise auf Gefahr. Bei den modernen chemischen Substanzen versagen unsere Sinne häufig. Dass wir mit Giftstoffen belastet sind, merken wir oft erst an Krankheitssymptomen oder Energieverlust nach Jahren subtiler und schleichender Vergiftung mit einer Kombination dieser Substanzen.

Was sagen unsere Statistiken?

- Allein in den USA werden 77000 chemische Substanzen produziert.
- 1000 Substanzen werden jedes Jahr als neu deklariert und verwendet.
- Die Nahrungsmittelindustrie allein verwendet über 3000 Zusätze.
- In der Nahrungsmittelverarbeitung werden mehr als 10000 chemische Lösungsmittel, Weichmacher und Konservierungsmittel eingesetzt.

Ein anderer Schnappschuss über die Umweltgifte in den USA mag die Situation noch einmal verdeutlichen. Die Pestizidbelastung belief sich 1997 allein in den USA auf eins Komma zwei Billionen Pfund pro Jahr. Bei einer Bevölkerung von zweihundertfünfzig Millionen ist das eine Belastung von circa zweieinhalb Kilo pro Person pro Jahr. Wenn wir nur ein Prozent davon absorbieren würden (und es ist viel mehr), wären das circa fünfundzwanzig Gramm im Jahr. Zusätzlich nehmen wir circa eineinhalb Kilo an Partikeln durch Luftverschmutzung in unsere Lungen auf, dazu gehören Feinstaub, Blei, Kadmium und der Abrieb von Autoreifen und Bremsbelägen. Außerdem sind geschätzte sechshundert Tonnen (!) von Quecksilber in den Zähnen der Amerikaner gespeichert. Zwanzig bis dreißig Tonnen werden jedes Jahr allein in den USA von den Zahnärzten verarbeitet. Dazu kommen Strahlenschäden, nuklear und elektromagnetisch, die nicht nur durch Gebrauchsgegenstände im Haushalt, die täglich eingeschaltet werden, sondern auch in Kliniken mit Röntgenstrahlen und den modernen Apparaten, beispielsweise der Computertomografie, entstehen können. Computertomografie gilt im Vergleich zu den Röntgenapparaten als saubere Technik. Trotz dieses Saubermann-Images verstrahlen Computertomografen die Patienten viel höher als moderne Röntgenapparate.

Chemische Substanzen enden absichtlich oder unabsichtlich in Lebensmitteln, die wir essen, in der Luft, die wir atmen, und im Wasser, das wir trinken. Damit sind alle unsere Elemente – Erde, Luft und Wasser – betroffen. Das andere Element – Feuer – wird über die elektromagnetischen Strahlungen verseucht. Für diese Belastung hat sich im Volksmund der Begriff Elektrosmog etabliert.

Wir sammeln in unserem Körper durchschnittlich zwischen vierhundert und achthundert chemische Substanzen an. Die erste Station dafür ist unser Bindegewebe, das eine enorm wichtige Rolle als Bindeglied zwischen den Blutbahnen – und damit der Versorgung – und den Zellen spielt. Viele Toxine werden in den Fettzellen, aber auch an den Nervenzellen und schließlich auch an den lebenswichtigen Ausscheidungsorganen Leber und Nieren abgelagert. Wissenschaftliche Schätzungen sprechen davon, dass fünfundsiebzig bis fünfundneunzig Prozent der Krebsfälle durch Umweltgifte ausgelöst oder beschleunigt werden. Aber auch viele andere Krankheiten werden durch Ernährungsfehler und Umweltgifte begünstigt.

Bei dem massiven Sterben der Bienenbevölkerung in den USA seit 2006, wobei beim Verfassen dieses Buches bereits vierzig Prozent der Bienenvölker in Nordamerika einfach wie vom Erdboden verschluckt wurden, steht die Umweltbelastung durch Pestizide, Düngemittel und chemische Verunreinigungen sowie die elektromagnetische Strahlung an erster Stelle der diskutierten Ursachen.

Vergiftet und vergessen

Es war einer dieser wunderschönen Sommertage in Bayern. Die Isarauen in München präsentierten sich von ihrer besten Seite. Das saftige Grün des Grases strotzte vor Kraft und das klare Wasser aus dem nahen Gebirge vermittelte jedem Wanderer die heile Welt, die auf den Plakaten des bayerischen Tourismusverbandes immer so attraktiv und bewundernswert dargestellt wurde. Schmetterlinge, Insekten und eine Unzahl Pollen von Bäumen, Gräsern und Blumen schwirrten durch die Luft. Kurz gesagt, es war ein Tag, an dem man am liebsten eine Decke, die Badehose und ein gutes Buch einpacken möchte, um dann im hohen Gras des Isarufers ein paar Stunden zu faulenzen.

Doch heute war alles anders. Etwas Unfassbares und Unheimliches lag in der Luft. Man konnte es nicht riechen, nicht sehen, nicht hören und nicht auf der Haut spüren. Eigentlich konnte man es nur denken oder als das ungute Bauchgefühl wahrnehmen, das uns untrüglich und doch nicht greifbar vor einer Gefahr warnt. Es war wie an einem Tag, an dem man die Nachricht erhalten hatte, dass ein guter Freund gestorben war. Die Welt sah aus wie immer und dennoch – etwas Einschneidendes war geschehen. Ein Ereignis, das die Welt für immer verändern würde. Gestern war der Reaktor in Tschernobyl explodiert.

Meine Erinnerung an diesen Tag ist immer noch sehr lebhaft. Wie ich den Himmel absuchte, um diese ominöse, radioaktive Wolke zu entdecken, von der ich in den Nachrichten gehört hatte. Meinem damals fünfjährigen Sohn hielt ich davon ab, barfuß in die Wiese zu laufen. Ich war mir auch nicht mehr sicher, ob nicht das tiefe Einatmen allein schon schädlich wäre. Wie viele meiner Mitmenschen war ich tief verunsichert, wie man sich verhalten sollte, was man essen könnte, ohne Gefahr zu laufen, sich zu verstrahlen. Ich stellte mir wie viele Millionen anderer Menschen die Frage, was man angesichts dieser unheilschwangeren Situation tun und was man lassen sollte. Neue Worte machten die Runde und gehörten seitdem für einige Jahre zum allgemeinen Wortschatz: Halbwertszeiten, Becquerel, Geigerzähler, Caesium und Strontium. Die nächsten Wochen waren geprägt von Nachrichten und Diskussionen in den Medien, von Katastrophenszenarien und Beschwichtigungen sowie den üblichen politischen

Schuldzuweisungen. Für jede politische Richtung schien diese Katastrophe ein gefundenes Fressen zu sein. Die Schönredner wie die Ankläger betraten die politische Bühne und zimmerten an ihrer jeweiligen noblen Position. Nichts davon war hilfreich, um die eigene Verunsicherung und die Sorge für die Familie und die Gesundheit aufzulösen. Die Fragen waren zu neu und die Antworten zu alt.

Was ich in dieser Zeit als besonders beunruhigend erlebte, war der Umstand, dass ich diese Gefahr nicht mit meinen Sinnesorganen erfassen und einschätzen konnte. Woran sollte man erkennen, ob man sich gerade eine tödliche Dosis einer Strahlung einverleibte, wovor sollte ich meinen Sohn beschützen? Es gab keinen Schmerz, keinen üblen, fauligen Geruch, keinen beißenden, ätzenden Geschmack und keinen grellen Laut, der mich warnte. Ich konnte mit meinen Augen nicht erkennen, was bedrohlich war. Mir war nicht heiß und mir war nicht kalt wie bei einer Erkältung oder Grippe. Die Pflanzen und Bäume, das Obst und die Nüsse, die Waldbeeren und die Pfifferlinge, das Quellwasser und die Milch, der Lammbraten und der Salat, alles sah verlockend und makellos aus wie immer. Und doch konnte man täglich am Bildschirm mitverfolgen, wie die Geigerzähler in den Reportagen der Fernsehanstalten ominös piepsten und ausschlugen, wenn sie in die Nähe bestimmter Lebensmittel kamen. Es war ein gespenstisches Szenarium.

Viele Menschen reagierten mit den uralten Mechanismen der Verdrängung. Sie schlugen sich einfach auf eine Seite der angebotenen Auffassungen und erlangten dadurch eine scheinbare Sicherheit. Man konnte beispielsweise im Fernsehen einen Politiker beobachten, der ganz heroisch und werbewirksam eine Mahlzeit mit Pfifferlingen verspeiste. Die Botschaft dahinter war: Entwarnung, alles ist nur halb so schlimm! Die andere Seite des Spektrums nahmen die Kämpfer für die gerechte Sache ein. Auch der Kampf gegen etwas spendete als Nebeneffekt ein wenig Sicherheit. Weder die eine noch die andere Seite konnte wirklich überzeugend und in der Tiefe die drängenden, alltäglichen Fragen beantworten.

In den Wochen, Monaten, Jahren und Jahrzehnten danach legte sich der gnädige Mantel des Vergessens über die damalige Angst, die Verunsicherung und Empörung der Betroffenen. Verdrängen und Vergessen, zwei menschliche Eigenschaften, die für eine kurzfristige Entspannung und Erleichterung sorgen, die aber langfristig die Lösung des Problems verzögern oder ganz verhindern können. Manchmal denkt man heute noch an die Reaktorkatastrophe, wenn die Saison der Pilze gekommen ist, oder man zögert beim Kauf von Nüssen und Mandeln aus den Regionen oder Ländern, die zu nahe an Tschernobyl liegen.

Vergiftet und gegessen

Wenn ich mir in meiner Praxis die Ergebnisse der diagnostischen Austestungen ansehe und die hohen Ergebnisse der Toxinbelastungen, fragen mich meine Patienten oft verdutzt und überrascht nach den Ursachen. *„Wie kommt es, dass sich in meinem Blut, in meinem Gewebe, in meinen Organen so viele Toxine befinden?"* Zwanzig Jahre nach der Katastrophe der radioaktiven Verseuchung in Tschernobyl hat sich der Schauplatz der Vergiftung verlagert. Es sind nicht mehr die großen Katastrophen wie ein Reaktorunglück, das Versinken eines Öltankers vor der Küste oder die Explosion einer Chemiefabrik, die uns wieder einmal für kurze Zeit erschrecken. **Die Belastung durch toxische Substanzen ist mitten unter uns.** Giftstoffe sind unser täglicher Begleiter. Sie sind jede Stunde aktiv, an jedem Ort und mit penetranter Hartnäckigkeit. Wir alle sind Toxinen ausgesetzt, die wir in unserer allernächsten Umgebung vorfinden.

Wenn Sie das nicht glauben wollen, dann zeigen Sie mir den Kühlschrank, in dem keine Nahrungsmittel sind, die mit Lebensmittelzusätzen, Pestiziden, Geschmacksverstärkern und chemischen Konservierungsstoffen belastet sind. Wenn es nicht ausschließlich aus artgerechter Tierhaltung stammt, können Sie davon ausgehen, dass Ihr Fleisch, Fisch, Geflügel oder Eier mit Schwermetallen, Hormonen und Medikamentenrückständen belastet sind. Ihr Gemüse, Obst und Salat ist mit Leitungswasser bewässert worden? Dann haben Sie Chlor, toxische Metalle, Hormone und Antibiotika auf Ihren Lebensmitteln. Ihre Möbel, Ihr Teppich, Ihr Teppichboden und Ihre elektrischen Geräte dünsten keine chemischen Substanzen aus? Öffnen Sie Ihren Medizinschrank und zählen Sie Ihre Medikamente! Lesen Sie die Nebenwirkungen auf den Beipackzetteln dieser pharmazeutischen Präparate! Für die allermeisten Medikamente gilt, dass Sie für deren Wirkung Vergiftungen in Kauf nehmen. Diese Vergiftungen äußern sich dann als sogenannte Nebenwirkungen. Das Wort täuscht. Sicherlich liest es sich für Sie selbst und für die Pharmaindustrie angenehmer, wenn hier von Neben-**Wirkungen** und nicht von **Vergiftungen** gesprochen wird.

Sehen Sie sich weiter in Ihrer Wohnung um! Sie benutzen nur Kosmetika, Deoroller oder Haarfärbemittel, die ausdrücklich mit „ohne chemische Substanzen" gekennzeichnet sind? Wussten Sie, dass die durchschnittliche toxische Belastung durch alle diese chemischen Substanzen und deren Ausdünstungen in jeder Wohnung viel höher liegt als auf einer viel befahrenen Straße?

Doch auch das ist noch nicht die ganze Wahrheit. Das Geschehen ist noch näher gerückt. Es ist in uns. Giftstoffe in Form von Rückständen aus Pestiziden, Insektiziden, Holzschutzmitteln, Petrochemikalien, Medikamenten, Kosmetika, Lösungsmitteln und Schwermetallen sind nicht nur in unserer Umwelt, sondern direkt in unserem menschlichen Organismus zu finden. Untersuchungen von Gewebeproben bei Autopsien zeigten erschreckend hohe Werte an den verschiedensten Umweltgiften. So liegt beispielsweise die Quecksilberbelastung von Nieren und Leber bei Autopsien von Verstorbenen mit Amalgamfüllungen um das Drei- bis Neunfache höher als bei den Verstorbenen ohne diesen Zahnreparaturstoff. Falls Sie noch Amalgamplomben im Mund haben, seien Sie gewarnt. Beim Trinken von heißen oder sauren Getränken kann die Konzentration des Quecksilbers in Ihrem Mund kurzfristig auf das Sechsunddreißigtausendfache (!) der erlaubten Konzentration von Quecksilber im Trinkwasser ansteigen. Geht man nach der Verordnung für Trinkwasser, in der Mikrogramm (ein Millionstel Gramm) Quecksilber pro Liter als Obergrenze gilt, dürfte der überwiegende Teil der Bevölkerung seinen Speichel nicht mehr schlucken.

Gibt es intelligentes Leben auf der Erde?

Sie kennen die Frage in einer etwas anderen Formulierung: Gibt es intelligentes Leben außerhalb der Erde? Wenn Sie die folgenden Fakten gelesen haben – und viele weitere in diesem Buch – und eine Portion Galgenhumor besitzen, werden Sie die Frage vielleicht eher so stellen, wie ich es in der Zwischenüberschrift getan habe.

Die Zahnmedizin, wie sie seit über hundert Jahren gehandhabt wird, ist durch die Verwendung von Metallen als Zahnreparaturstoffe eine der Hauptquellen für chronische Vergiftungen. Amalgamfüllungen bestehen zu circa fünfzig Prozent aus Quecksilber. Der Rest ist Silber (30 %), Zinn (9 %), Kupfer (6 %) und Zink in manchmal auch etwas anderen Anteilen. Zinn ist ebenfalls ein hochgradig toxisches Metall. Silber galt früher als sauberes Metall, deswegen wurden die Amalgamfüllungen auch Silber-Amalgam genannt. Dieser Name klingt für die meisten Menschen gesünder als Quecksilber-Amalgam, wie es nach der fünfzigprozentigen Quecksilberkonzentration eigentlich genannt werden müsste. Inzwischen weiß man, dass auch Silber toxisch wirkt. Silber ist verantwortlich für Autoimmunerkrankungen, die nach der Exposition von Amalgamfüllungen auftreten. Quecksilber ist wie die anderen Metalle ein Neurotoxin und steht für die Schädigungen des Nervensystems. Ist auch noch Gold als Füllung oder als Krone im Mund vorhanden, steigt der Giftausstoß von Quecksilber um das Zehnfache an. Mit jedem Essen, Keks, Kaffee, Tee, Bonbon oder Kaugummi aktivieren Sie eine massive Toxinausschwemmung. Massiv nenne ich es deswegen, da der Quecksilberdampfgehalt in der Atemluft, die im Mund gemessen wird, die vorgeschriebenen Grenzwerte für Fabrikarbeiter um mehrere Hundert Prozent überschreitet. Mit Essen und Trinken kommen Sie jeden Tag mindestens auf eine sechsmalige Überschreitung des gesetzlich festgelegten Grenzwertes.

Zahnarztpraxen sind aber nicht die einzige Quelle für Toxine in der Zunft der Medizin. Auch die anderen Arztpraxen wirken direkt oder indirekt mit an der Vergiftung unserer Umwelt. Impfstoffe oder Bluthochdruckmittel sind mit Quecksilber produziert. Durch Quecksilber in Impfstoffen (Thiomersal) ist beispielsweise in den USA jedes hundertfünfzigste Kind autistisch! Jedes zehnte Kind wird in den USA der Gruppe des „autistischen Spektrums" zugeordnet. Darunter fallen Verhaltensstörungen beziehungsweise Verhaltensauffälligkeiten, Lese- und Rechtschreibstörungen bis hin zu den verschiedenen Autismusformen, Rhett-Syndrom oder Asperger Syndrom. Zu erkennen, ob diese Krankheitsbilder maßgeblich durch Vergiftungen ausgelöst oder erschwert werden, ist mit den neuen Diagnoseverfahren relativ einfach. Die besten und befriedigendsten Beweise liefern jedoch die Schwermetallentgiftung und die Entfernung der Belastungsquellen. Sie hinterlassen Hoffnung, Besserung und Heilung bei den Patienten und den erschütterten und oft verzweifelten Familien.

Millionen von chemischen Substanzen, Hormonen, Antibiotikas, Medikamenten, Säuren und in der Natur nicht vorkommenden chemischen Verbindungen landen über die menschliche Ausscheidung in der Kanalisation und letztendlich im Grundwasser. Man entdeckt sie in Flüssen, Seen und Meeren. So findet man Hormonrückstände von Antibabypillen im Grund-

und Trinkwasser. Man findet sie sogar schon in den entferntesten Regionen der Antarktis. Medikamente, die nur für bestimmte Krankheitsbilder in ganz begrenztem Umfang für Mensch und Tier gedacht waren, landen über die Nahrungskette auf unserem Teller. Antibiotika und Hormone im Fleisch, Schwermetalle und Dioxin im Fisch und über die Bewässerung der Nutzpflanzen auch auf dem Gemüse und dem Salat.

Aus Toxinen werden Tumore

Ein Körper, der über die Aufnahme von pharmazeutischen Medikamenten über Jahre chronisch überlastet und mit Schwermetallen aus Impfstoffen, Zahnwerkstoffen und Nahrungsmitteln vergiftet wird, weiß sich manchmal nur noch mit einer Notlösung zu helfen: Er packt diese Toxine in Zysten oder Tumore. So entdeckt man in fast allen Tumoren einen höheren Gehalt an Quecksilber und anderen Toxinen als im umgebenden Gewebe. Man nimmt an, dass der Körper in seiner Weisheit das Gehirn vor Quecksilber und anderen Schadstoffen schützen will und einen Tumor wachsen lässt, um dort die Toxine zu speichern.

Die Welt, in der wir heute leben, ist nicht mehr die Welt, für die unser Organismus so vorzüglich ausgestattet ist. Unser Organismus ist generell in der Lage, die meisten natürlichen Schwankungen und Einflüsse des Lebens zu integrieren, sodass das innere Gleichgewicht – die Homöostase – erhalten bleibt. Sind die krank machenden Faktoren jedoch zu stark, tritt ein äußerst effektives Notprogramm in Aktion. Unsere Einheit aus Körper-Geist-Psyche reagiert dann mit Fieber, Schwitzen, Schmerz, Durchfall oder Brechreiz, mit Flucht, Rückzug oder Aggression. Unsere Sinnesorgane haben feinste Sensoren, die uns vor Gefahren warnen. Ein beißender Geschmack lässt uns Nahrung ausspucken oder erbrechen, die für uns gefährlich ist. Der Geruch von Gammelfleisch löst Abscheu aus. Der Geruch von Verbranntem beunruhigt uns und lässt uns davonrennen. Selbst Gefahren, die wir mit unseren Sinnesorganen nicht aufspüren können, scheinen wir zu wittern. Wir schreiben diese Wahrnehmung dann unserem „sechsten Sinn" zu oder unseren Instinkten. Fragen Sie Eltern nach Beispielen, und Sie werden tausend Exempel hören. Dies sind unsere natürlichen, instinktiven Alarmsysteme, die wir über die Jahrmillionen der Evolution entwickelt haben. Sie funktionieren wunderbar in einer natürlichen Umgebung.

Der Weg der Toxine

In einer Welt jedoch, die auf den Kopf gestellt ist, sind unsere Sinnesorgane meistens überfordert. „Auf den Kopf gestellt sein" ist hier ganz wörtlich zu verstehen. Indem das Oberste nach unten gekehrt wird und das Innerste nach oben kommt, wird die natürliche Ordnung pervertiert. Substanzen, die natürlicherweise tief und sicher in der Erde gelagert sind, werden seit ein paar Jahrhunderten in Massen an die Oberfläche befördert und verändern damit den Kreislauf der Natur. Diese Substanzen, darunter viele Metalle, haben tief unter der Erde ihren angestammten Platz. Es ist wie bei einem Glas schlammigen Wassers. Wenn Sie es in Ruhe lassen, setzen sich die Feststoffe als Bodensatz ab. Oben klärt sich das Wasser, unten sammelt sich der Schlamm. Unsere Erde ist inzwischen wie ein Wasserglas mit Schlamm, in dem wir ständig umrühren.

Einige dieser Materialien richten in der Natur und damit auch in uns Menschen großen Schaden an. Dazu gehören viele Metalle, die man gemeinhin als Schwermetalle bezeichnet. Sie setzen sich an die Schaltzentralen unseres Organismus und können in hohem Maß den Stoffwechsel unserer Körperfunktionen beeinflussen. Sie vermögen Schmerzen und Lähmungen verursachen, aber auch Herzbeschwerden, Krebs und andere verhängnisvolle Erkrankungen. Das folgende Beispiel mag die massive toxische Belastung und seine Auswirkung auf die Organe veranschaulichen, gleichzeitig aber auch die Ignoranz und Schwerfälligkeit medizinischer Kreise.

Die „ideopathische dilatative Kardiomyopathie" – eine Herzerkrankung, die häufig als Grund für Herzversagen angegeben wird – gilt als ideopathisch, also „aus sich selbst heraus entstehend". Dieser Ausdruck wird immer dann benutzt, wenn man keine Ursache für eine Erkrankung kennt. „Ich weiß nicht" heißt in der medizinischen Sprache: „ideopathisch" oder „essenziell". Gewebeproben erkrankter Herzmuskeln von lebenden Menschen ergaben eine durchschnittliche Quecksilberbelastung, die zweiundzwanzigtausendfach über dem Normalspiegel lag. Würde man selbst als Laie nicht auf einen möglichen Zusammenhang spekulieren, wissend, dass Quecksilber ein bekanntes Enzym- und Nervengift ist? Was Ihnen so plausibel erscheint, wird leider in der Medizin nicht diskutiert. Man bleibt bei der Begründung: Ideopathie.

Schwermetalle und Psyche

Schwermetalle wirken nicht nur auf den Körper. Sie verändern auch die Persönlichkeit des Menschen. Sie beeinflussen unsere Emotionen, unser

Denken und unser Verhalten. Die Leitfähigkeit des Gewebes und der Nerven wird verändert. Die Aufnahme und Weiterleitung von Frequenzen aus unserer Umgebung wie auch unserer innersten Informationen werden über die veränderte Leitfähigkeit dieser Zellen und Gewebe anders wahrgenommen. Damit ändert sich der Mensch. Er agiert wie in Zeitlupe oder wie in Zeitraffer und sieht sich wie in den Zerrspiegeln der Jahrmarktbuden: seelisch verändert als depressiv, aggressiv, gehemmt, gierig oder überdreht, hysterisch oder egoistisch. Eine der Auswirkungen von Quecksilber auf die Psyche bei Jugendlichen ist die übertriebene Schüchternheit. Schwermetalle verändern die Psyche und den Charakter. Viele Menschen berichten davon, dass sie sich erst nach einer Ausleitung der toxischen Metalle wiedergefunden haben. Sie hatten vorher keine augenscheinlichen Symptome, sondern fühlten sich einfach wie „neben sich". Man könnte sogar so weit gehen zu sagen: **Wer wirklich wissen will, wer man ist, muss erst einmal die Schwermetalle loswerden.**

Dass diese Wahrnehmung Grund und Boden hat, können Sie am epidemischen Ausmaß der Verhaltensstörungen unserer Kinder beobachten: Hyperaktivität, Rhett-Syndrom, Asperger Syndrom, Autismus, hohes Aggressionspotenzial, Depressionen, Psychosen. Sicherlich gibt es auch andere Einflüsse, die dazu beitragen. Jeder weiß, dass es alle diese Krankheitsbilder schon vor der Toxinbelastung moderner Gesellschaften gab. Aber es gab sie nicht in diesem epidemischen Ausmaß wie in jüngster Zeit. Der Beweis dafür ist leicht erbracht. Lindern Sie die Toxinbelastung und leiten Sie die Gifte aus, und diese jungen Menschen erholen sich und werden wieder zu friedlichen, lebensfrohen und gesunden Menschen. Autistische Kinder haben eine viel geringere Fähigkeit, Quecksilber (Hg) auszuscheiden, was man an der niedrigen HG-Konzentration bei Haaranalysen festgestellt hat. Die größten Erfolge bei der Behandlung von Autismus werden in jüngster Zeit mit der Mobilisierung und Ausleitung von toxischen Metallen erreicht. Ähnliches gilt für alle oben genannten Krankheitsbilder.

Schwermetalle sind nicht die einzigen Umweltfaktoren, die uns vergiften. Auch Kohle, Erdöl, Erdgas sowie andere Gase sind Gifte in unserer Umwelt. Diese Substanzen waren noch bis vor zweihundert Jahren tief in der Erde gelagert. Im Vergleich zur heutigen Förderung war die damalige

Existenz dieser Rohstoffe auf der Erde und damit in unserer Umwelt minimal. Was diese massenweise zutage geförderten Substanzen anrichten, hat unser blauer Planet als Umweltbelastung und Erderwärmung zu tragen. Die Flora, Fauna und wir Menschen tragen einen Teil der Toxine aus der Umwelt in unseren Körpern. Dazu kommen Tausende von neuen chemischen Verbindungen aus der Industrie und allopathischen Medizin, die in der Natur nicht vorkommen, sowie vermehrt genetische Neukodierungen von Erbmaterial in Pflanzen und damit in unseren Nahrungsmitteln – das so genannte Gen-Food – mit unabsehbaren Folgen im Gesamtkomplex unserer Umwelt.

Vergiftet von Anfang an

Unsere Kinder werden in eine Welt hineingeboren, die immer weiter weg von der natürlichen Ordnung ist und toxischer, als wir uns das je hätten vorstellen können. Manche von ihnen bekommen ihre toxische Belastung schon im Mutterleib. Beim Erstgeborenen schätzt man eine Weitergabe der mütterlichen Schwermetallbelastung von durchschnittlich sechzig Prozent. Falls in der Zeit zwischen erstem und zweitem Kind nicht neue Amalgamfüllungen gelegt wurden, ist das Zweitgeborene generell weniger belastet. Dabei wird Quecksilber von Amalgamfüllungen oder von toxischen Lebensmitteln, wie beispielsweise belastetem Thunfisch, durch die Gebärmutter in den Fötus geleitet. Ebenso verhält es sich bei Blei, das sowohl über die Plazenta wie auch über die Muttermilch in das junge Leben geschleust wird. Andere Babys bekommen ihre Dosis durch den wohlmeinenden Arzt und seine mit Quecksilber angereicherten Impfspritzen. Spätestens beim Stillen durch die belastete Muttermilch oder die Nahrungsmittel, die mit chemischen Substanzen angereichert sind, werden unsere Kinder nach und nach vergiftet. Es ist ein unheilvolles Erbe. Das Problem ist uns seit Jahrzehnten bekannt. Trotzdem ist eine allgemeine Untersuchung auf Schwermetall- und Chemikalienvergiftung nirgendwo in einer Liste der Krankenkassen oder der Ärzteverbände aufgeführt. Kein Gesundheitsplan und keine Checkliste bei Erkrankungen führt dies auf. Dabei fallen gerade die neuen Generationen durch den gewaltigen Anstieg an Erkrankungen (wie oben angeführt) auf, die alle durch Umweltbelastungen ausgelöst werden.

Neue Gifte, neue Krankheiten

In den früheren Jahrhunderten erkrankten die Menschen zum überwiegenden Teil durch einen Mangel an Nährstoffen, hervorgerufen durch Hungerperioden in langen Wintern, durch Missernten oder schlicht durch Armut. Verletzungen durch Unfälle bei der Jagd, bei der Arbeit sowie die schlechten hygienischen Verhältnisse nahmen im Vergleich mit den heutigen Lebensumständen einen großen Prozentsatz für Erkrankungen ein. Außerdem waren die Witterungsverhältnisse, insbesondere Kälte und Feuchtigkeit – wie auch heute noch in der traditionellen chinesischen Medizin aufgeführt – Auslöser für viele Erkrankungen. In manchen Dörfern spielten ferner – heute kaum mehr vorstellbar – Inzest und damit genetische Schwächen als Krankheitsursache eine große Rolle.

Brüche, Verletzungen und Unfälle werden heutzutage mit den Hightechmethoden der modernen Unfallmedizin überwiegend vorzüglich versorgt und damit die Funktion des Bewegungsapparates beziehungsweise der Organe wiederhergestellt. Mangelerscheinungen an Nährstoffen treten zwar als Krankheitsursache immer wieder auf, allerdings in den meisten Fällen mehr aus Unwissen über Ernährung, denn aus Armut oder mangelndem Angebot.

Wie ist es dann möglich, dass unsere Bevölkerung keineswegs in einem goldenen Zeitalter von körperlicher Unversehrtheit und kraftstrotzender Gesundheit lebt? Wieso erleben so viele Heilpraktiker, dass ihre teilweise über Jahrhunderte bewährten Heilmethoden nicht mehr so gut wie früher anschlagen? Was mag wohl der Grund sein, dass beispielsweise in der Homöopathie immer höhere Potenzen gegeben werden müssen, um nur annähernd die Erfolge zu erzielen, die man noch vor einigen Jahrzehnten mit weitaus geringeren Potenzstufen erreichen konnte? Welches Hindernis steht zwischen der althergebrachten Kräutermedizin und den Heilsystemen großer Heilkundiger wie Pfarrer Kneipp oder Hildegard von Bingen und den oft kümmerlichen Ergebnissen, die sie heutzutage im Unterschied zu früheren Zeiten erzielen?

Hahnemann setzte sich als Begründer der Homöopathie schon damals intensiv mit dem Schwermetall Quecksilber auseinander. In seinem

Repetitorium führt er unter der Rubrik „Folgen des Missbrauchs von Quecksilber" folgende homöopathische Mittel als dreiwertig an: Aurum, Carbo vegetabilis, Hepar sulfuris, Kalium jodatum, Lachesis, Natrium sulfuricum, Acidum nitricum, Phytolacca, Staphisagria und Sulfur.

In dieser Liste wie auch der Liste der zweiwertigen und einwertigen Präparate fehlt das Quecksilber selbst (Mercurius solubilis). Gibt man als Therapeut diese Zubereitung oder eine homöopathische Zubereitung von Silber-Amalgam, besteht die Gefahr, dass in Bindegewebe gespeichertes Quecksilber in die Zelle hinein oder in noch ungünstigerem Falle ins Zentralnervensystem verschoben wird. Dies kann zwar kurzfristig zu einer Erleichterung oder gar Behebung der Symptome des Patienten führen, da das Bindegewebe nun weniger mit Quecksilber belastet ist. Nach ein paar Jahren kommt es jedoch häufiger zu schweren Krankheitsbildern wie Multipler Sklerose oder Amyotropher Lateralsklerose (ALS), da nun die toxische Wirkung des – ins zentrale Nervensystem verschobenen – Quecksilbers zum Tragen kommt. Dagegen ist eine Gabe des individuellen Konstitutionsmittels in Kombination mit Chlorella als Gift bindendes Präparat nicht nur sinnvoll, sondern eine absolute Notwendigkeit. Auch andere feinstoffliche Frequenztherapien wie beispielsweise Elektroakupunktur (EAV), Bioresonanztherapie, Oberon oder Metascan sollten immer mit genügend Chlorella-Präparaten wie Biologo-Detox als Entgiftungsmittel begleitet werden.

Operation gelungen – Patient tot

Unser genetisch festgelegtes Überlebensprogramm hat sich so verselbstständigt, dass es sich in das Gegenteil von dem verkehrt hat, wofür es tatsächlich da ist. Dies ist im ursprünglichen Sinne des Wortes: pervers. Der Überlebenswille pervertiert zum Selbstmord. Unser Selbsterhaltungstrieb treibt uns an, uns materiell so gut wie möglich zu stellen. Wir sehen das beispielsweise an Tieren, die sich auf das Überleben im Winter einstellen. Sie sammeln Nahrungsmittel, horten und verstecken sie für Notzeiten oder fressen sich einen Speckgürtel an. In früheren Jahrhunderten drückten sich gute Überlebenschancen für uns Menschen in einem stabilen Haus, Ländereien und genügend Essensvorräten sowie einer guten und verlässlichen sozialen Gemeinschaft aus. In der heutigen Zeit mögen es

Geldanlagen sein und die größtmögliche Sicherheit, auch morgen noch über einen Arbeitsplatz zu verfügen. Damals wie heute bemüht man sich auch um eine einflussreiche Machtposition, um diesen Lebensstandard zu erhalten.

Wenn sich jedoch die größtmögliche Sicherheit zum Überleben nur mit Methoden herstellen lässt, die eben dieses Überleben gefährden, so ist das ganze Unterfangen „ad absurdum" geführt. Das gilt im Kleinen wie im Großen, in der Familie wie im Dorf, wie in der Nation und auch als gesamte Menschheit. Wie will man das Überleben sichern, indem man seine Nahrungsmittel vergiftet? Wie will man heilen, wenn die von der Schulmedizin propagierten Medikamente vergiften? Gilt hier der Spruch: „Operation gelungen – Patient tot"?

Der Brunnenvergifter galt früher als der schlimmste Feind. Jetzt sind wir es als Menschheit selber, die unsere Flüsse, Seen und Meere vergiftet. Wir füttern unsere Kühe mit schwermetallvergiftetem Fischmehl in dem aberwitzigen Glauben, dass dies ohne Konsequenzen bleiben wird. Wir verändern mit unseren Mikrowellenherden die genetische Kodierung von Nahrungsmitteln, um ein paar Minuten Zeit zu sparen. Wir folgen den Einflüsterungen der Werbestrategen einer Pharmaindustrie, die den Profit als Priorität auf ihre Fahnen geschrieben hat, nicht die Gesundheit, wie es so vollmundig in der Werbung dieser Konzerne heißt. Dass dabei auf lange Sicht die Hilfe suchenden Patienten vergiftet und nicht geheilt werden, spielt für dieses Milliardengeschäft keine Rolle. Wenn Sie die Berichte und Reportagen in den Zeitungen oder im Fernsehen genau verfolgen, werden sie das bestätigt sehen, was in den Praxen von Heilpraktikern und in Naturheilkunde ausgebildeten Ärzten täglich erlebt wird. Dabei brauchen sie nicht einige Jahrzehnte zurückgehen, als der Conterganskandal die Menschen erschütterte. Es wird bestätigt durch Berichte aus dem Jahre 2005 über die Cox2-Hemmer *Vioxx*, *Celebrex* und *Bextra*, die als sicher bezeichnet wurden, aber vielen Patienten das Leben kosteten.

Machen Sie sich schlau über das Anti-Cholesterin-Kartell und die Margarineindustrie, über die gefälschten Studien dieser Konzerne. Erforschen Sie den *Lipobay*-Skandal! Lesen Sie Berichte über *Aspartam*, das uns als nervenwirksame Substanz in Form von *NutraSweet* in jedem Restaurant, jedem Café in unschuldigen babyblauen oder rosaroten Tütchen angeboten wird. Studieren Sie einmal die Liste der chemischen Zusatzstoffe für Lebensmittel und wie viele davon als höchst bedenklich deklariert werden! Fassungslos musste man auch zur Kenntnis nehmen, dass es noch 2005 möglich war, mit unzureichend getesteten Sechsfachimpfungen den Tod von dreiunddreißig Säuglingen in den deutschsprachigen Ländern in Kauf zu nehmen. Verfolgen Sie den empörten Aufschrei der Pharmafirmen, wenn ihre chemischen Präparate (beispielsweise Cholesterinsenker) nicht mehr von den Kassen voll übernommen werden. Jedoch sind es nicht nur die großen Skandale, von denen ich hier schreibe. Es ist auch die permanente, schleichende Vergiftung mit Arzneien, Nahrungsmitteln und Getränken sowie Umweltgiften, mit denen wir uns selbst die Lebensgrundlage zugrunde richten. Der Terrorismus, dem wir seit Jahren ausgesetzt sind, ist nur ein Spiegel davon, was wir selbst mit unserer natürlichen Umwelt und damit letztendlich mit uns selbst machen.

Der Ursprung der Toxine – einmal anders gesehen

Das englische Wort für Gift ist „toxic". Damit scheint es auf einer tieferen Ebene den Schlüssel dafür zu liefern, wie es zu einer Vergiftung unserer Lebensgrundlagen gekommen ist. Mit derselben phonetischen Aussprache kann man dieses Wort „toxic" auch folgendermaßen schreiben: „talk sick", was so viel bedeutet wie „krankreden". Tatsächlich ist vieles an unserer Sprache und an unserer Kommunikation mit unseren Mitmenschen krank machend. Unsere Sprache ist inzwischen weit weg von einem Austausch wahrer und heilender Informationen. Der Ursprung von Kommunikation über Sprache und Gesten ist der Austausch von Informationen, die für die eigene Sippe oder Familie Schutz und Hilfe bieten. Es war für die Jäger von Vorteil, sich mit Sprache und Information auszutauschen und abzusprechen. Sprache ist also ursprünglich wahr, verbindend, stärkend, heilend und unterstützend. Wann und wo finden Sie diese Eigenschaften in unserer heutigen Sprache? Sicherlich nicht in den Äußerungen von den geschulten Sprachrohren und Werbestrategen der Pharmakonzerne, Elektroindustrie und Lebensmittelindustrie, die ihre Produkte als sicher, lebensfördernd und modern deklarieren, wohl wissend, dass sie Tausenden von Menschen die Gesundheit und das Leben kosten. Das Wort für Vergiftung in der medizinischen Sprache ist Nebenwirkung. Clever gemacht, denn würden Sie ein Medikament zu sich nehmen, das auf dem Beipackzettel deklariert, dass Sie nebenbei vergiftet werden, wenn Sie erhoffen, sich durch die Einnahme zu kurieren?

Sie kennen die Reportagen aus den Zeitungen und dem Fernsehen, in denen von Lebensmittel- und Umweltskandalen berichtet wird. Ob tonnenweise hochgiftige Chemikalienabfälle ins Meer gekippt werden, ob Schadstoffemissionen unsere Atemluft verpesten, ob Gammelfleisch umetikettiert wird oder Süßstoffe und Schmerzmittel Tausende von Todesopfern fordern. Die krank machende Information der Verursacher gipfelt in dem Standardausspruch „Es besteht zu keiner Zeit eine Gefahr für die Gesundheit". Das ist „sick talk", toxisch, giftig.

Möglicherweise kennen Sie selbst Beispiele aus Ihrer näheren Umgebung oder Ihrer Gesellschaft, wo unter dem Deckmantel menschlicher Intelligenz die Lebensgesetze mit Füßen getreten werden. Das Beispiel aus dem Krieg zwischen Israel und dem Libanon mag Ihnen vor Augen führen, wie unglaublich absurd die Menschheit mit sich selbst umgeht. Dort schossen beide Seiten mit einem Waffenarsenal aufeinander, das mit „depleted Uranium (DU)" angereichert war. Damit verseuchte man ganze Landstriche mit radioaktiven Giften, die für die nächsten viereinhalb Milliarden Jahre strahlen werden. Bei Explosionen mit diesem tödlichen Material entsteht feinster radioaktiver Staub, der entweder eingeatmet oder über das Wasser, Pflanzen und Tiere in die Nahrungskette gelangt.

Die Auswirkungen sind verheerend, wie die Erfahrungen mit gleichartigen Bomben und Raketen aus dem Golfkrieg von 1991 aufzeigen. Die Krebsrate in den betroffenen Gebieten stieg innerhalb von zwölf Jahren um über zweitausend Prozent. Missbildungen bei Neugeborenen stiegen im selben Zeitraum um mehr als tausend Prozent. Bei fünfzig Prozent der amerikanischen, britischen und kanadischen Soldaten wurden auch noch neun Jahre nach Kriegsende „DU" im Urin festgestellt. Ein sehr hoher Prozentsatz dieser Veteranen leidet seitdem an schweren Gesundheitsstörungen in Lungen, Nieren und Nervenbahnen. Auch deren Kinder, die nach der Vergiftung der Väter gezeugt wurden, kamen überdurchschnittlich oft mit Geburtsfehlern auf die Welt. Viele dieser Geschädigten sind bereits an den Folgen dieser Vergiftungen gestorben. In der Sprache des Militärs und der

Politik heißen diese Waffen „dirty weapons" also schmutzige Waffen. Das ist auch „Talk sick".

Strahlen – die vertuschte Gefahr

Nicht nur die Schwermetalle untereinander tragen zu einem synergistischen Effekt bei. Blei und Quecksilber addieren sich nicht, sondern multiplizieren sich. Auch die anderen Toxine wie Schimmelpilze, Pestizide und Petrochemikalien verstärken die Symptome. Es gibt seit ein paar Jahrzehnten noch einen weiteren Faktor: Elektrosmog.

Wir sind in unserer Umgebung immer mehr hoch- und niederfrequenten Strahlungen ausgesetzt. Diese Tatsache entbindet uns nicht der Verantwortung, darauf zu achten, dieser Belastung möglichst aus dem Weg zu gehen. Reduzieren Sie den Elektrosmog, besonders in Ihrem eigenen Zuhause oder an Ihrem Arbeitsplatz, so gut Sie können! Elektrosmog zerstört die subtil organisierenden Energiefelder (SOEF´s), die für unser Wohlbefinden und unsere Gesundheit so wichtig sind. (Lesen Sie dazu die Ausführungen in Kapitel 2.)

Eine weitere Komponente, die zu all den Auswirkungen von Elektrosmog addiert werden muss, ist die massive Belastung mit Schwermetallen. Diese Metalle in unserem Körper leiten nicht nur die hochfrequenten und niederfrequenten Strahlungen in unserem Körper schneller weiter als die natürlichen Gewebe. Sie bilden auch untereinander kleinste galvanische Ströme und tragen dazu bei, dass die hochorganisierten Energiefelder (SOEF´S) zerfallen. Gesundheit ist identisch mit hoher Organisation und Ordnung, Krankheit ist gleichbedeutend mit Chaos und Entropie. Wenn Sie beispielsweise Amalgamfüllungen im Mund haben und gleichzeitig eine Goldkrone, so löst sich durch den galvanischen Strom zehnmal mehr Quecksilber aus den Plomben als ohne Gold im Mund.

Neben den unten aufgeführten Maßnahmen zur Reduzierung von Elektrosmog trägt eine Schwermetallentgiftung dazu bei, die Auswirkungen in Ihrem Organismus zu verringern. Biologo-Detox kann zwar die Umwelt mit seinen elektromagnetischen Störfeldern nicht verändern, dezimiert aber die destruktiven Effekte von Elektrosmog.

Elektrosmog vermag noch einen weiteren unheilvollen Vorgang zu aktivieren. Er öffnet die Blut-Hirn-Schranke, sodass Schwermetalle leichter ins

Gehirn wandern können und sich dort festsetzen. Nehmen Sie also die Diskussion um Elektrosmog nicht auf die leichte Schulter. Tun Sie, was in Ihrem Einflussbereich steht. Die Ausleitung der Schwermetalle, wie ich sie in diesem Buch empfehle, ist ein guter Schritt in die richtige Richtung.

Ein anderer wichtiger Schritt ist: Sie beauftragen einen Fachmann zur Austestung von Elektrosmog in Ihrem Wohnbereich und lassen sich dann über geeignete Abschirmmaßnahmen und andere Maßnahmen zur Reduzierung von elektromagnetischen Belastungen beraten. Es gibt auch ohne die Arbeit eines Experten schon einige Aktionen, die Sie sofort und ohne Testung machen können. Der Preis für die Bequemlichkeit, die bestimmte elektrische und elektronische Geräte liefern, ist einfach zu hoch. Die folgenden Geräte bergen immer ein hohes Gesundheitsrisiko:

- Falls Sie ein schnurloses Telefon im Haus haben, das mit dem DECT-beziehungsweise GAP-Standard läuft, empfehle ich Ihnen, es durch ein Telefon mit einer Schnur zu ersetzen. Die schnurlosen DECT- beziehungsweise GAP-Telefone strahlen vierundzwanzig Stunden am Tag, ob Sie telefonieren oder nicht. Die hochfrequente Strahlung selbst ist digital und extrem störend für unseren Organismus. Mit so einem Telefon haben Sie einen Störfaktor in der eigenen Wohnung, der stärker als ein Mobilfunksender – auch durch Wände – strahlt. Gerade auch Kleinkinder, Kinder und Jugendliche sind extrem durchlässig und sensibel für Störungen durch elektromagnetische Felder mit Handys und schnurlosen Telefonen, auch wenn sich die Auswirkungen erst Jahre später zeigen. Ein möglicher Kompromiss sind schnurlose Telefone mit CT-1-Standard, die nur beim aktiven Telefonieren selbst analoge Strahlungen aussenden. Diese Telefone gibt es bei den großen Elektrosupermärkten. Es gibt inzwischen auch eine Zwischenlösung. Neu sind die DECT-Telefone, die ihre Strahlung abschalten, wenn sie nicht telefonieren. Fragen Sie nach diesen Telefonen und unterstützen Sie damit den Schritt der Industrie in die richtige Richtung!

- Entfernen Sie Radiowecker, Fernseher und andere niederfrequente Stromquellen aus Ihrem Schlafzimmer beziehungsweise benutzen

Sie einen Stromfreischalter, sodass Sie während Ihrer Erholungsphase in der Nacht nicht unter Strom stehen. Ersatzweise können Sie den Strom über die Sicherung nachts ausschalten. Nur den Lichtschalter zu betätigen bringt keine nennenswerte Reduzierung des Elektrosmogs.

- Ein weiteres Elektrogerät, von dem Sie sich trennen sollten, ist die Mikrowelle. Nicht nur wirken die hochfrequenten Strahlungen, die von diesen Geräten ausgehen, extrem störend auf unseren Organismus. So stellte bereits 1980 das Deutsche Bundesamt für Strahlenschutz fest, dass Enzyme und enzymatische Prozesse durch Mikrowellen verändert, die Hormone von Schilddrüse und Nebennieren negativ beeinflusst und die Zusammensetzung, Funktion und Konzentration von Blutbestandteilen verändert werden. Außerdem wirken sich die Mikrowellenstrahlen auf das Zellwachstum aus, Chromosomen verändern sich und es kann eine Linsentrübung auftreten (Grauer Star). Auch Moleküle in der Nahrung und den Getränken, die in der Mikrowelle zubereitet oder erhitzt werden, sind auf bedenkliche Weise verändert. So nimmt die Bioverfügbarkeit von Nährstoffen massiv ab, das heißt, die Proteine, Fette und Kohlenhydrate sowie die Vitamine, Mineralstoffe und andere Mikronährstoffe werden nicht mehr wie ursprünglich resorbiert und verstoffwechselt. Auch die Vitalstoffenergie von getesteten Nahrungsmitteln nahm um bis zu neunzig Prozent ab. Zellwände von Lebensmitteln werden – anders als beim konventionellen Kochen oder Garen – zerstört. Zum Beispiel werden bei der Milch, die in der Mikrowelle erhitzt wird, die Proteine in Aminosäuren gespalten, die in der Natur nicht vorkommen. Es gibt tatsächlich kaum eine effektivere Methode, um in Lebensmitteln mutagene Substanzen wie beispielsweise freie Radikale in großer Zahl zu erzeugen, als die Nahrung im Mikrowellenherd aufzuwärmen oder zu garen.

Um eine bereits erfolgte Elektrosmogbelastung in Ihrem Körper wieder zu reduzieren, bietet die Natur die besten Möglichkeiten. Laufen Sie barfuß, schwimmen Sie, sooft Sie können, nehmen Sie nach einem Tag mit Elektrosmogbelastung ein Bad in Salzwasser (Natursalz).

Die explosionsartige Vermehrung von hochfrequenten Strahlen durch Sendeanlagen (Radar, Radio-, Fernsehen-, Satelliten- und Mobilfunk, Richtfunk sowie die Strahlen in den DECT-Haustelefonstationen) hat in den letzten fünfzehn Jahren dazu geführt, dass wir massiver Belastung elektromagnetischer Felder ausgesetzt sind. Insbesondere sind es die gepulsten elektromagnetischen Wellen, die von Handys, Mobilfunksendern und mobilen Haustelefonen mit dem DECT-Standard ausgehen, die für unseren sensiblen Organismus immens schädlich sind. DECT-Telefone und Mobilfunkstationen strahlen vierundzwanzig Stunden am Tag gepulste Wellen ab, auch wenn nicht telefoniert wird. Sie haben sicherlich schon die Argumente und Diskussionen der unterschiedlichen Lager von Gegnern und Befürwortern dieser Technik gehört.

Bei Bürgerinitiativen gegen die Errichtung von Mobilfunkstationen ist der Verlauf immer gleich. Die Mobilfunkanbieter sind äußerst kooperativ mit den Bürgern bei der Messung von Strahlung. Heraus kommt meistens, dass sie sich innerhalb der gesetzlichen Grenzwerte befinden. Was soll man tun, wenn der Gesetzgeber das erlaubt? Unausgesprochen sind dabei die Absprachen zwischen Politik und Industrie, die durch Erpressung mit Arbeitsplatzabbau und Sponsorengeldern hier das Sagen hat. Wer hundertzwanzig Milliarden für UMTS-Lizenzen zahlt (wir erinnern uns an die Pokerrunde auf höchster Ebene), darf sicherlich auch eine Gegenleistung der politischen Parteien ohne Gängelung mit wissenschaftlich wirklich unbedenklichen Grenzwerten erwarten.

In diesem Zusammenhang ist das Zusammenwirken von Elektrosmog und Schwermetallbelastung interessant. Metalle wirken in unserem Körper wie kleine Antennen, welche die Strahlung verstärkt resorbieren und damit zu vermehrten Störungen in der Kommunikation der Zellen, Gewebe und Organe untereinander beitragen. Dies führt zu Funktionsstörungen und Funktionseinbußen der Organe und des Nervensystems. Die Auswirkungen können Sie im Appendix nachlesen, wo die Krankheitsbilder für Schwermetallbelastung aufgelistet sind.

Der Mechanismus der Mobilfunkanbieter läuft nach einem ähnlichen Schema ab wie die Verquickungen der Lebensmittelindustrie, Süßstoffindustrie, Amalgamzulieferer oder Pharmaindustrie. Danach sind immer alle Produkte und Herstellungsverfahren absolut bedenkenlos oder gar hilfreich und gesund. Wer allerdings in der täglichen Praxis mit den dadurch geschädigten und vergifteten Patienten zu tun hat, braucht nicht mehr zu diskutieren. Hier liegen die Fakten in der Gestalt von kranken, depressiven, erschöpften und oftmals verzweifelten Menschen mit massiven Gesundheitsproblemen auf der Hand, da die grundlegendsten und natürlichsten Lebensgesetze missachtet werden.

In meinem Buch „Das Dreieck des Lebens" habe ich einige dieser Missstände aufgezeigt und beschrieben. An dieser Stelle appelliere ich wieder an Ihren gesunden Menschenverstand. Wenn Sie sich selbst heilen wollen, führt kein Weg daran vorbei, dass Sie selbst die Verantwortung für Ihre Gesundheit übernehmen und die Initiative ergreifen.

Gebrauchsanleitung zur Giftprävention

Neben der Ausleitung der bereits vorhandenen Toxine in Ihrem Körper gebe ich hier einige Tipps, wie Sie die gebräuchlichsten Gifte unserer modernen Zivilisation vermeiden können.

1. **PCB.** Nach der Verbannung dieser Chemikalie seit vielen Jahren findet man doch noch größere Mengen in Lachsen, die in Zuchtfarmen aufwachsen. Das Futter in diesen Farmen ist vielerorts immer noch hoch belastetes Fischmehl.

2. **Pestizide.** Laut Umweltschutzorganisationen sind sechzig Prozent der Pflanzenschutzmittel, neunzig Prozent der Antipilzmittel und dreißig Prozent der Insektizide krebserregend. In über fünfzig Prozent unserer Nahrungsmittel werden Pestizide gefunden. Die Hauptquellen sind Früchte und Gemüse aus konventionellem Anbau sowie Fleisch aus konventioneller Tierhaltung. Eine weitere Quelle sind die Insektensprays für den Hausgebrauch.

3. **Schimmelpilze.** Jeder dritte Mensch ist auf Mycotoxine allergisch. Mycotoxine sind die Gifte, die beim Absterben von Schimmelpilzen entstehen. Diese Gifte sind schon in kleinsten Mengen wirksam. Die Hauptquelle sind feuchte Wände in Gebäuden sowie verschimmelte Nahrungsmittel, insbesondere Nüsse, Weizen, Mais sowie alkoholische Getränke.

4. **Phthalate** (Phthalsäurediester) sind Weichmacher, die hormonähnliche Wirkungen auf unseren Organismus ausüben. Sie sind besonders für die sensiblen Körper von Kindern eine Katastrophe. Die Hauptquelle für Phthalate sind Plastikbehälter, Plastikfolien und Plastikflaschen, aus denen die Gifte herausgelöst werden und in die Nahrungsmittel beziehungsweise ins Wasser gelangen.

5. **Dioxin.** Diese chemischen Gifte nimmt man zu fünfundneunzig Prozent durch den Verzehr von tierischem Fett auf, das aus konventioneller Tierhaltung oder aus verseuchtem Fisch stammt.

6. **Asbest.** Asbest taucht in den Testverfahren der energetischen Medizin sehr oft auf. Immer noch findet man Asbest als Isolationsmaterial in Wohnungen und Gebäuden, die zwischen 1950 und 1970 gebaut wurden. Asbest ist auch in alten Elektrogeräten zu finden beziehungsweise in vielen Billigangeboten aus Fernost (China). Asbest wird in diesen Geräten zur Wärmeisolation verwendet.

7. **Chloroform.** Diese farblose Flüssigkeit wird zur Herstellung anderer Chemikalien verwendet. Luft, Trinkwasser und auch Lebensmittel können Chloroform enthalten.

8. **Flüchtige Organische Verbindungen.** Diese Verbindungen sind oft in geschlossenen Räumen höher als in der Außenluft, da sie in so vielen Haushaltsprodukten vorkommen. Hauptquellen dieser flüchtigen organischen Verbindungen sind Teppichböden, Farben, Deodorants, Putzmittel, Kosmetik, chemische Reinigungen, Mottenmittel und Spraydosen.

9. **Chlor.** Dies ist eines der meist gebrauchten chemischen Gase. Es kommt in Haushaltsreinigern und Trinkwasser vor. Außerdem findet man es in vielen Industriebetrieben und Schwimmbädern.

Schwer krank durch Schwermetalle

Einer Belastung, der wir seit Jahrzehnten immer mehr ausgesetzt sind, sind die toxischen Metalle. Im Allgemeinen spricht man einfach von Schwermetallen, obwohl zwei der toxischen Metalle Leichtmetalle sind. Es sind dies Aluminium und Titan. Man kann zwei Gruppen von toxischen Metallen unterscheiden. Die erste Gruppe der Metalle hat keine bisher bekannten biologischen Aufgaben in unserem Stoffwechsel. Dazu gehören Blei, Kadmium, Aluminium und Quecksilber. Die andere Gruppe besteht aus Metallen, die in sehr geringer Konzentration für unseren Körper lebensnotwendig sind. In einer erhöhten Konzentrierung dagegen sind diese Metalle giftig. Zu dieser Gruppe gehören Eisen, Kupfer, Zink, Arsen und Nickel. Toxische Metalle schädigen den Stoffwechsel auf zwei Arten. Erstens sammeln sie sich in den lebenswichtigen Organen und Drüsen an, beispielsweise in Herz, Nieren, Nerven, Gehirn, Knochen und Gelenken. Zweitens können sie lebensnotwendige Mineralien verdrängen und deren Platz einnehmen ohne deren Funktionen zu erfüllen. Damit behindern sie die Arbeit der Enzyme im Stoffwechselgeschehen. Besonders für die toxischen Metalle, die natürlicherweise nicht im Körper vorkommen, gibt es wenig körpereigene Entgiftungsfunktionen. Hier bedarf es wiederum von außen gegebener Substanzen, die diese Toxine binden und zur Ausscheidung bringen können. Eines der besten natürlichen Präparate dafür ist die Chlorella-Alge, insbesondere in der mikroprozessierten Form, wie sie in dem Entgiftungspräparat Biologo-Detox verwendet wird. Dieses Präparat wird in den weiteren Kapiteln noch ausführlich beschrieben.

Im Folgenden sind die toxischen Metalle und die typischen Symptome und Krankheitsbilder aufgeführt, die man mit ihnen in Zusammenhang bringt.

Quecksilber (Hg)

Dieses Metall nimmt eine besondere Stellung unter allen Schwermetallen ein. Quecksilber gilt als das giftigste nicht radioaktive Element. Es rangiert unter drei Millionen giftigen Substanzen an sechster Stelle. Das Quecksilber-Ion, das bei der Verdampfung von Quecksilber entsteht, ist deswegen so giftig, da seine Bindungsfunktion an Thiolreste von Proteinen so hoch ist. Dies führt zu irreversiblen Schädigungen an den befallenen Proteinen und erklärt damit auch die langen Halbwertszeiten im Gehirn und Nerven von mehreren Jahrzehnten. Eine Halbwertszeit nennt man die Zeitspanne, nach deren Ablauf eine Substanz zur Hälfte zerfallen ist.

Quecksilber agiert wie ein Schlüssel für die Zellwand, das heißt, seine Anwesenheit verhindert die Ausleitung aller anderen Schwermetalle aus der Zelle. Das Besondere an Quecksilber ist auch, dass es, obwohl so viele negative Auswirkungen bekannt sind, immer noch in der Medizin und Zahnmedizin verwendet wird: bei Desinfektionsmitteln, Medikamenten für erhöhten Blutdruck, Augentropfen, Puder, Aknemedizin sowie in Impfstoffen wird es bis heute von der Pharmaindustrie beigemischt. Vom Gesetzgeber abgesegnet, muss Quecksilber als Inhaltsstoff bei Impfstoffen nur angegeben werden, wenn es _nach_ der Fertigung extra dazugegeben wurde. Wird es _im Verlauf_ der Herstellung selbst verwendet, darf sich der Hersteller auf sein Betriebsgeheimnis berufen und muss es nicht deklarieren. So steht auf einigen Impfstoffen – als Gütezeichen! – „quecksilberfrei", obwohl dieses toxische Metall im Impfstoff sehr wohl enthalten ist.

Amalgam

Eine besonders traurige Berühmtheit erlangte Quecksilber als Bestandteil des Zahnreparaturstoffes Amalgam. Von der Industrie und den entsprechenden Zahnärzten wird die Gefährlichkeit von Quecksilber heruntergespielt beziehungsweise schlichtweg negiert. Amalgamfüllungen setzen kontinuierlich Quecksilberdampf frei, intensiv jedoch beim Kauen, durch heiße Getränke, durch Säuren (z. B. Obst, Essig) oder nachts beim Zähneknirschen. 1992 zählte man noch schätzungsweise zweihundert bis dreihundert Millionen Amalgamfüllungen in den Zahnreihen deutscher Bundesbürger. Heute wird Amalgam meistens bei Menschen der unteren sozialen Schichten eingebaut, da es der einzige Reparaturstoff ist, der von den Krankenkassen ohne Aufschlag seitens des Patienten bezahlt wird. Allein in Deutschland werden so immerhin noch circa zweitausend Kilogramm Quecksilber im Jahr in die Zähne eingebaut. Wenn Sie kalkulieren, dass eine Amalgamplombe nur wenige Gramm wiegt, dann kommen Sie auf mehr als fünf Millionen Füllungen pro Jahr. Die Rechnung, die hier aufgemacht wird, ist wie so oft in diesen Institutionen eine Milchmädchenrechnung. Die Krankenkasse, die mit dieser Kalkulation Geld spart, züchtet sich kranke, behinderte und arbeitsunfähige Mitglieder. Die Folgekosten von Quecksilbervergiftungen übersteigen jetzt schon die Einsparungen durch dieses billige Zahnmaterial bei Weitem. Die Statistik wird geschönt, indem man die steigende Evidenz der Folgeerkrankungen medizinischer Behandlung durch Medikamente, Impfungen und Amalgamfüllungen einfach negiert. In den klassischen schulmedizinischen Gremien wird schlichtweg unter den Tisch gekehrt, dass Autismus, ADS, Depressionen, Konzentrations- und Lernstörungen, Hyperaktivität, Chronisches Müdigkeitssyndrom und viele andere Krankheiten eine Folge von Toxinen sind. Als Quelle für diese Toxine sollte man zumindest erwarten dürfen, dass die medizinische Zunft mit ihrem Heilauftrag nicht dazugehört. Weit gefehlt! Auch auf die Einsicht der zuständigen Gremien aus Wissenschaft und Politik darf man da nicht warten. Hier sind Sie als Leserin und Leser gefragt und aufgerufen, sich selbst, Ihre Kinder und Ihre Enkel aus dieser Situation zu manövrieren.

In Russland ist man über so viel Ignoranz mehr als verwundert. Dort ist die Verwendung von Amalgam seit dreißig Jahren (1975) verboten. In Japan wird seit 1982 kein Amalgam mehr verwendet. In Kalifornien muss ein Schild an der Tür von Zahnärzten, die noch mit Amalgam arbeiten, die Patienten warnen: „Warnung: Diese Praxis verwendet Amalgamfüllungen. Amalgam enthält Quecksilber. Patienten, die mit Amalgam behandelt werden, setzen sich dieser chemisch-toxischen Substanz aus. Es ist dem Staat Kalifornien bekannt, dass Quecksilber Geburtsdefekte und andere Schäden an den Fortpflanzungsorganen hervorrufen kann." Unbegreiflich für den gesunden Menschenverstand ist es allerdings, warum der Staat Kalifornien dann dieses Material nicht verbietet wie in Russland oder Japan.

Einleuchtend ist dem Laien auch dieser Ablauf nicht: Ein Material wird als Gift deklariert, wenn es in die Praxis geschickt wird. Es verlässt die Praxis als Sondermüll nach dem Herausbohren der Amalgamfüllung. Dieses Material ist also vorher und nachher giftig. Nur in der Zwischenzeit soll Amalgam im Menschen für ein paar Jahrzehnte nicht giftig sein? Die hohe Toxizität von Quecksilber ist in Tausenden von unabhängigen Studien bestens dokumentiert. Unabhängig bedeutet hier, dass sie nicht von den Sponsorengeldern der entsprechenden Industriebetriebe abhängig waren. Die Gegenstudien der Amalgamhersteller konnten nie eine toxische Auswirkung feststellen, was nicht besonders verwunderlich ist. Eine Firma, die Ihr eigenes Produkt als gesundheitsschädlich deklariert, wäre ein Novum. Autopsien am Menschen jedoch zeigen deutlich, dass die Konzentration von Quecksilber im Gehirn direkt mit der Anzahl, der Größe und der Verbleibdauer der Amalgamfüllungen in Korrelation steht. Je größer und häufiger die Amalgamfüllungen waren, umso höher waren die Belastung im Gehirn. Je länger die Füllungen im Mund waren, umso stärker war auch die toxische Belastung. Das spricht für die konstante Verdampfung oder den Abrieb von Amalgampartikeln und die entsprechende fortwährende Vergiftung.

Eine theoretische Diskussion endet, wenn die Praxis die Theorie überholt. Sie werden sicher niemand kennen, der mit Ihnen darüber diskutieren will, ob die Erde eine Kugel oder eine Scheibe ist. Vor einem halben Jahrtausend war das noch ein interessantes Thema. Wer täglich erfährt, wie chronische Schmerzen und Symptome gelindert werden oder verschwinden, wenn Quecksilberbelastungen entfernt und ausgeleitet werden, muss nicht mehr diskutieren.

> Martin (5) ist ein kerniger, junger Bursche aus dem Alpenland. Kräftig, pausbäckig und lustig wäre er eine gute Werbung für gesundes Landleben. Das war nicht immer so. Die letzten zwei Jahre waren ein Albtraum für seine Eltern. Martin wurde nach einer Impfung zum Tyrann, schrie Schimpfwörter und tobte ohne Anlass. Er entwickelte Tics. Nichts konnte ihn beruhigen. Ständig unruhig, gereizt und mit dem Zwang zu schimpfen. Die Diagnose bestätigte die Vermutung: Quecksilberbelastung. Die ärztliche Diagnose: Hyperaktivität, Tourette-Syndrom. Die Einnahme von zweimal zwanzig Tropfen Biologo-Detox täglich beseitigte das gesamte Syndrom innerhalb von vier Monaten.

Die Liste der Symptome durch Quecksilbervergiftung ist ellenlang. Es gibt fast keine Störungen des Stoffwechsels oder Krankheiten, die nicht mit Quecksilber in Zusammenhang stehen können. Darunter sind die verschiedensten Symptome des zentralen Nervensystems, eine Ansammlung verschiedener Krankheitszeichen aus dem Magen-Darm-Trakt, aus dem

Herz-Kreislauf-System, aus der Immunologie und die zum Teil schweren Systemerkrankungen.

Quecksilber wirkt zu einem gewissen Prozentsatz immer neurotoxisch, und diese Auswirkung ist unabhängig von der Menge. Es hat schädliche, synergistische Effekte im Zusammenwirken mit vielen Formen von Bakterien, anderen Metallen, Mykotoxinen und Chemikalien. Obwohl wir messen können, sowohl, wie stark wir diesen Toxinen ausgesetzt sind, wie auch, wie viel wir davon ausscheiden, können wir noch nicht messen, wie stark der kumulative Effekt dieser Toxine unseren Körper belastet. Toxinwerte, die weit unterhalb dessen liegen, was man normalerweise als „sicher" deklariert, haben einen katastrophalen Einfluss auf manche Patienten, speziell, wenn sie bereits an Allergien leiden. Andere Patienten wiederum scheinen – wenigstens eine Zeit lang – ein höheres Maß an Toxinen zu tolerieren. Meine eigenen Erfahrungen in der Praxis bestätigen die vielen Fallbeispiele aus der entsprechenden Literatur sowie die Berichte anderer Heilpraktiker und Ärzte: **Wenn Patienten Krankheitsbilder entwickelt haben und zugleich Schwermetallen ausgesetzt waren, lassen sich diese Krankheiten besser und mit einem nachhaltigeren Effekt behandeln, wenn zuerst eine Schwermetallausleitung gemacht wurde.**

Die Aufnahme von Quecksilber

Quecksilber wird hauptsächlich über die Inhalation von Quecksilberdampf aufgenommen. Dieser Dampf von Amalgamfüllungen ist fettlöslich und wandert ohne Schwierigkeiten durch die Zellmembranen, die ja aus Fettsäuren bestehen. Quecksilber wird auch von der Blut-Hirn-Schranke nicht aufgehalten und erreicht damit ungehindert unseren Denkapparat. Der menschliche Körper speichert ungefähr fünfundsiebzig bis zweiundachtzig Prozent des Quecksilberdampfes, während von einer versehentlich verschluckten Quecksilberplombe nur circa sieben Prozent resorbiert werden.

Nach intensiven Forschungen und Auswertungen von Studien erklärte die schwedische Gesundheitsbehörde im Herbst 1990 Amalgam zu einem „unpassenden und zu giftigen" Werkstoff, um ihn im Mund von Menschen zu verarbeiten. Die Behörde empfahl, den Einsatz von Amalgamfüllungen ab 1991 zu stoppen. Amalgam wird

> **von daher seit fünfundzwanzig Jahren von Zahnärzten im Schweden nicht mehr verwendet.**

In Tierversuchen wurde nachgewiesen, dass radioaktiv markiertes Quecksilber aus Amalgamfüllungen innerhalb von vierundzwanzig Stunden in Nieren, Gehirn, Rückenmark, Nebennieren, Ovarien oder Hoden und Darmwänden auftauchte. Die unveränderten Belastungswerte der Tiere konnte ein halbes Jahr später festgestellt werden. Quecksilber hat keine Halbwertszeit. Es verschwindet nicht einfach so aus dem Körper. Manche Zahnärzte behaupten, dass die Quecksilberbelastung nach sechs Wochen verschwunden ist, da man dann im Blut nichts mehr ausfindig machen kann. Aus dem Blut heißt aber nicht aus dem Körper. Das Gegenteil ist der Fall. Findet man Quecksilber im Blut und in einer Haaranalyse, so bedeutet das, dass diese Person Quecksilber auszuscheiden vermag. Um diese Patienten braucht man sich keine Sorgen zu machen. Die schwersten Fälle von Autismus treten bei den Personen auf, wo man kein Quecksilber in der Haaranalyse findet. Bei ihnen ist alles im Gehirn gespeichert und kommt nicht raus.

Quecksilber wandert aus dem Blut überwiegend ins Bindegewebe, aber auch in die Zellen, vorwiegend in die Nervenzellen und ins Gehirn. Quecksilber verdampft aus Amalgamfüllungen kontinuierlich über Jahrzehnte. Es wandert in den Körper auch über feinste Abriebpartikel. Während des Kauvorgangs, beim Zähnebürsten, beim Trinken von heißen Getränken verdampft Quecksilber. Goldfüllungen oder Kronen, die in der Nachbarschaft von Amalgamfüllungen platziert sind, erhöhen die Ausscheidung von Quecksilber um ein Zehnfaches.

> In den USA hat man das Problem der erhöhten Belastung durch Amalgam, aber auch anderer Zahnwerkstoffe wie Palladium, Kupfer, Silber, Nickel, Gold und den anderen zwanzig bis dreißig Werkstoffen auf eine interessante Art und Weise gelöst. Der Frage nach der Sicherheit dieser Materialien wurde einfach ausgewichen. Man erklärte die Zahnfüllungen, Kronen und dergleichen als Apparaturen, die nicht innerhalb des Körpers, sondern außerhalb gelegen sind. Eine Zahnfüllung ist nach dieser Festlegung also wie eine Prothese einzuschätzen. Daher gelten andere

> Sicherheitstestungen als für Materialien, die für das Körperinnere bestimmt sind. Ihr Zahn und Ihre Mundhöhle liegen also außerhalb Ihres Körpers, liebe Leserinnen und Leser. Daran sollten Sie sich erinnern, wenn Sie das nächste Mal Zahnschmerzen haben!

Erstaunlich ist, dass auch unsere Gesundheitsbehörden, die uns täglich vorgeben, nur zum Schutz der Bevölkerung zu wirken, den gefährlichsten Medizinalstoff – Quecksilber – nie geprüft haben und keinerlei Sicherheitsuntersuchungen vorlegen können. Sie haben einen administrativen Trick angewandt, indem sie Amalgam als medizinische Geräte („medical device") eingestuft haben, zusammen mit Fußbädern, Inhalierapparaten, Binden, Krücken und dergleichen. Medizinische Geräte unterliegen keiner amtlichen Prüfung, sondern werden vom Hersteller mit einem Eignungszertifikat versehen, das seine Ungefährlichkeit bestätigt.

Amalgam bekäme in unserer heutigen Zeit niemals mehr eine Zulassung. Aber die Gesundheitsbehörden und die Zahnarztvereinigungen wollen nicht eine hundertjährige Tradition für null und nichtig erklären, geschweige denn zugeben, dass sie die halbe Bevölkerung vergiftet haben. Daher wird Amalgam bis heute von unseren Behörden als sicher eingestuft, obwohl seit über hundert Jahren **nie eine Sicherheitsprüfung** stattgefunden hat. Interessant ist auch die Tatsache, dass es keine einzige wissenschaftliche Studie gibt, die beweisen kann, dass Quecksilber keine Gesundheitsstörungen hervorruft. Es gibt nur sogenannte Expertenmeinungen zu diesem Thema. Dabei äußert sich ein Experte, der entweder sich selbst dazu ernannt hat oder von einem Gremium aufgerufen wurde, sich zu einem bestimmten Thema zu äußern. Diese Gremien werden meistens von einer bestimmten Lobby finanziert und gesponsert. Der Experte wird so ausgesucht, dass er deren Ziele unterstützt. Die Expertenmeinung ist viel Geld wert und so kann man unschwer voraussagen, wie unabhängig sich der Experte äußern wird. So kann man Expertenmeinungen von Professoren lesen, die sich über Quecksilber und seine Gefahren sinngemäß folgendermaßen äußern: „Amalgamfüllungen gibt es schon seit hundertfünfzig Jahren. Wenn sie so giftig wären, gäbe es die Menschheit nicht mehr. Da wir Menschen aber immer mehr und nicht weniger werden, kann Amalgam nicht giftig sein." So viel zu den Expertenmeinungen, die als Beweis hergezogen werden müssen, da es **auf der ganzen Welt keine einzige anerkannte wissenschaftliche Untersuchung für die Unbedenklichkeit von Amalgamfüllungen gibt.**

Angesichts des neuesten vorliegenden wissenschaftlichen Materials, das eindeutig die Gefährlichkeit von Amalgam belegt, wird die Lage für die Behörden immer kritischer. Ihre Glaubwürdigkeit steht auf dem Spiel. In den USA liegt der Grund für die Verleugnung der Gefährlichkeit von Amalgamfüllungen klar auf der Hand. Würde man eine Giftigkeit zugestehen, so würde man eine Welle von Regressforderungen in Billionenhöhe wegen ärztlicher Behandlungsfehler (= „malpractice") auslösen.

Amalgam ist nicht der einzige giftige Zahnwerkstoff. Auch andere Legierungen von Metallen bei Zahnreparaturen oder Zahnersatz können beim Patienten zu schwersten Stoffwechselstörungen führen. Dazu gehören unter anderen Palladium, Titan und Goldlegierungen.

Vergiftungen durch Quecksilber treten nicht nur durch Amalgamfüllungen auf. Man bekommt Quecksilber auch durch Blutdruckmittel oder bei Impfungen in der Arztpraxis. Perfiderweise dürfen Impfstoffe auch für Säuglinge und Kleinkinder als „ohne Quecksilber" gekennzeichnet werden, wenn nach der Fertigung des Impfstoffes kein Quecksilber extra dazugegeben wurde. Wenn Quecksilber jedoch bei der Mischung schon dabei war, fällt es unter das „Betriebsgeheimnis" und muss nicht deklariert werden. So werden gewissenhafte Eltern getäuscht und Kindern schon im Alter von wenigen Monaten bei der Erstimpfung Quecksilber und andere giftige Substanzen gespritzt. Erst 2005 zog eine namhafte Firma ihre Sechsfachimpfung wegen neunzehn Todesfällen kurz nach der Impfung zurück. Der andere Pharmakonzern, auf dessen Sechsfachimpfstoff vierzehn Todesfälle auftraten, vertreibt sein Präparat immer noch. Man kann sich auch beim Verzehr mit toxischen Metallen vergiften, beispielsweise mit Fischgerichten und Nahrungsmitteln, die mit der Gülle von Tieren gedüngt werden, die wiederum mit schwermetallverseuchtem Fischmehl gefüttert wurden.

> Tom K. (8 Jahre alt) kam in die Praxis von Dr. Tim Ray mit einem Impfschaden (Masern, Mumps, Röteln). Seit der Impfung traten bei dem Jungen folgende Symptome auf: kein Lächeln, Sprechen, Spielen; er schaute nicht auf die Eltern; gelber, übel riechender Durchfall; unruhiger und unterbrochener Schlaf; Fingernägel kauen, bis sie blutig sind; unruhige Augenbewegungen; ADS. Auch die Mutter agierte hysterisch, was ein Hinweis auf Quecksilbervergiftung sein kann. Die Behandlung bestand aus einem Tropfen Micro-Chlorella in einem Glas reinem Wasser, das über den Tag verteilt getrunken wurde. Innerhalb von einer Woche konnte er die meisten Nächte durchschlafen. Alle anderen Symptome begannen zu verschwinden. Die Dosierung wurde nach drei Wochen auf zwei Tropfen täglich hochgesetzt. Auch die Mutter begann mit der Entgiftung, allerdings mit einer höheren Dosierung. Sowohl Tom als auch die Mutter konnten ihre Symptome erheblich reduzieren.

Toxische Belastungen, beispielsweise durch Amalgamfüllungen, die sich im Uterus angesammelt haben, werden von der Mutter als unseliges Erbe an das neue Leben weitergegeben. Fünfzig bis sechzig Prozent des Quecksilbers der Mutter werden an das Erstgeborene weitergegeben. **In den USA müssen die Nabelschnüre wegen zu hoher toxischer Belastung nach der Geburt als Sondermüll entsorgt werden.** Die Versorgungsleitung von der Mutter zum Kind als giftiger Sondermüll? Die Weltgesundheitsorganisation (WHO) erkennt die Umweltverschmutzung als zugrunde liegende Ursache für achtzig Prozent aller chronischen, degenerativen Krankheiten an. Die amerikanische FDA (Food and Drug Administration) warnt Frauen im geburtsfähigen Alter davor, Hochseefisch zu essen, die generell als hoch belastet gelten wie beispielsweise Thunfisch, Schwertfisch, Lachs oder Makrelen.

Blei (Pb)

Historisch gesehen, gibt es zu diesem Metall eine interessante Parallele zu den Vergiftungserscheinungen dieser Tage. Im Römischen Reich wurde kurz nach dem Tode von Cäsar das Bleigießen erfunden. Es galt damals als vornehm, seinen Wein sowie andere Getränke aus Bleitassen zu trinken.

Da dies den reichen, aristokratischen Kreisen vorbehalten war breiteten sich Geisteskrankheiten wie eine Epidemie in den einflussreichen Kreisen der römischen Gesellschaft aus. Es waren also nicht die bösen Geister, auch nicht irgendwelche strafenden Götter, die wie ein Fluch die Aristokratie in Rom heimsuchte. Es war ein Szenario, wie wir es heute in einer ähnlichen Form wieder vorfinden. Die Geisteskrankheiten jener Zeit wurden sowohl durch Bleivergiftungen erworben als auch über die veränderten Gene an die nächste Generation weitergegeben. Nach dem heutigen Stand des Wissens ist auch anzunehmen, dass Blei über die Plazenta und Muttermilch an das neue Leben weitergeleitet wurde.

Dieses Metall ist durch die langjährige Nutzung in unserem täglichen Leben sehr weitverbreitet. Durch die Beimengung von Blei-Tetraethyl zum Kraftstoff für die Erhöhung der Klopffestigkeit gelangte es durch die Auspuffrohre in die Luft, Erde, Wasser und damit in den Lebensmittelkreislauf. Es ist sehr verbreitet als Bestandteil von Wasserrohren, Farben und Rostschutzmitteln. Blei lagert sich in den Knochen und den Weichteilen ab und blockiert die Leistungsfähigkeit. Blei verhält sich ähnlich wie Calcium im Körper und ersetzt dieses mit üblen Folgen für die Gesundheit. Der Volksmund spricht dann von „bleierner Müdigkeit" oder „wie Blei in den Knochen". Dr. Blumer, ein Schweizer Arzt, hat vor dreißig Jahren festgestellt, dass in der Ortschaft seiner Praxis die Krebstodesfälle in Häusern nahe der Hauptstraße siebenmal häufiger waren als außerhalb. In der Folge behandelte er einen Teil seiner Patienten mit Mitteln, um Schwermetalle auszuleiten. Von diesen Patienten hatten in späteren Jahren neunzig Prozent weniger Krebs als die nicht Behandelten! Wo gibt es heute ein Krebspräventionsmittel, das neunzig Prozent Wirkung erreicht? Die Onkologie wollte damals natürlich von Schwermetallen nichts wissen – so wenig wie heute!

Blei dringt durch die Plazenta und schädigt damit schon den Fetus. Später gelangt Blei durch die Muttermilch in den Säugling. Folgende Symptome können bei Bleivergiftung entstehen: Anämie, Schwindelgefühl, Libidoverlust, Impotenz, Epilepsie, Sterilität, Nierenentzündung, Schlaflosigkeit, rheumatoide Arthritis, Gicht, Osteoporose, Multiple Sklerose, Hyperaktivität, Erschöpfung, Reizbarkeit, Nervosität, Ängstlichkeit, Muskelschwäche, Hirnhautentzündung, geschwächte Funktion der Nebennieren und Bluthochdruck. Blei geht mit dem Quecksilber eine unheilvolle Verbindung ein. Man spricht hier von **synergistischer Toxizität**. Fakt ist, dass bei gleichzeitigem Vorhandensein von Quecksilber und Blei im Körper die Toxizität um mehr als den **Faktor zehn** zunimmt.

Da die lebende Generation über dreißig Jahre lang durch verbleite Kraftstoffe für unsere Autos belastet worden ist, haben wir alle Blei in den Knochen (bis 1000-mal mehr als unsere Vorfahren). Damit genügt ein Zehntel der klassischen toxischen Quecksilbermenge, um Störungen auszulösen. Die heute immer noch praktizierte Toxikologie geht von gemessenen Belastungen *bei jungen gesunden Männern* durch *ein einziges* Toxin aus. Synergistische Toxizität wird praktisch nie in Betracht gezogen. Damit ist das Instrumentarium unserer Schultoxikologie zur Beurteilung realer chronischer Vergiftungen a priori nicht geeignet. Nicht zuletzt deshalb werden chronische Vergiftungen immer noch von vielen Ärzten als nicht existent betrachtet.

Kadmium:

Dieses Metall ist ähnlich wie Blei überall vorzufinden. Es ist ein scheinbar unentbehrlicher Bestandteil beim Korrosionsschutz von Metallen. Aus den Automotoren gelangt viel Kadmium über die Auspuffrohre in die Luft und damit auf die Felder beziehungsweise in den Städten auf die Lebensmittel, die auf Märkten und vor den Supermärkten ausliegen. Kadmium wird hauptsächlich über die Atemluft, kontaminierte Nahrungsmittel und Zigarettenrauch aufgenommen. Eine Packung Zigaretten oder die entsprechende Menge beim Passivrauchen erhöht die durchschnittliche Kadmiumaufnahme um hundert Prozent. Bei Untersuchungen konnte man feststellen, dass die Konzentration mit Kadmium in den menschlichen Organen Lunge, Nieren, Leber und Knochen in den letzten fünfzig Jahren zehn- bis hundertfach erhöht ist. Folgende Symptome und Krankheitsbilder können bei Kadmiumvergiftungen auftreten: Erschöpfung, Eisenmangelanämie, Lungenemphysem, Lungenfunktionsstörung, rheumatoide Arthritis, Osteoporose, Haarausfall, renaler Bluthochdruck, Osteoarthritis, Entzündungen, Hyperlipidämie, Herz-Kreislauf-Probleme und Verlust des Geruchssinns.

Hier sind weitere toxische Metalle und die möglichen Symptome beziehungsweise Krankheitsbilder, die sie beim Menschen verursachen können:

Aluminium	Anämie, Alzheimer, Muskelschmerzen, Osteoporose, Dickdarmentzündung, Nierenentzündung, Nierenfunktionsstörung, Erkrankungen der Leber, Magenbeschwerden, Magengeschwür, Hyperaktivität, Verstopfung, Kopfschmerzen, Sodbrennen
Arsen	Kopfschmerzen, Hautausschläge, Muskelschwäche, Kropf, Herzmuskelschwäche, Bluthochdruck, Raynaud-Syndrom, brüchige Fingernägel, Müdigkeit, Verwirrung, Brennen an Händen und Füßen
Kupfer	Arthritis, Hautausschläge, Depressionen, Schizophrenie, Autismus, Leberschwäche, Sklerodermie, Eisenmangelanämie, Atherosklerose, neuromuskuläre Probleme
Nickel	Diabetes, Lungenkrebs, Endogenes Ekzem (Neurodermitis), Anorexie, Nierenschwäche
Mangan	Emotionale Instabilität, Muskelschwäche, Kopfschmerzen, Gleichgewichtsstörungen, Demenz, Müdigkeit, Gewalttätigkeit, „Mangan-Verrücktheit" („locura manganica"), Dopaminmangel, Parkinson, Tremor, „Wachsgesicht"

Diese Aufstellung, die keinen Anspruch auf Vollständigkeit hat, will Ihnen dafür die Augen öffnen, wie katastrophal sich die toxischen Metalle auf Ihre Gesundheit auswirken können. Sie soll auch als Aufforderung gedacht sein, die Entgiftung und die Ausleitung dieser toxischen Metalle wie auch der anderen aufgeführten Toxine ernst zu nehmen. Die gute Nachricht ist, dass es inzwischen hochwirksame Präparate in der Naturheilkunde gibt, die diese Giftstoffe effizient und nebenwirkungsfrei ausleiten können. Eines davon ist das Präparat „Biologo-Detox", das in diesem Buch ausführlich beschrieben wird.

BEDENKLICH STATT UNBEDENKLICH

Plastikdosen, Plastikflaschen und Plastikfolien haben sich über die letzten Jahrzehnte zu einem alltäglichen Gebrauchsartikel entwickelt um Wasser und Nahrungsmittel zu verpacken oder aufzubewahren. Sie sind bequem und beliebt. Sie verdrängten die schwereren und zerbrechlichen Glasflaschen und Glasbehälter, die „Butterbrot-Tüten", Blechbüchsen oder Edelstahlbehälter. Viele Fertiggerichte und Salate werden in „Frischhaltefolie" verpackt, ebenso Käse, Wurst oder Fleisch und sogar Obst und Gemüse wird häufig mit Weichplastikfolien abgepackt. Dabei macht der Naturkostladen keine Ausnahme. Die „praktischen" Klarsichtfolien, kleine weiße oder grüne Tüten werden fast überall benutzt und ersetzen die undurchsichtigen Papiertüten.

So verständlich der Wunsch nach einem sauberen und durchsichtigen Material ist, das unser Gemüse, Obst und Fleisch so appetitlich und frisch präsentiert, so groß ist das Risiko, mit diesem Verpackungsmaterial Chemikalien aufzunehmen, die in ihrem Aufbau Hormonen ähneln und dadurch unsere Körperchemie nachhaltig stören können. Zwei dieser künstlichen Substanzen sind Phthalate und Bisphenol A (BPA), wobei weltweit jedes Jahr allein von BPA sechs Millionen Tonnen(!) verarbeitet werden. Neunzig Prozent der unabhängigen Studien über Phthalate und BPA fanden sehr beunruhigende Fakten. Beide Chemikalien lösen schon in geringsten Dosierungen ähnliche Reaktionen aus wie die Antibabypille oder andere Hormonpräparate und können besonders auch bei Kindern zu Hyperaktivität, Fettleibigkeit und verfrühter Pubertät führen. Bei Männern kann sich unter Einwirkung dieser Chemikalien die Prostata vergrößern. Auch hier erleben wir große Unterschiede der unabhängigen Studien im Vergleich zu den Studien, die von der entsprechenden Plastikindustrie gesponsert wurden. Sie erklären einheitlich ihre Produkte mit Phthalaten und BPA für „völlig unbedenklich".

Es gibt bestimmte Plastikbehälter, besonders Trinkflaschen, die auch beim Spülen mit heißem Wasser keine schädlichen Stoffe abzugeben scheinen. Dieses sichere Plastik nennt sich „Polypropylene" #5 PP, Polyethylene #2HDPE oder #4 LDPE. Die Firma „Nalgene" stellt Plastikflaschen aus diesen Materialen her, allerdings nur solche mit der Bezeichnung

„wide-mouth". Andere Flaschen mit der Bezeichnung „Lexan" oder „Colored Lexan" sind nicht aus diesem sicheren Material gefertigt.

Es gibt noch einen anderen wichtigen Grund, auf Plastik und Kunststoff, so gut es geht, zu verzichten. Die Gesundheit unseres Planeten Erde leidet unter der Herstellung und der Entsorgung dieser Materialien. Eine Plastiktüte braucht etwa tausend Jahre, bis sie von der Natur wieder recycelt wird. Für die Verwendung im Haushalt empfehle ich daher Glas- oder Edelstahlbehälter. Wer bei Reisen oder Wanderungen dennoch nicht auf die Annehmlichkeiten von verschließbaren Plastiktüten oder -behältern verzichten will, sollte seine Nahrungsmittel vorher in Butterbrotpapier einwickeln.

NEUROTOXINE GEHEN AUF DIE NERVEN

Der Begriff Neurotoxine lässt schon über den Namen erahnen, dass es sich hierbei um Giftstoffe handelt, die sich speziell auf das Nervensystem von Menschen (und Tieren) auswirken. Die Toxine werden von den Nervenenden aufgenommen und dann innerhalb der Neuronen zu den Nervenzellen weitergeleitet. Dabei ruinieren sie die vitalen Funktionen der Nervenzellen, beispielsweise die Transportfunktion für Nährstoffe, die Genauigkeit der genetischen Programme in unserer DNA sowie die Atmung in den Mitochondrien, den winzigen Kraftwerken in unseren Zellen.

Wie Sie sehen, wirken sich Neurotoxine katastrophal auf unsere hochsensiblen Nerven aus. Deswegen versucht der Körper auch ständig über seine Ausleitungswege diese Giftstoffe wieder loszuwerden. Die Leber, die Niere und die Haut arbeiten auf Hochtouren. Bei jedem Atemzug versucht die Lunge Toxine auszuatmen, wie man an der Atemluft mit sensiblen Messgeräten feststellen kann. Leider werden die meisten Toxine, die der Körper über den Weg Leber-Gallenflüssigkeit-Dünndarm zur Ausscheidung bringt, im Darm über das sogenannte enterische Nervensystem (ENS) - unzählige Nervenenden in den Darmwänden - wieder rückresorbiert. Diese Wiederaufnahme zu verhindern ist eine der wichtigsten Aufgaben für ein effektives Entgiftungspräparat. Man unterscheidet vier Gruppen von Neurotoxinen, deren Giftigkeit für den menschlichen Organismus auch an der Reihenfolge von eins bis vier kenntlich gemacht ist:

1. toxische Metalle: Quecksilber, Blei, Kadmium, Aluminium, Palladium, Kupfer, Mangan etc.

2. Zerfallsgifte von Erregern (Biotoxine): Ascariden-Toxine (Würmer), Tetanustoxine, Botox (Botulinum Toxine), Toxine von Borrelien, Chlamydien, Streptokokken, Staphylokokken, Tuberkulose und von Mykosen (Pilze wie Candida, Aspergillus, Mucor etc.). Diese Biotoxine sind winzige Moleküle, die von diesen Mikroorganismen als chemische Botenstoffe benutzt werden, um das Immunsystem, das Verhalten und die Essgewohnheiten des Patienten so zu verändern, wie es für das Überleben des jeweiligen Erregers am nutzbringendsten ist. So lösen beispielsweise die Zerfallsgifte eines Candida-Pilzes

Heißhungerattacken beim betroffenen Menschen aus, besonders auf Süßes, Brot, Obst und Nudeln. All dies sind Nahrungsmittel, von denen der Pilz lebt.

3. Umweltgifte, die von Menschenhand erzeugt werden (Xenobiotics): Dioxin, Formaldehyd, Insektizide, Pestizide, Holzschutzmittel, PCBs, PVC, Lösungsmittel, Phthalate, Weichmacher etc.

4. Konservierungsstoffe, Reizmitteltoxine wie Glutamat als Geschmacksverstärker oder Aspartam als Süßstoff; Kosmetika, Lebensmittelfarben, Aromastoffe, Fluoride etc.

Ein interessantes Phänomen ist, dass Quecksilber einen verstärkenden Effekt auf alle anderen Neurotoxine hat. Quecksilber funktioniert wie der berühmte Gordische Knoten, der alles andere zusammenhält. Gelingt es, Quecksilber aus dem Körper zu entfernen, so lassen sich alle anderen Neurotoxine sehr viel leichter ausleiten.

Einblicke in den Stoffwechsel

Bevor ich Ihnen Methoden und Präparate zur Toxinausleitung vorstelle, will ich Ihnen erst einmal einen kurzen Einblick verschaffen in das ungeheure Ausmaß der Stoffwechselvorgänge, die jede Sekunde in jeder Zelle stattfinden. Dort greifen auch die erwähnten Toxine ein.

Die Dimensionen, in denen wir uns hier bewegen, sind atemberaubend. Der Organismus eines erwachsenen Menschen besteht aus circa zehn Billiarden Zellen. Das ist eine Zahl mit sechzehn Nullen (10 000 000 000 000 000). Allein die Fähigkeit, dass sich diese Zellen gemeinsam und im Großen und Ganzen einvernehmlich miteinander um einen reibungslosen Ablauf des Stoffwechsels kümmern und damit manchmal hundertzwanzig Jahre überleben ist fantastisch. Dieses fast unglaublich wirkende Kunststück findet wohlgemerkt ohne unser bewusstes Zutun oder Eingreifen statt. Genauer gesagt, wären wir hoffnungslos überfordert, auch nur den geringsten Bruchteil dieser Vorgänge lenken zu wollen. So eine Zelle weiß nicht nur, dass sie unseren Körpertreibstoff ATP herstellen und jederzeit zur Verfügung stellen muss. Das sind immerhin pro Zelle (!) rund eine Milliarde ATP-Moleküle. Die Zelle weiß auch, was die anderen Zellen für Funktionen zu erfüllen haben. Sie hat nämlich den genetischen Bauplan und die Gebrauchsanweisung für den gesamten Organismus als ein zwei Meter langes Dokument in ihrem Zellkern gespeichert. Ein verantwortungsvolles Eingreifen von uns Menschen beschränkt sich zum überwiegenden Teil auf das Bereitstellen eines möglichst natürlichen Terrains, in dem dieser Organismus dann nach seinem bewährten Programm schalten und walten darf.

Jede einzige Zelle ist an und für sich genommen schon ein einmaliges Wunderwerk. Wollte man eine Zelle per Hand nachbauen, müsste man die gleiche Anzahl von Einzelteilen eines großen Flugzeuges in einen Raum mit dem Durchmesser von fünf Mikrometern (das ist der 20. Teil eines Millimeters) unterbringen. In nur einer dieser Zellen leben Tausende von komplizierten Strukturen wie die Mitochondrien, in denen der oben erwähnte Treibstoff ATP hergestellt wird. Außerdem bietet eine Zelle genügend Raum für Abermillionen von Molekülen, die entweder einzeln oder als zusammenhängende Proteine innerhalb der Zelle hin und her sausen und beim Aufeinandertreffen sich auch verletzen können. Das alles geht rasend schnell vor sich. Manche Enzyme zum Beispiel erledigen ihre Aufgabe bis zu tausendmal in der Sekunde. Enzyme sind Eiweißstrukturen, von denen wir mindestens zweihunderttausend verschiedene Arten in unserem Körper beherbergen. Nach Einschätzung verschiedener Wissenschaftler kennen wir nur die einzelnen Funktionen beziehungsweise Auswirkungen von fünftausend dieser Proteine. Von den anderen hundertfünfundneunzigtausend haben wir nicht mehr als einen blassen Schimmer. Eine einzelne Zelle beherbergt im Durchschnitt etwa zwanzigtausend verschiedene Proteine. Zehn Prozent davon – also ungefähr zweitausend Proteine – kommen mindestens fünfzigtausendmal innerhalb dieser Zelle vor und bilden damit den überwiegenden Anteil in dieser speziellen Zelle. Damit besteht jede Zelle aus circa hundert Millionen Proteinmolekülen.

Wenn man dieses wimmelnde, pulsierende und völlig hektische Treiben unter dem Elektronenmikroskop beobachtet, kann man kaum glauben, dass hinter allem eine Homöostase – ein Gleichgewicht der Kräfte – steht und damit eine gewisse Ordnung herrscht. So wird beispielsweise die Doppelhelix, die als Träger unseres gesamten genetischen Codes dient und im Zellkern einer jeden Zelle ist, täglich bis zu zehntausendmal durch chemische Substanzen und andere Moleküle angegriffen oder verletzt. Damit die Zellen nicht zugrunde gehen, werden diese Beschädigungen ebenfalls zehntausendmal am Tag repariert. Daneben dient dieses hektische Treiben dem Aufschlüsseln von Nährstoffen, dem Beseitigen von Abfallstoffen, dem Aufbau von Zellstrukturen, der Abwehr von Eindringlingen und dem Senden, Empfangen und Aufschlüsseln von elektrischen Impulsen beziehungsweise Nachrichten.

Auch wenn Sie diese Aussagen vielleicht jetzt schon sprachlos machen, fasse ich die letzten Absätze noch einmal zusammen. Die Stoffwechselvorgänge in der Zelle sind ein äußerst dynamisches, hektisches Treiben, das von zufälligen Zusammenstößen verschiedenster Moleküle und Proteinstrukturen bestimmt wird. In jeder Zelle finden in jeder Sekunde zwischen dreißigtausend bis hunderttausend chemische Reaktionen statt. Das allein überschreitet jegliches Vorstellungsvermögen. Als wäre allein die schiere Anzahl der Reaktionen nicht schon genug. Diese Vorgänge sind auch noch in einer systematischen Abfolge koordiniert! Je ungehinderter, natürlicher und selbstverständlicher diese endlose Abfolge von chemischen

Reaktionen vonstatten gehen kann, umso zuverlässiger scheint sich Gesundheit, Harmonie und Wohlbefinden als stabiler Faktor in unserem Leben einzustellen. Wer hier mit unnatürlichen, das heißt in der Natur oder im Zellstoffwechsel nicht vorkommenden Substanzen eingreift, sollte sehr genau abwägen, welchen Nutzen und welchen Schaden er anrichten kann. Das gilt für den Arzt, den Lebensmittelchemiker, den Landwirt, den Pharmazeuten, den Zahnarzt und den Heilpraktiker sowie für jede Berufssparte, deren Vertreter mögliche Toxine in die Umwelt setzen.

So ist es nur eine Frage des gesunden Menschenverstandes, ein Heilmittel zu entwickeln, das diesem System dient. Ein Heilmittel, um sich selbst zu regulieren. Es stellt diesem Organismus und seinem Bestreben, sich selbst zu heilen, die Substanzen zur Verfügung, die es dazu braucht. Unter dieser Präambel haben wir ein Präparat entwickelt, um sich von den Toxinen zu befreien.

Teil 2: Entgiftung

Entgiften Sie sich, anstatt sich zu vergiften!

Sie sind nicht krank, Sie sind vergiftet

Stellen Sie sich vor, dass Sie an einem Herbstwochenende in München eine Gruppe von Menschen auf dem Oktoberfest sehen, die, vor sich hin lallend, kaum mehr fähig, sind sich auf den Beinen zu halten. Würden Sie diese Menschen wegen ihrer Gangunsicherheit und Schwindelgefühl zu einem Orthopäden oder Hals-Nasen-Ohrenarzt schicken? Oder wegen Übelkeit und Erbrechen in die Abteilung für innere Medizin? Oder wegen Sprachstörungen zum Logopäden? Oder würden Sie diesen Menschen einfach anraten ihren Rausch auszuschlafen? Diese Menschen sind mit Alkohol vergiftet. Ihre Symptome treten wegen Alkoholvergiftungen auf. Sie sind nicht krank, sie sind vergiftet. Orthopädie, Gastroenterologie, Logopädie sind hier fehl am Platze. Die einzige Hilfe, die hier vonnöten ist, ist Entgiftung. Viel Schlaf, genügend Wasser und das angestammte Katerfrühstück mit vielen Mineralien kann hier Unterstützung bieten. Ist der erhöhte Promillespiegel wieder auf null abgesunken, der „Kater" überwunden, verschwinden auch die Symptome.

Was man bei einem Alkoholrausch im üblichen Maß allein dem Stoffwechsel überlassen kann, ist bei anderen Vergiftungen nicht so einfach. Schwermetallen wie beispielsweise Quecksilber oder Blei stehen unsere natürlichen Entgiftungsfunktionen des Stoffwechsels ziemlich machtlos gegenüber. Hier muss man mit speziellen Bindemitteln arbeiten, um die Toxine absorbieren und dann ohne Schaden ausleiten zu können. Bedauerlicherweise ist unser medizinisches Gesundheitssystem überhaupt nicht darauf ausgerichtet, toxische Belastungen, die sich über die Umweltverschmutzung in unserem Körper angesammelt haben, zu beachten und zu erkennen, geschweige denn mit den geeigneten Maßnahmen zu entgiften.

Es gibt Ausnahmen, bei denen man von vornherein vermutet, dass hier Vergiftungen stattgefunden haben, wie bei Bränden und Rauchvergiftungen oder bei Unfällen in chemischen Labors. Jedoch: Wie oft ist Ihr Blut schon einmal auf Toxine untersucht worden? Hat Ihr Arzt jemals eine Vermutung in Richtung Umweltbelastung angestellt, wenn es Ihnen schlecht ging? Hat Ihr Internist oder Ihr Hausarzt jemals einen Blick in Ihren Mund getan, um zu sehen, ob Sie Amalgamfüllungen haben? Oder sind Sie mit einem Achselzucken bedacht worden, wenn Sie selbst dieses Thema angeschnitten haben?

Seit 1958 wurde in Netstal (Glarus) eine lang dauernde Studie mit zweihunderteinunddreißig Patienten unternommen. Diese wohnten unmittelbar an der vielbefahrenen Durchgangsstraße und hatten eine erhebliche, rund siebenfach höhere Krebsmortalität als Patienten, die in verkehrsfernen Zonen lebten. Dies war eine für die Ätiologie des Krebsgeschehens wichtige und sehr relevante neue Erkenntnis.

Die beobachtete Gruppe der Patienten wies auch ein höheres Auftreten auf bezüglich nervöser Störungen, Kopfweh, Müdigkeit, gastrointestinalen Beschwerden, Depressionen und Medikamentenmissbrauch. Dr. Blumer und seine Mitarbeiter gingen davon aus, dass obige Symptome mit dem hohen Bleigehalt der Autoabgase in der Umgebung der Hauptstraße korrelieren könnten.

Ab 1961 wurden neunundfünfzig Patienten der Kontrollgruppe mit EDTA-Chelat-Therapie behandelt. Sie erhielten zehn oder mehr EDTA-Behandlungen.

Diese Kontrollgruppe wurde nach achtzehn Jahren auf Krebsmortalität untersucht, und es zeigte sich, dass nur einer der neunundfünfzig Patienten an Krebs verstorben war.

Anderseits waren im selben Zeitraum von den nicht behandelten Patienten aus der Gruppe von zweihunderteinunddreißig Personen dreißig davon an Krebs gestorben.

Dies bedeutete, dass die EDTA-behandelten Patienten eine um circa **neunzig Prozent geringere Krebsmortalität aufwiesen**. Dr. Blumer stellte auch fest, dass bei den behandelten Patienten Arterioskleroseerkrankungen statistisch signifikant tiefere Werte aufwiesen.

Die obigen Untersuchungen, basierend auf amtlichen Todesstatistiken, zeigten klar auf, dass die EDTA-Chelat-Therapie der einzige signifikante Unterschied zwischen der Kontrollgruppe und den behandelten Patienten darstellte.

Heutzutage kann man davon ausgehen, dass jeder Mensch auf diesem Planeten zu einem bestimmten Maße schwermetallbelastet ist. Seit 2007 leben auf der Welt mehr Menschen in Städten als auf dem Land. Jeder zweite Mensch ist den Umweltbelastungen von Städten ausgesetzt. In jeder größeren Stadt in China, Mexiko, Indien und Afrika sowie in den Metropolen in Europa oder den USA ist die Luft zum Atmen kaum mehr geeignet. Inzwischen verpestet der Autoverkehr die Luft stärker als die Kraftwerke und Anlagen der Industrie und steht damit an erster Stelle der Luftverschmutzung. Nach den neuesten Daten einer Studie des Fraunhofer-Instituts für System- und Innovationsforschung (ISI) in Karlsruhe wurden die Schwermetallemissionen der Industrie stark gesenkt. Jedoch gelangen über den Abrieb von Bremsbelägen und Reifen in Deutschland jedes Jahr neunhundertzweiunddreißig Tonnen Kupfer, zweitausendachtundsiebzig Tonnen Zink und achtzig Tonnen Blei in die Umwelt. Dementsprechend ist auch die Wasserqualität stark belastet. An über der Hälfte der Messstellen für Wasserqualität werden die Grenzwerte für Kupfer und Blei überschritten. Dies ist umso alarmierender, wenn man weiß, dass bereits Spuren dieser Metalle zu gravierenden Störungen im menschlichen Organismus führen können.

Jung oder alt – wer ist gesünder?

In Untersuchungen am lebendigen Blut unter dem Dunkelfeldmikroskop konnten wir im letzten Jahrzehnt feststellen, dass im Allgemeinen das Immunsystem von Probanden desto schwächer ist, je jünger die Person ist. Die Testmethode beinhaltete die wiederholte Beobachtung eines Tropfens nicht sterilisierten Blutes, das unter einer Abdeckung in der gleichen Position stundenlang unter dem Mikroskop gelassen wurde. Dabei wurde festgestellt, wie lange es dauert, bis die Lebensvorgänge aufhören und sich das Blut zersetzt. Das Blut eines Menschen, in dessen Familie seit acht Generationen keine Krankheit aufgetreten ist und die in einer sauberen, ursprünglichen Umwelt lebt und dabei ursprüngliche, unbelastete und nährstoffreiche Nahrung zu sich nimmt, bleibt ungefähr achtundvierzig Stunden lang aktiv. Erst dann tritt die Zersetzung ein. Es zeigte sich wiederholt, dass das Blut älterer Menschen, die den Umweltbelastungen einer Großstadt über Jahre ausgesetzt waren, immerhin noch einige Stunden ohne Zersetzung lebendig blieb. Bei jüngeren Menschen mit vergleichbarer Umweltbelastung zersetzte sich das Blut schon nach circa zwanzig Minuten. Die Ursache für die schnellere Zersetzung sind erfahrungsgemäß die stark gestiegenen toxischen Belastungen unserer Körper sowie die Abnahme von biologisch aktiven Nährstoffen aus unserer täglichen Ernährung. Je älter jemand ist, desto weniger toxisch war die Umwelt während seiner formgebenden Jahre. Eine gesunde ältere Person ist generell widerstandsfähiger als eine gesunde jüngere Person.

SELBSTTEST BEI SCHWERMETALLBELASTUNGEN

Toxische Belastungen können sich in einer großen Vielfalt an Symptomen oder Befindensstörungen äußern. Es gibt bereits viele Heilpraktiker, Zahnärzte oder Ärzte, die sich mit diesem Thema ausführlich beschäftigen und über gute Möglichkeiten verfügen, toxische Belastungen zu erkennen, zu diagnostizieren und mit Erfolg versprechenden Methoden zu entgiften. Dazu gehören – ohne Anspruch auf Vollständigkeit – effektive Diagnose- und Toxinausleitungsverfahren, die dem Autor selbst bekannt sind:

- BVA (Biologische Vital-Analyse) von Dr. Tim Ray
- Autonome Regulationsdiagnostik nach Dr. med. Dietrich Klinghardt
- Dunkelfeldmikroskopie
- Quantenphysikalische Austestung mit dem Oberongerät oder Metascan

Wenn Sie aber einen ersten Anhaltspunkt für eine mögliche Toxinbelastung haben wollen, so empfehle ich Ihnen, den folgenden Selbsttest durchzuführen. Falls Sie über achtzig der angegebenen Symptome angekreuzt haben, so können Sie ziemlich sicher auf eine Schwermetallvergiftung rückschließen. Selbst bei vierzig Kreuzen liegt der Verdacht noch nahe, dass hier eine erhöhte Toxinbelastung vorliegt.

	Krämpfe und/oder Schmerzen
	Krämpfe oder unwillkürliche Bewegungen im Gesicht
	Wadenkrämpfe
	Muskelschmerzen zwischen oder unterhalb der Schulterblätter
	Arm- oder Beinschmerzen
	Schmerzen an Händen und Füßen
	Nackenschmerzen
	Schulterschmerzen
	Gelenkschmerzen
	Kreuzschmerzen
	Rückenschmerzen
	Schmerzen unter dem rechten Rippenbogen

Schmerzen unter den Achseln
Schmerzen in der Leiste
Haare, Haut, Nägel
Rötungen oder Ekzeme bei Berührung mit Metallen
Zunahme an Sommersprossen
Sonnenallergie (Ausschlag nach einem Sonnenbad)
Hautjucken
Ekzeme
Starkes Schwitzen
Zunahme von unreiner Haut oder Pickeln bei Erwachsenen
Gelbliche Hautfarbe
Wiederholt auftretende Ausschläge
Vermehrtes Auftreten von Blutergüssen
Blasse Gesichtsfarbe
Beulen
Sprödes, stumpfes und glanzloses Haar
Haarausfall
Brüchige Nägel
Kopfbereich
Kopfschmerzen
Migräne
Schwindelgefühle
Gefühl von Schwanken oder Schaukeln
Schwindel beim Hinlegen
Benommenheit
Stürze durch Schwindelanfälle
Stirndruck
Gefühl, als ob der Kopf platzt
Gefühl, als würden die Augen heraustreten
Eingefallene Augen
Blutunterlaufene Augen
Taubheitsgefühl oder Kälte gefühlt im Hinterkopf

	Geschlechtsorgane
	Stärkere Monatsblutungen
	Schwächere Monatsblutungen
	Längere Monatsblutungen
	Mehr Beschwerden während der Periode
	Mehr Beschwerden vor der Periode
	Prostatabeschwerden
	Verdauungssystem
	Übelkeit
	Erbrechen
	Blähungen
	Magenschmerzen
	Sodbrennen
	Aufstoßen
	Unterleibsschmerzen
	Heller Stuhlgang
	Weicher Stuhlgang
	Durchfall
	Verstopfung
	Kleine Mengen dunkler Urin
	Große Mengen heller Urin
	Herz und Atmung
	Flache Atmung
	Atembeschwerden
	Schwache Atmung
	Gefühl der willentlichen Anstrengung zum Atmen
	Atemlosigkeit ohne Anstrengung
	Atemlosigkeit bei geringer Anstrengung
	Langfristige Kurzatmigkeit
	Gefühl eines Ringes um die Brust
	Unregelmäßiger Herzschlag
	Schwacher Herzschlag
	Verstärkter Herzschlag

	Gefühl, das Herz bleibt stehen
	Ausstrahlender Schmerz in der Brust
	Hoher Ruhepuls
	Langsamer Puls
	Starker Herzschlag bei geringer Anstrengung
	Halsbereich
	Druckgefühl oder Kloßgefühl
	Permanenter Schleim im Hals
	Hustenanfälle
	Halsweh
	Neigung zu Infekten
	Schluckbeschwerden
	Heiserkeit
	Schwellungen im Bereich der Schilddrüse
	Kleine, weiche, verschiebbare Knoten an seitliche Halsmuskeln
	Gefühl der Einschnürung bei Kragen oder Halsketten
	Sinnesorgane
	Überempfindlichkeit für Licht
	Man sieht alles wie durch Nebel
	Gesichtsfeldeinschränkung
	Sehausfall für Sekundenbruchteile
	Sternchen sehen oder farbige Flecken im Gesichtsfeld
	Flecken schwimmend im Gesichtsfeld
	Doppelbilder
	Schlechtes Sehen in der Dämmerung
	Schlechtes Gehör
	Überempfindliches Gehör
	Ohrgeräusche oder Tinnitus
	Gefühl, als ob das Gehörte nicht bis zum Bewusstsein vordringt
	Störungen des Geruchssinns
	Empfindlichkeit gegen Parfüm, Rauch, Essensdüfte
	Metallgeschmack im Mund
	Schlechter Geschmack im Mund

	Gefühl, als ob Alufolie im Mund ist
	Essen wirkt geschmacklos
	Brennen im Mund oder Hals
	Taubheit in Armen, Händen oder Fingern
	Taubheit in Beinen, Füßen oder Zehen
	Wärme- oder Hitzegefühl
	Nervenzucken
	Kiefer, Zähne, Rachen
	Geschwüre an Zahnfleisch, Gaumen oder Zunge
	Häufiges Zahnfleischbluten
	Vermehrter Speichelfluss
	Vermehrter Durst
	Mundgeruch
	Trockener Mund, obwohl genügend getrunken wird
	Zahnschmerzen ohne Grund
	Kieferschmerzen
	Zahnfleischschwund (Parodontose)
	Weiße oder helle Flecken im Mund oder an den Lippen
	Dunkle Flecken auf dem Zahnfleisch
	Dunkle Linien zwischen Zähnen und Zahnfleisch
	Abdrücke der Zähne, die am Zungenrand sichtbar sind
	Pelziges Gefühl an der Lippe oder der Zunge
	Zunge fühlt sich zu groß an
	Stimmungen und Launen
	Suizidgedanken
	Unsicherheit, Schüchternheit
	Angstgefühle
	Bedrückung
	Schwierigkeiten, tatkräftig zu sein
	Minderwertigkeitsgefühle
	Menschenscheuheit
	Depressionen
	Schnelle Mutlosigkeit

	Überempfindlichkeit gegen Kritik
	Schnelle Irritation auch bei Kleinigkeiten
	Schlaf und Energiehaushalt
	Starke Müdigkeit
	Vermehrtes Schlafbedürfnis
	Müdigkeit, obwohl ausreichend geschlafen wurde
	Schlaflosigkeit
	Schlechter Schlaf mit vielen Träumen
	Plötzliches Aufwachen, weil der Körper in Aufruhr ist
	Schwäche
	Zittern
	Frösteln
	Krankheitsgefühl
	Gefühl, als bricht bald eine Erkältung aus
	Zuckungen der Muskeln
	Zittrige Hände beim Ausstrecken
	Zittrige Zunge, Lippen oder Augenlider
	Starkes Zittern wie bei Schüttelfrost
	Unfreiwillige Gewichtsabnahme
	Appetitlosigkeit
	Hitzegefühl
	Frieren
	Kalte Körperteile (Hände, Füße, Nase)
	Sprache und Denken
	Man vergisst, was man gerade sagen wollte
	Konzentrationsschwierigkeiten
	Undeutliche Sprache, man kann die Lippen nicht richtig bewegen
	Schwierigkeiten beim Verfolgen eines Gedankens
	Man versteht das Gelesene schlecht

Wenn Sie diesen Test gewissenhaft durchgelesen haben, bekommen Sie gleichzeitig einen guten Eindruck davon, welchen großen Einfluss Schwermetalle auf Ihre Gesundheit haben können. Manchmal ist man allerdings so an die Symptome oder Befindensstörungen gewöhnt, dass erst die Beseitigung der Störungen zu einem Aha-Erlebnis führt. Wir vergessen oft, wie gut wir uns wirklich fühlen können, und erachten kalte Füße oder Konzentrationsschwierigkeiten als „normal" oder „altersbedingt". Ich empfehle Ihnen, sich auf die Suche nach dem Menschen zu machen, der oder die Sie wirklich sein können: ein Optimum an Gesundheit, Kraft und Lebensfreude ohne Toxine.

SUPERFOOD STATT KRÄUTERTEE

In den Behandlungszimmern von Heilpraktiker(inne)n und in Naturheilkunde ausgebildeten Ärztinnen und Ärzten gehört die Ausleitung und Entgiftung schon seit mehreren Jahrzehnten zum Basisprogramm. Dabei muss man unbedingt zwischen zwei verschiedenen Toxinformen unterscheiden. Beide Formen werden Giftstoffe oder Gifte genannt. Die Giftstoffe, die innerhalb des Körpers beim Stoffwechsel entstehen, sind die sogenannten Schlacken. Die zweite Gruppe der Gifte sind von außen in den Körper gelangt. Diese Gifte sind die Umweltgifte. Für unseren Organismus ist diese Situation ziemlich neu. Bis auf Vulkanausbrüche mit vergifteter quecksilberhaltiger Luft kennt unser Körper diese Stoffe nicht und hat dafür auch keine Ausscheidungsstrategien entwickelt. Und – wann standen Sie das letzte Mal im Ascheregen eines Vulkans?

Leider waren die Bemühungen der Entgiftung in den Praxen mit den unterschiedlichsten Methoden oft nicht von Erfolg gekrönt. Zum Teil lag das an den traditionellen Ausleitungsmethoden, die zwar für die Verschlackung des Organismus erfolgreich sind, nicht aber für diese neue Art von Giftstoffen, die es in früheren Zeiten einfach so nicht gab. Man kann nicht erwarten, dass Kräutertees für Leber, Niere oder Blut und Lymphe eine Funktion anregen, für die der Körper gar nicht ausgestattet ist. Das wäre, als wenn Sie versuchen einen Teerfleck mit Wasser und Seife zu entfernen. Auch die Homöopathie und die Arbeit mit Nosoden ist nur bedingt hilfreich. Sie öffnet zwar die Zellmembranen und damit die Türen zur Reinigung, hat aber keine Vorrichtung zur Bindung von giftigen Substanzen und ist – um bei diesem Beispiel zu bleiben – kein Besen, geschweige denn ein Schwamm. Dabei sind beide Methoden in Kombination mit dem geeigneten Lösungs- und Bindemittel sehr hilfreich. Die Leber als Entgiftungsorgan sowie die Niere als Ausscheidungsorgan sollten sich in einem möglichst guten, funktionsfähigen Zustand befinden, wenn man sich entgiften will. In dem hier vorgestellten Entgiftungsprodukt Biologo-Detox werden beide Organe mit bestimmten Bestandteilen unterstützt und gestärkt. Lesen Sie dazu bitte auch die Beschreibung der Inhaltsstoffe von Biologo-Detox weiter hinten.

Der Basisbestandteil von Biologo-Detox ist eine vollkommen neue Aufbereitung der Alge Chlorella. Bevor ich auf den Unterschied zwischen der

Einzigartigkeit von Micro-Chlorella und seiner Ursprungsform eingehe und den sich daraus ergebenden gesundheitlichen Vorteilen für die Giftstoffbindung und Ausleitung, möchte ich erst einmal die Chlorella-Alge selbst beschreiben.

Chlorella

Algen gehören zu den ersten und ältesten Lebensformen auf unserer Erde. Sie entstanden vor circa dreieinhalb Milliarden Jahren durch Fotosynthese und hatten einen wichtigen Einfluss auf die Entwicklung allen Lebens. Durch die Fotosynthese entstanden Mineralstoffe und Sauerstoff, die zum Überleben vieler Lebensformen notwendig sind. Algen sind auch heute noch für circa achtzig Prozent der Sauerstoffproduktion auf unserer Erde verantwortlich. Gleichzeitig bilden Algen als Braun-, Blau-, Rot-, Gold-, Grün- und Kieselalgen die Grundlage unserer Nahrungskette. Ohne Algen gibt es kein Leben.

Chlorella ist eine einzellige, grüne Frischwasseralge. Der Name dieser Alge kommt vom extrem hohen Gehalt an Chlorophyll. Chlorella weist bis zu zehnmal höhere Konzentrationen im Vergleich zu jeder anderen Pflanze oder Alge auf. Chlorophyll agiert als innerer Reiniger und Deodorant. Im Mund und Rachenraum beseitigt Chlorophyll unangenehme Gerüche wie zum Beispiel den von Knoblauch. Sie ist außergewöhnlich reich an Nährstoffen und wirkt im Körper Basen bildend. Chlorella versorgt uns mit Eiweiß, essenziellen Fettsäuren und dem ganzen Spektrum von Vitaminen, Mineralstoffen, Aminosäuren, Enzymen, Antioxidantien sowie Mucopolysacchariden und Phyto-Nährstoffen. Deswegen nennt man Chlorella auch „Superfood". Gemeint ist damit, dass alleine der Verzehr von Chlorella schon fast den gesamten Bedarf an Nährstoffen einer Mahlzeit optimal abdecken kann.

Im Folgenden sind nur die Inhaltsstoffe von Chlorella aufgeführt, die in signifikanten Mengen vorhanden sind:

- Vitamin A, Vitamin C, Vitamin D, Vitamin E, Vitamin K1, alle wichtigen B-Vitamine
- Eisen, Kalzium, Kalium, Phosphor, Magnesium und Zink

- Hoher Gehalt an Beta-Carotin und Lutein (Lutein wird besonders für die Sehzellen im Auge gebraucht und kann dort Sehschwäche und den Zerfall von Stäbchen und Zäpfchenzellen verhindern, wie es bei der Makuladegeneration der Fall ist)
- Höchster Gehalt an Nukleinsäuren (Ribonukleinsäure und Desoxyribonucleinsäure)
- Höchster verwertbarer Proteingehalt bei einer Pflanze (vergleichbar mit dem Aminosäureprofil eines Hühnereis)
- Hoher Gehalt an Inositol, das für die Regeneration und Entgiftung der Leber wichtig ist
- Methionin, eine schwefelhaltige Aminosäure
- Chlorella-Wachstumsfaktor (CGF)
- Extrem hoher Gehalt an Chlorophyll (fünf- bis zehnmal höherer Chlorophyllgehalt als in anderen Algen oder Grünpflanzen)
- Sporopollenin ist eine Substanz, die sich an den Zellwänden von Chlorella befindet und großen Anteil an der Toxinausleitung hat. Sporopollenin bindet Schwermetalle, Lösungsmittel, Insektizide, Pestizide und verhindert zuverlässig die Rückvergiftung im Darm bei der Ausleitung

Das in Biologo-Detox verwendete natürliche, rohe Chlorella ist von höchster Qualität, selbstverständlich nicht gentechnisch verändert und absolut pestizidfrei. Es wird in geschlossenen Frischwassertanks kultiviert und wächst somit ohne mögliche schädliche Umwelteinflüsse auf. Chlorella braucht zum optimalen Wachstum und zum Hervorbringen bester Nährstoffqualität lange Zeiten von Sonnenbestrahlung und warmen Temperaturen. Erst dann ist sichergestellt, dass sich das ganze Potenzial an Nährstoffen entfalten kann.

Chlorella ist ein ganzheitliches, natürliches Superfood, das schon seit Menschengedenken von den Naturvölkern genutzt wurde. Viele Indianerstämme in Nord- und Südamerika schätzen Süßwasseralgen traditionsgemäß sehr hoch ein. Es gilt dort nicht nur als optimales Nahrungsmittel, sondern auch als exzellentes Heilmittel zur Vorbeugung und Rekonvaleszenz. Bei den traditionellen Ärzten der chinesischen Medizin gab es fünf Säulen des Heilens:

- Chlorella
- Kräuterheilkunde

- Ernährungslehre
- Bewegungs- und Atemübungen (Tai Chi, Qi-Gong u. Ä.)
- Energetische Eingriffe (Akupunktur, Akupressur, Gua Sha u. Ä.).

Bei der Übermittlung des Wissens aus der Traditionell Chinesischen Medizin (TCM) in die westlichen Kulturen blieb Chlorella auf der Strecke – der wichtigste Anteil der TCM! Dieses Wissen ist auch in China nach der Kulturrevolution kaum mehr erhalten. Man findet es aber noch bei den alten Heilern in den ländlichen Gebieten, wo dieses Wissen von einer Generation auf die andere mündlich vermittelt wird. Für diese chinesischen Heiler ist Medizin ohne Chlorella kaum vorstellbar.

Chlorella wird sowohl innerlich wie auch äußerlich zur Heilung angewandt. Heutzutage empfehlen viele Ärzte, Heilpraktiker und Diätisten Chlorella als unterstützende Maßnahme für eine große Bandbreite an Zivilisationserkrankungen. Die wichtigsten sind hier aufgezählt:

- Gefäßerkrankungen
- Krebs
- Erkrankungen an Leber und Nieren
- Bluthochdruck
- Arthritis
- Verdauungsstörungen
- Diabetes
- Hautprobleme
- Immunschwäche
- Vergiftungen mit Schwermetallen und chemischen Toxinen
- ADS und Hyperaktivität

Chlorella stimuliert auf ganz außergewöhnliche Weise die körpereigenen Selbstheilungskräfte. Die Alge regt Wachstumsprozesse an und ist damit auch gerade für Kinder und junge Menschen angezeigt, umso mehr natürlich, wenn geistiges und körperliches Wachstum verlangsamt sind. Chlorella belebt den Stoffwechsel und hilft bei der Reparatur und Wiederherstellung von geschädigtem Gewebe. Durch den hohen Chlorophyllgehalt regt Chlorella die Wundheilung an und wird aus diesem Grunde in der Naturheilkunde innerlich wie äußerlich angewandt. Durch die generelle Stärkung des gesamten Stoffwechsels kann man immer wieder feststellen, wie Haare und Nägel sich regenerieren, als Ausdruck eines verbesserten gesundheitlichen Zustandes. Das führt man zum großen Teil auf den hohen Prozentsatz der Nukleinsäuren (RNA und DNA) zurück. Dieser hohe Anteil steht in Relation zu der einzigartigen Fähigkeit von Chlorella, sich in hohem Maße zu reproduzieren. Chlorella kann sich innerhalb von zwanzig Stunden vervierfachen.

Der Chlorella-Wachstumsfaktor

In den Fünfzigerjahren isolierte der japanische Forscher Fujimaki eine bis dahin unentdeckte Substanz der Chlorella-Alge, die man heute CGF (Chlorella Growth Faktor = Chlorella-Wachstumsfaktor) nennt. CGF ist ein Peptidkomplex, der sich hauptsächlich aus den lebenswichtigen, essenziellen Glykonährstoffen (Zuckernährstoffen) zusammensetzt, darunter Glukose, Mannose, Rhamnose, Arabinose, Galaktose und Xylose. Neben diesen essenziellen Sacchariden findet man in Chlorella auch eine ganze Reihe wichtiger Aminosäuren wie Alanin, Serin, Glycin, Prolin, Asparagin, Treonin, Lysin, Cystein, Thyrosin und Leucin. CGF beschleunigt aber nicht nur das eigene Zellwachstum wie oben erwähnt, sondern kann diese Reproduktionsrate auch auf andere Organismen übertragen. So zeigte Dr. Yoshiro Takechi aus Japan, dass CGF das Wachstum von wertvollen Milchsäurebakterien im Darm ebenfalls auf das Vierfache des normalen Anwachsens steigern konnte. Auch andere Experimente mit Mikroorganismen, jungen Tieren und später auch bei Kindern zeigten ein erhöhtes, gesundes Wachstum. Dabei wird immer nur das noch nicht ausgeschöpfte Potenzial zu vermehrtem Wachstum angeregt, niemals aber ein entarteter Zellverband, wie beispielsweise eine Zyste, ein Myom oder ein Tumor. CGF ist von daher auch bei Krebs angezeigt. Bei Erwachsenen oder ausgereiften Organismen stärkt der CGF die Funktionen der Nukleinsäuren und produziert dadurch mehr Proteine, Enzyme und Energie. CGF schafft damit die besten Voraussetzungen für einen optimalen Stoffwechsel.

Das neue, einzigartige Mikroprozessierprinzip

Es gibt zwei Gründe, weswegen sich Chlorella nur zögerlich und noch nicht allgemein zur Entgiftung von Schwermetallen und toxischen, chemischen Substanzen durchgesetzt hat. Zum einen ist nicht jedes Chlorella-Präparat aus beglaubigtem biologischem Anbau. So manches Präparat auf dem Markt weist durch unsachgemäßen Anbau oder Verarbeitung Verunreinigungen durch Pestizide und Schwermetalle auf. Man sollte deswegen immer auf ein Qualitätsprodukt zurückgreifen, das ausdrücklich den Vermerk „zertifizierter biologischer Anbau" trägt.

Zum anderen können bei einem der vielen gängigen Chlorella-Produkte unangenehme Begleiterscheinungen auftreten. Da die Zellwände von Chlorella nicht leicht verdaulich sind, kam es bei einer Vielzahl von Menschen zu Verdauungsstörungen, die sich meistens als Blähungen äußerten. Die Folge davon war, dass die meisten Menschen die Einnahmemenge reduzierten, um diesen leidigen Begleiterscheinungen aus dem Weg zu gehen. Verminderte Einnahme bedeutet weniger Erfolg bei der Ausscheidung von Toxinen. Damit sinkt auch die Motivation sowohl beim Patienten wie auch beim behandelndem Arzt oder Heilpraktiker. Deswegen begann man mit der Herstellung von sogenanntem „Zellwandaufgebrochenem Chlorella" (broken cellwall Chlorella). Diese clevere Idee wird zwar immer noch vermarktet, jedoch zeigen Bilder unter dem Dunkelfeldmikroskop bei vierhundertfacher Vergrößerung, dass bedauerlicherweise die Zellwände von Top-Produkten dieser Kategorie absolut intakt sind. Die Fotografien zeigen deutlich diesen Sachverhalt. Man kann dort auch sehen, wie dicht gedrängt die einzelnen Diatome sich zusammenklumpen. Damit wird ihre Kapazität zur Bindung von toxischen Substanzen bei Weitem nicht ausgeschöpft. Außerdem kann Chlorella in dieser Form nur im Darm aktiv werden, da seine Makromoleküle nicht durch die Darmwand passen und ins Blut aufgenommen werden können.

Die obigen Ausführungen lassen uns zurück mit folgendem Resümee: Das Potenzial von Chlorella zur Toxinbindung ist selbst bei höchster biologischer Qualität und durch das sogenannte „Aufbrechen der Zellwand" bei

Weitem nicht ausgeschöpft. Chlorella kann wegen der relativen Unverdaulichkeit nur in zu geringen Mengen dosiert werden. Als Nahrungsergänzung ist Chlorella in geringen Dosierungen zwar immer vorteilhaft. Diese Dosierung ist nach unserer Erfahrung aber nicht ausreichend für eine effektive Entgiftung von Schwermetallen und toxischen chemischen Substanzen.

Der Durchbruch für eine verbesserte Nutzung des gesamten Potenzials von Chlorella gelang Dr. Tim Ray im Jahre 2001 durch die Technik des Mikroprozessierens (Biologo-Technologie). Dadurch weist Chlorella in mikrosierter Form eine Oberfläche auf, die mindestens fünfhundertmal so groß ist wie bei konventionellem Chlorella. Mit dieser riesigen Oberfläche steigt die Fähigkeit zur Toxin-Bindung um das Fünfzigfache. Auch die Aufnahme in den Blutstrom wird optimiert und steht bei Micro-Chlorella bei hundert Prozent.

Ein halbes Gramm mikrosiertes Chlorella wie in Biologo-Detox ist somit in der Wirkung stärker als fünfundzwanzig Gramm eines konventionellen Chlorella-Produktes. Bei Studien mit einem Testgerät, dem „Atomic Absorbtion Spektrometer", wobei die Fähigkeit, Quecksilberdampf zu binden, gemessen wurde, zeigte sich folgendes Ergebnis: Die 0,628 g Micro-Chlorella, die sich in zwei Pipetten von Biologo-Detox befinden, sind gleichbedeutend mit der Toxin-Bindungskraft von circa dreißig Gramm eines normalen Chlorella-Produktes.

Die folgende Studie wurde in den USA mit einem AAS (Atomic Absorbtion Spektrometer) gemacht. Dieses Gerät kann den Quecksilberdampf messen, der beim Ausatmen entsteht. Man wollte herausfinden, welche Menge Chlorella es braucht, um bei Patienten mit Amalgamfüllungen das durch Kauabrieb (Kaugummikauen) aufgetretene Quecksilber zu binden und auf null zu reduzieren. Verschiedene wiederholte Tests zeigten, dass mikrosiertes Chlorella nur mit dreißig Tropfen Biologo-Detox den Quecksilbergehalt des Atems zu hundert Prozent binden konnte.

Die Testergebnisse sind in der folgenden Tabelle aufgeführt. Der Mund-Rachen-Raum der Testpersonen wurden mit dem Spektrometer AAS gemessen

1. in Ruhe,
2. nach dem Kaugummikauen,

3. nachdem sie mit den verschiedenen Substanzen ihren Mund ausgespült oder mit einer Zahnbürste (& Substanzen) gebürstet hatten.

Die getestete Atemluft wurde bei geschlossenen Lippen durch ein Teströhrchen gemessen. Anzahl und Alter der Amalgamfüllungen wurden in die Tabelle eingetragen.

Dreißig Tropfen mikrosiertes Chlorella mit zehn Milligramm Chlorella wurden mit folgenden anderen Substanzen verglichen.
- 10 Milligramm zellwandaufgebrochenes Chlorella mit Wasser
- 100 Milligramm zellwandaufgebrochenes Chlorella mit Wasser
- 500 Milligramm zellwandaufgebrochenes Chlorella mit Wasser
- 300 Milligramm Vitamin C
- Ethanol und Wasser
- Gechlortes Leitungswasser

(Für Ärzte und Heilpraktiker: DMPS und DMSA wurden nicht getestet, da sie bei bestehenden Amalgamfüllungen kontraindiziert sind. EDTA wurde ebenfalls nicht getestet, da es für Quecksilber nicht angezeigt ist.)

Substanzen	Anzahl/ Alter von Amalgam	In Ruhe mg/m^3	Nach Kauen $mikrog/m^3$	Nach Spülen, Bürsten $mikrog/m^3$	Testmenge	% der Entgiftung
Biologo-Detox	6/30	<.001	.016	<.001	10 mg	100%
Chlorella (Test 1)	3/15	<.001	.014	.010	10 mg	28.6%
Chlorella (Test 2)	3/15	<.001	.014	.007	100 mg	50%
Chlorella (Test 3)	10/16	.054	.077	.041	500 mg	100%
Vitamin C	5/10	<.001	.011	.005	300 mg	45%
Kontrolle						
Ethanol & H2O	3/20	<.001	.004	.006	26 Trpf.	**schlechter**
Leitungswasser mit Chlor	3/20	<.001	.006	.007	1 oz.	**schlechter**

Der Test zeigt auf, dass es fünfhundert Milligramm eines Spitzenproduktes mit zellwandaufgebrochenem Chlorella brauchte, um die gleiche Wirkung zu erreichen wie dreißig Tropfen (= 10 mg) des mikrosierten Chlorella-Produktes von Dr. Tim Ray.

Nach diesem Ergebnis wurde eine weitere Studie mit zwölf Personen gemacht, um festzustellen, ob die hundert Prozent Quecksilberbindung bei allen Personen mit nur dreißig Tropfen mikrosiertes Chlorella erreicht werden beziehungsweise wie die Ergebnisse bei einer Gabe von nur fünfzehn Tropfen (= 5 mg) sein werden. Der Testverlauf war wie bei der ersten Studie.

Code	Alter	Anzahl und Alter der Amalgam-Füllungen	Gold-Füllung	PH-Wert in Ruhe	Quecksilber in Ruhe mikrog/m^3	Quecksilber nach dem Kauen mikrog/m^3	Nach dem Spülen/ Bürsten mikrog/m^3	% der Entgiftung
Dosis: 30 Tropfen Biologo-Detox ca. 10 mg								
SR	35	6/22	Nein	6,3	<.001	0.05	<.001	100%
KR	50	6/37	Nein	6,5	.002	.005	.002	100%
DD	32	10/16	Nein	7,4	.083	.131	.040	100%
GL	64	6/30	2	7,1	<.001	.016	<.001	100%
JT	47	5/32	Nein	6,4	<.001	.019	<.001	100%
LW	28	12/12	Nein	6,4	<.001	.023	<.001	100%
AS	38	11/30	Nein	7,3	<.001	.019	<.001	100%
LM	42	2/30	1	6,0	<.001	.004	<.001	100%
Dosis: 15 Tropfen Biologo-Detox ca. 5 mg								
DD	32	10/16	Nein		.097	.131	.073	100%
LB	32	7/8	Nein		<.001	.51	.17	66%*
EB	22	5/10	Nein		<.001	.016	.002	87%**
DD	32	10/16	Nein		.054	.084	.046	100%

Bei acht Probanten bestätigte sich das Ergebnis, sodass man davon ausgehen kann, dass dreißig Tropfen Biologo-Detox generell ausreichen, um eine hundertprozentige Reduzierung der Quecksilberbelastung zu erreichen. Bei zwei Probanten reichte sogar schon eine Dosierung von fünfzehn Tropfen, um dieses Ergebnis zu erzielen.

Interessanterweise hat die Weltgesundheitsorganisation (WHO) einen Höchstwert für Quecksilberbelastung festgelegt, nach dem der Wert von 0,05 Mikrogramm/m^3 nicht überschritten werden sollte. Für den Arbeitsplatz wurde von der OSHA (Occupational Safety and Health Administration) ein Höchstwert von 0,1 Mikrogramm/m^3 als Spitzenwert festgelegt. Dieser Grenzwert sollte demzufolge nur kurzfristig erreicht und niemals überschritten werden. Generell bewegen sich die Empfehlungen verschiedener Organisationen für die Grenzwerte zwischen 0,05 und 0,1 Mikrogramm/m^3.

Eine einzige Amalgamfüllung mit einer Oberfläche von vier Quadratmillimeter, (2 mm Länge und 2 mm Breite) bringt den Quecksilberwert bei jedem Kauvorgang (Mahlzeiten, Snacks, Kaugummi oder heiße Getränken) durch Abrieb und Verdampfung auf einen Wert von bis zu fünfzehn Mikrogramm/m3. Dies ist eine Überschreitung des Richtwertes um den Faktor hundertfünfzig als Spitzenwert am Arbeitsplatz und Faktor dreihundert der täglichen Belastung laut WHO. Im Allgemeinen kann man von mindestens sechs Auslösern täglich für eine massive Erhöhung des Quecksilbers ausgehen (Mahlzeiten und Getränken). Diese Belastung ist wohlgemerkt bei einer einzigen Füllung zu beobachten. Bei den durchschnittlichen sechs Füllungen mit Amalgam werden wahre Spitzenbelastungen erreicht.

Neben dieser außergewöhnlichen Erhöhung der Toxinbindung durch microsiertes Chlorella wird auch die Assimilation der Inhaltsstoffe von Chlorella und damit die Bioverfügbarkeit auf hundert Prozent gesteigert. Alle gesundheitlich wertvollen Substanzen, die in der obigen Aufstellung erwähnt werden, können vom Körper in dieser aufgeschlüsselten Form optimal resorbiert und verwertet werden. Den Zuwachs an essenziellen Nährstoffen veranschaulicht ein Zahlenbeispiel sehr deutlich. Wenn Sie bisher täglich sechs Chlorella-Kapseln zu sich genommen haben, so entspräche es bei der Bioverfügbarkeit wie von Biologo-Detox der Menge von hundert Kapseln eines anderen Produktes täglich. Eine hohe Zufuhr von Chlorella ist absolut notwendig, um toxische Substanzen wirkungsvoll zu binden und auszuscheiden. Eine dauerhafte Einnahme von den üblichen Chlorella-Präparaten in diesen Dosierungen (100 Tabletten oder Kapseln) ist sowohl für den Geldbeutel wie auch für das Verdauungssystem eine erhebliche Belastung. Bei Biologo-Detox dagegen entfallen als weiterer

Pluspunkt durch die Mikrosierung von Chlorella die Verdauungsstörungen, die so oft beim Verzehr von Algen auftreten.

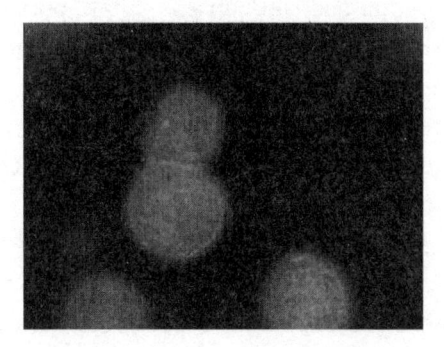

Oben: An diesem Bild sieht man das Zusammenklumpen von einzelnen Chlorella-Zellen (Diatome). Die bis zu fünfhundert Diatome kleben förmlich zusammen und werden oft auch im Magen-Darm-Trakt nicht getrennt. Damit steht nur ein geringer Anteil der möglichen Oberfläche zur Toxinbindung zur Verfügung. Hier kann man deutlich erkennen, dass die sogenannten aufgebrochenen Zellwände immer noch vollkommen intakt sind. Auch der Zellinhalt (mit Sporopollenin, CGF) steht nicht zur Verfügung.

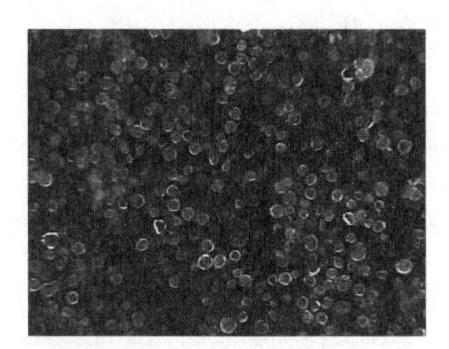

Oben: Beim Mikrosieren von Chlorella lösen sich Teile der Zellwand (sehr hell) auf und setzen den Zellinhalt frei. Halb mikrosierte Partikel der Größe von drei Micron sind sichtbar, während die schon vollkommen aufgelösten Partikel selbst im Lichtmikroskop nicht mehr sichtbar sind. Dies ist ein Bild vom Stadium der Mikrosierung von „Green Light".

Oben: Das ist vollkommen mikrosiertes Chlorella nach Vollendung des Zentrifugierens im Herstellungsprozess. Ab und zu sieht man unter den Millionen Partikeln von 0,1 Mikron noch Diatomreste, die nicht im Nebel der Kleinstteilchen untertauchen.

Biologo-Detox und seine Inhalte

Als Grundvoraussetzung erachten wir es als selbstverständlich, dass Biologo-Detox absolut und ausschließlich aus rohen, ganzen – das heißt vollwertigen – und reinen Zutaten aus biologischem Anbau besteht. Des Weiteren sind alle Inhaltsstoffe von Biologo-Detox zu keinem Zeitpunkt der Herstellung erwärmt oder gar erhitzt, sodass sichergestellt ist, dass die Eiweißstrukturen nicht denaturieren können. Biologo-Detox ist eine Komposition verschiedener Inhaltsstoffe, um eine optimale Entgiftung von toxischen Substanzen zu gewährleisten.

Die subtil organisierenden Energiefelder (SOEF´s) von Biologo-Detox

Jede Zelle besteht nicht nur aus seinen einzelnen materiellen Bestandteilen. Sie ist auch immer von einem Informations- und Energiefeld umgeben. Den Informationsfeldern obliegt die Aufgabe, das Wachstum in einem Lebewesen zu steuern. So entsteht beispielsweise aus einer befruchteten menschlichen Eizelle ab einem bestimmten Teilungsgrad Differenzierungen. Aus einem Zellhaufen wachsen Muskel- und Knochenzellen, Zellen verschiedener Organe, des Bindegewebes und des Gehirns. Sie folgen einem genau vorbestimmten Plan, der Schablone eines menschlichen Körpers, der in den sogenannten organisierenden Energiefeldern (SOEF´s) vorgezeichnet ist. Je organisierter eine Zelle ist, umso gesünder ist sie. Je mehr Struktur ein Organ hat, umso besser funktioniert es. Hohe Organisationen der SOEF´s führen zu hoch organisierten Zellen und wirken damit dem Chaos oder dem Zerfall entgegen. In der Quantenphysik und der Informationsmedizin nennt man diesen Zerfall der Ordnung „Entropie". Hoch organisierte SOEF´s haben demnach einen anti-entropischen Effekt. Je ungehinderter sich diese SOEF´s umsetzen lassen, umso jünger und gesünder ist die Zelle, das Gewebe, das Organ und damit der Mensch (siehe Kapitel 2).

Biologo-Detox ist ein Produkt mit höchster Ordnungskraft auf den menschlichen Organismus. Die hohe Organisation der SOEF´s wird durch die Reinheit der Zutaten aus biologischem Anbau sowie durch die Herstellungsprozesse, die alle ohne Wärmeanwendung durchgeführt werden, garantiert. Die verschiedenen Zielrichtungen der Inhaltsstoffe sind aufeinander abgestimmt und wirken synergistisch wie in einem guten Orchester. So verbinden sich die einzelnen SOEF´s der Inhaltsstoffe zu einem harmonischen Ganzen. Das Ergebnis dieses Prozesses ist wiederum ein höchst organisiertes SOEF mit der Fähigkeit dem Zerfall der Ordnung im Gewebe (Entropie) entgegenzuwirken. Destruktive Kräfte von Schwermetallen, chemischen Toxinen, Mycotoxinen und Elektrosmog werden sicher und ohne Energieverlust eliminiert.

Bei der Herstellung mit der Biologo-Technologie entstehen zwei unterschiedliche Zustände von mikroprozessiertem Chlorella. Sie unterscheiden sich in der Größe: Eines in der Größe von drei Micron und ein anderes, das kleiner als ein Micron ist. Beide kommen in Biologo-Detox zum Einsatz.

1. Chlorella-Green-Light

Die erste Form von Chlorella ist eine Suspension von freien Chlorella-Partikeln, die durch die Aufschlüsselung bei einem speziellen Verarbeitungsprozess entstehen. Dieser Prozess ist rein mechanisch und wird ohne Wärmeeinwirkung gemacht. Dieser Form von Chlorella gaben wir den Namen „Green Light". Seine hauptsächliche Zielrichtung ist es, den Verdauungstrakt zu reinigen, indem es toxische Metalle und Chemikalien sowie Giftstoffe, die beim Absterben von Pilzen und Parasiten entstehen (Mykotoxine), zu absorbieren und zu eliminieren. Leider werden die meisten Toxine, die der Körper über den Weg Leber-Gallenflüssigkeit-Dünndarm zur Ausscheidung bringt, im Darm über unzählige Nervenenden in den Darmwänden wieder rückresorbiert. Diese Wiederaufnahme zu verhindern ist eine der wichtigsten Aufgaben für ein effektives Entgiftungspräparat. Das ist die Aufgabe von Green Light. Darüber hinaus versorgt es den Darm mit zu hundert Prozent assimilierbaren Nährstoffen und regt dadurch die Gewebereparatur im Darm an. Green Light enthält zusätzlich kalt prozessiertes CGF (Chlorella-Wachstumsfaktor), das aus dem Zytoplasma von Chlorella gewonnen wird. Da CGF kalt verarbeitet wird, werden die zarten Peptide nicht verändert und stehen in ihrer ursprünglichen Form mit seiner ganzen Kraft zur Verfügung (oftmals wird CGF durch Kochen von Chlorella-Algen extrahiert und damit geschädigt). CGF gilt als hervorragendes Tonikum und Reparaturstoff.

2. Chlorella-Micro-C

Die zweite Form von Micro-Chlorella besteht aus dem Extrakt von Zytoplasma der Chlorella-Zellen und pulverisierten Zellwandfragmenten. Diese zweite Form ist ausschließlich dazu gedacht, das Blut von toxischen Substanzen zu reinigen. Die Mikropartikel sind hierbei kleiner als bei Green Light und damit über die Mundschleimhaut bestens assimilierbar. Biologo-Detox sollte aus diesem Grunde vor dem Schlucken immer für ein bis zwei Minuten im Mund belassen werden. Micro-C erreicht über die kleinsten Blutgefäße – die Kapillaren – das Bindegewebe. Das Bindegewebe ist für den Körper der sicherste Platz, um Toxine zu lagern. Ist das Blut sauber und aufnahmebereit, so befreit sich der Organismus von diesen Altlasten. Wird Biologo-Detox über eine ausreichend lange Zeit gegeben, wird damit auch das Bindegewebe gereinigt.

In Biologo-Detox haben wir weitere Inhaltsstoffe dazugefügt. Diese Zutaten ergänzen Biologo-Detox und machen es zu einem einzigartigen Produkt. Sie dienen der besseren Verwertung, der Stärkung der Ausscheidungs- und Entgiftungsorgane und der Unterstützung des gesamten Stoffwechsels auf physischer wie auch auf psychischer Ebene.

3. CytoFlor™ – die probiotiche Essenz

Milchsäurebakterien sind für uns Menschen sehr nützliche Lebewesen. Sie verwandeln Milch in Joghurt und helfen uns, unsere Nahrung zu zerlegen und zu verdauen. Milchsäurebakterien sind seit Jahrhunderten bekannt für ihre effektive Abwehr gegen Mikroben und gegen Zellentartungen. Sie wirken verjüngend und immunstimulierend. Die Darmflora mit Milliarden dieser Milchsäurebakterien hilft bei der Verdauung und schlüsselt unsere Lebensmittel in einzelne Nährstoffe auf. Es gibt Dutzende von probiotischen Produkten auf dem Markt. Man kann sie auch selbst herstellen, indem man sich mit frischer Rohmilch und einem Kefirpilz Millionen dieser lebendigen Bakterien züchtet und als Kefirgetränk einverleibt.

Neue wissenschaftliche Studien haben gezeigt, dass verschiedene Tumore komplett verschwinden, wenn man Probiotika in sie injizierte. Werden die Probiotika intravenös injiziert, stärken sie ganz exzellent das gesamte Immunsystem. Die Bakterienstämme aus der Nahrung beziehungsweise im Darm sind viel zu groß, um die Blut-Darm-Schranke zu überwinden. Um den Effekt dennoch in einem Präparat zu erhalten, entwickelte Dr. Tim Ray in einem patentierten Verfahren ein Produkt, das einen konzentrierten und hochpotenten Extrakt aus Probiotika enthält. Durch den Vorgang des Mikroprozessierens entsteht ein immens kraftvolles Immunregulans, dem wir den Namen CytoFlor™ gaben. Der Extrakt wird unter der Zunge von den Kapillargefäßen absorbiert und geht so direkt in das Blut über. Damit ist der Effekt ähnlich einer intravenösen Injektion. CytoFlor™ ist ein ausgezeichnetes und sicheres Tonikum für das Immunsystem. Es enthält keine Milcheiweiße und ist damit auch für alle Menschen geeignet, die auf Kuhmilch und Milchprodukte allergisch oder mit Unverträglichkeiten reagieren.

Biologo-Detox enthält CytoFlor™ als mikroprozessierten Extrakt aus Acidophilus- und Bifidus-Bakterien auf der Basis von Reiskleie und Inulin. Schwermetalle verhalten sich in unserem Organismus wie ein Antibiotikum. Das bedeutet, dass Schwermetalle Infektionen unterdrücken. Deswegen wird Quecksilber auch gerne von der Pharmaindustrie in Impfstoffen oder anderen Arzneien verwendet. Gleichzeitig unterdrücken die Schwermetalle aber auch das Immunsystem. Wenn nach dem Ausscheiden der Schwermetalle deren antibiotische Wirkung in unserem Organismus nachlässt, können sich alte chronische Entzündungen wieder melden. Um dieses Aufflammen von vorher inaktiven Infektionen sofort zu bekämpfen, wurde CytoFlor™ zu den anderen Inhaltsstoffen von Biologo-Detox dazugegeben. CytoFlor™ hat hervorragende Eigenschaften, das Immunsystem sowohl zu stärken wie auch zu erneuern.

Da CytoFlor™ zwar die Essenz von Probiotika enthält, aber keine lebenden probiotischen Bakterien aufweist, kann man es für die Ausleitung von Schwermetallen einsetzen. Lebende Probiotika sollten am Beginn einer Entgiftung nicht eingesetzt werden, da Schwermetalle besonders in den Anfangsphasen der Entgiftung über den Darm ausgeschieden werden. Es gibt einige der lebenden Probiotika und Hefepilze, die Quecksilber methylieren. In methyliertem Zustand ist Quecksilber aber noch toxischer als in der ionisierten, ursprünglichen Form. Eine Methylierung von Quecksilber sollte also unter allen Umständen vermieden werden. Sie verschlimmert den toxischen Zustand erheblich.

CytoFlor™ ist eine sichere Immununterstützung im Magen-Darm-Trakt ohne das Risiko der Methylierung von Quecksilberionen.

4. Himmematzutake (Agaricus Blazei)

Himmematzutake ist ein Heilpilz, der die Leber reguliert und tonisiert. Damit reiht sich Himmematzutake in die lange Tradition der Anwendung von Heilpilzen in den verschiedenen traditionellen asiatischen Heiltherapien ein. Himmematzutake wird seit Jahrtausenden von Ärzten der TCM bei medizinschen Indikationen verabreicht und ist millionenfach bewährt. Das *Medizinische Institut der Mie University,* die *Kobe University* und die *Fakultät für Landwirtschaft* sowie das *Iwade Fungology Institute* kamen bei einer Studie zu folgendem Resümee: „Himmematzutake besitzt antikanzeröse Eigenschaften bei Tumoren der Bauchhöhle. Es weist auch verschiedene andere medizinische Effekte auf, inklusive einer Reduzierung von Lebererkrankungen. In einer neueren Studie wurde auch nachgewiesen, dass es die T-Lymphozyten sowie die Makrophagen aktiviert und das Immunsystem kontrolliert. Es aktiviert die Funktion von Zellmembranen der Haut und hilft Gallenblasenkrebs zu verhindern. Weiterhin konnte bewiesen werden, dass es antiallergisch wirkt und das Herz-Kreislauf-System stärkt."

Himmematzutake fand bei der Zusammenstellung der Zutaten von Biologo-Detox vor allem wegen seiner Eigenschaften als Lebertonikum seinen Platz. Die Leber ist bekannt als das Entgiftungsorgan des Körpers. Eine optimal funktionierende Leber ist von daher für die Zielrichtung der Entgiftung eine absolute Notwendigkeit. In Himmematzutake fanden wir die ideale Besetzung für diesen Teil der Biologo-Detox-Formel. Es ergänzt sich hervorragend mit dem anderen Heilpilz Reishi und der Mariendistel in seiner synergistischen Wirkung.

Die Leber ist in unserer heutigen Zeit eines der am meisten geforderten Organe in unserem Körper. Es kann jede Unterstützung gebrauchen, die man ihr geben kann. Obwohl wir in Biologo-Detox einige Inhaltsstoffe zur Unterstützung der Leberfunktion hinzugefügt haben, so ist es dennoch eine Frage des gesunden Menschenverstandes, seine Leber möglichst wenig zusätzlich zu belasten. Die Vermeidung von Umweltgiften, die Entfernung toxischer Metalle aus dem Mund, die Vermeidung von sogenannten Genussgiften wie Nikotin, Alkohol, von legalen wie illegalen Drogen gewährleistet einen größeren Erfolg bei der Entgiftung. Zusätzlich kann man die Leber mit leberwirksamen Kräutertees stärken, die sich meistens durch einen bitteren Geschmack auszeichnen.

5. Reishi

Während das als nächster Inhaltsstoff beschriebene CM die höheren mentalen, geistigen und emotionalen Frequenzen in den entsprechenden Körperfeldern unterstützt, stärkt Reishi durch Phyto-Nährstoffe das Gehirn und das Nervensystem auf einer körperlichen Ebene. Reishi ist reich an den Beta-Glukanen 1–3. In der Traditionell Chinesischen Medizin ist Reishi seit Jahrtausenden sowohl als ein spezifisches Geist- und Herztonikum (*Shen-Tonikum*) anerkannt als auch als ein generelles, systemisch wirksames Tonikum. Es lindert Stresssymptomatik und dämpft allergische Reaktionen. Viele Menschen reagieren allergisch auf toxische Metalle und Chemikalien. Reishi hilft bei dem manchmal problematischen Übergang der Toxine aus den Zellen bis zur Ausscheidung über Darm und Harnblase.

Das chinesische Wort *lingzhi* (Reishi) bedeutet ursprünglich „Kraut von spiritueller Potenz" und wurde auch beschrieben als „Pilz der Unsterblichkeit". Wegen seiner enormen Wirkung auf die Gesundheit und dem augenscheinlichen Fehlen jeglicher negativer Nebenwirkungen gewann Reishi den Ruf des „Königs in der Kräuterheilkunde". Lingzhi wurde dem renommierten „American Herbal Pharmacopoeia and Therapeutic Compendium" beigefügt. Lingzhi spricht man zu, auch gegen Krebs wirksam zu sein. Lingzhi reguliert und stimuliert das Immunsystem. Dies wurde durch Studien mit Substanzen nachgewiesen, die aus Stamm und Wurzel dieses Pilzes gewonnen wurden (R. R. Paterson). Die Effizienz dieser vielversprechenden Bestandteile wurde bisher jedoch noch nicht in klinischen Studien für die Behandlung von Tumoren belegt.

Reishi gilt als antiallergisch und wird mit Erfolg bei Bluthochdruck, bei Diabetes und gegen Entzündungen sowie gegen Erreger jeglicher Art eingesetzt. Einige Studien verweisen darauf, dass Reishi einen Schutzeffekt auf die Leber von Mäusen ausübt und damit vermuten lässt, dass dieser Pilz ein Potenzial in sich trägt, bei der Behandlung von Lebererkrankungen auch beim Menschen zu helfen. Bekannt aus den traditionellen Anwendungen der Traditionell Chinesischen Medizin schützt Reishi die Leber und steht damit neben Mariendistel und Himmematzutake in der Reihe der leberwirksamen Inhaltsstoffe von Biologo-Detox.

Reishi wird auch als antioxidativ, analgetisch und als Nieren- und Nerventonikum angesehen. Es wird genutzt zur Prävention von Bronchitis und zur Behandlung von Herz-Kreislauf-Erkrankungen, zur Behandlung von zu hohen Blutfetten (beispielsweise erhöhten Triglyceridwerten), Hepatitis sowie zur Unterstützung bei Chemotherapie und HIV. Auch bei chronischer Ermüdung und Höhenkrankheit wurde Reishi mit Erfolg angewandt.

Auch wenn die Erfahrungen bei der Krebsbekämpfung noch sehr inkonsistent sind, so führten sie doch in einigen Fällen zur Schrumpfung von Tumoren. Die Resultate hingen vom Krebstyp und von der Schwere des Krankheitszustandes ab. Es ist generell angeraten, Reishi als unterstützenden Faktor im Zusammenspiel mit anderen Medikamenten oder Therapiemethoden anzuwenden. Ganoderma-Lucidum-Extrakt war sehr erfolgreich bei der Reduzierung und Elimination von Nebenwirkungen von Chemotherapie und Bestrahlung, optimalerweise, wenn er sowohl vorher, während wie auch nach den Behandlungsphasen gegeben wurde. Im Allgemeinen reduzierte er in diesem Zusammenhang laut klinischen Studien Nebenwirkungen wie Haarausfall, Übelkeit, Erbrechen, Zahnfleischbluten, Heiserkeit, Appetitverlust und Schlafstörungen.

6. CM (Critical Mass)

CM ist ein homöopathisches Komplex-Mittel, das eine ähnliche Zielrichtung verfolgt wie das Bachblütenmittel „Notfalltropfen". Es ist erheblich wirksamer als die „Notfalltropfen" und speziell entworfen, um mehr Akzeptanz zu schaffen für Gegenwartsbewusstsein und Stress bei Umstellung und Veränderung. Dies bedarf einer Erklärung.

Sobald Giftstoffe unseren Körper verlassen, rückt die Welt um uns herum wieder verstärkt in den Brennpunkt unserer Aufmerksamkeit. Es ist, als ob ein Schleier entfernt würde. Obwohl dies generell als positiv einzuschätzen ist, ist es dennoch eine Umstellungsphase, die Stress erzeugen kann. Stress verhindert die Elimination von Toxinen, da er die Leber, die Lunge, den Dickdarm und die Nieren schwächt. Studien haben gezeigt, dass Stress den Transport von Toxinen durch die Zellmembran verhindert.

In diesem Zusammenhang steht die intrauterine Vergiftung – die Toxinbelastung während der Schwangerschaft durch die Mutter – als ein fast unbekanntes Phänomen. Ein noch schwierigeres Problem als die erworbene Toxinbelastung existiert für solche Patienten, deren Mütter während der Schwangerschaft Amalgamfüllungen hatten. Das autonome Nervensystem und das Gehirn dieser Menschen sind seit Anbeginn, das heißt der Zeugung, toxisch. Diese Menschen haben sich daher noch nie in einem optimalen Gesundheitszustand – körperlich wie geistig – erlebt. Wenn nun die reale Umwelt und das sogenannte „wahre Selbst" wieder in den Fokus und ins Augenblicksgewahrsein rücken, kann diese Erfahrung beunruhigend und verstörend sein, obwohl man sich glücklicher, weniger ärgerlich, depressiv, ängstlich und so weiter und mit erweiterten, mentalen Fähigkeiten erlebt. Man erfährt sich als jemand, den man noch nicht kannte. Diesen Umstand zu akzeptieren fällt oft schwer.

CM wird in einem bestimmten Medium – einem speziell aufbereiteten Wasser – zubereitet. Dieses Wasser mit dem Namen „Vitae" hat die Fähigkeit, kleinste Lichtpartikel zu absorbieren und sich viel effektiver an Frequenzen, das heißt Informationen zu „erinnern", als jede andere uns bekannte Trägersubstanz. Auf diese Weise werden die homöopathischen Informationen von CM gespeichert und bei der Einnahme von Biologo-Detox übermittelt. Die Frequenzen von CM werden mit Lichtgeschwindigkeit der Photonen über die sublingualen Nerven-Rezeptoren zu den Zellen übertragen.

Die stressreduzierenden Informationen von CM werden unmittelbar bei der Einnahme von Biologo-Detox wirksam. CM ist eines der Inhaltsstoffe, das Biologo-Detox so einzigartig macht.

7. Kurkuma

Kurkuma ist ein Gewürz erster Kategorie und hat entzündungshemmende Leberschutzeigenschaften. Es ist ein Antioxidationsmittel, senkt Cholesterin und reduziert Klumpen-Bildung bei Atherosklerosis. Kurkuma verbessert die Galle-Säure-Produktion um mehr als 100 %. Es hemmt auch eine Nitrosaminen Bildung, erhöht das natürliche Antioxidations-System des Körpers, vergrößert die Niveaus von Glutathion und andern Nichtproteinen. Kurkuma verbessert die Leberfunktion damit Giftstoffe und Säuren besser ausgeschieden werden können

8. Korianderkraut (Cilantro)

Koriander nennt man auch die chinesische Petersilie. Dieses Gewürz ist sowohl in der asiatischen Küche wie auch in Mexiko und im Nahen Osten weitverbreitet. Korianderkraut besitzt außerordentliche Fähigkeiten, Quecksilber, Blei, Kadmium und Aluminium im Gehirn, in den Nerven und in den Knochen zu mobilisieren. Es ist bisher die einzige bekannte Substanz, die Quecksilber aus dem intrazellulären Raum wieder in den Blutkreislauf schleusen kann. Damit ist es möglich, eine DNA-Schädigung, die durch Quecksilber bedingt ist, rückgängig zu machen. Dr. med. Omura MD hat als Erster herausgefunden, dass frischer Koriander die Fähigkeit besitzt, sowohl die Blut-Hirn-Schranke wie auch die Zellmembran zu überschreiten. Er fand dies in einem Selbstversuch heraus.

Koriander sollte man allerdings nur zusammen mit Chlorella anwenden, da es mehr Toxine mobilisiert, als es aus dem Körper abtransportieren kann. Wenn Koriander als alleiniges Präparat gegeben wird, könnte das Bindegewebe und die Nerven mit Metallen überschwemmt werden. Um hier eine Rückvergiftung zu vermeiden, braucht es die Bindungsfunktion von Micro-Chlorella. Dies ist in Biologo-Detox gewährleistet. In einer Studie mit Tieren aus jüngster Zeit konnte nachgewiesen werden, wie effektiv die Koriandertinktur auch Aluminium aus dem Skelett der Tiere zu entfernen vermochte. Koriander regt außerdem die Absonderung von Gallenflüssigkeit an, die wiederum die gelösten Neurotoxine enthält, die dann über den Darm ausgeschieden werden. Im Darm könnten diese Toxine über die Nervenenden des enterischen Nervensystems rückresorbiert werden. Um dies zu verhindern, ist in jeder Dosis Biologo-Detox genügend Micro-Chlorella vorhanden.

In einer US-Studie zeigte sich, dass Korianderkraut antibiotisch wirksam ist. So konnten beispielsweise Salmonellen in Labortests mit einer Koriandertinktur abgetötet werden. Ausschlaggebend für diese Wirkung ist dabei die Wirksubstanz Docecenal, die sowohl aus den Blättern wie auch den Körnern von Koriander isoliert werden konnte. Dies gelang dem Forscherteam um Dr. Isao Kubo der University of California in Berkeley.

9. Vitae

Vitae ist ein lebendiges Wasser mit spezieller Informationsstruktur. Es balanciert, normalisiert und reguliert das gesamte Stoffwechselgeschehen. Vitae ist ein Verstärker für alle Inhaltsstoffe von Biologo-Detox, da es deren Informationsgehalt in die Sprache des Körpers übersetzt. Die Wirkung einer Information ist immer davon abhängig, dass die Information zu allererst auch verstanden wird. Dies ist eine der Aufgaben von Vitae. Tests mit verschiedenen feinstofflichen Testmethoden, mit Autonomer Regulationsdiagnostik nach Dr. med. D. Klinghardt, Kinesiologie oder anderen Testverfahren zeigen die verbesserte Aufnahme von Medikamenten, Nahrungsergänzungen und Kräutern bei der gleichzeitigen Einnahme von Vitae. Zum besseren Verständnis dieses ungewöhnlichen Inhaltsstoffes von Biologo-Detox sei an dieser Stelle die ebenfalls ungewöhnliche Geschichte dieses Wassers von Dr. Tim Ray selbst erzählt:

„Vor zehn Jahren brachte mir ein Freund eine Wasserprobe einer heiligen Azteken-Wasserquelle, deren wundersame Heilkräfte auch schon medizinischen Prüfungen standgehalten hatte. Viele wissenschaftliche Labore hatten das Wasser schon analysiert und konnten nur eines über dieses Wasser herausfinden: Es war etwas schwerer als normales Wasser. Dieser Freund wollte wissen, ob ich irgendetwas über dieses Wasser herausfinden konnte. Ich untersuchte das Wasser unter meinem Dunkelfeldmikroskop und entdeckte eine unglaubliche Anzahl von Protiden. Es sah aus wie der Nachthimmel in einer sternenklaren Nacht. Ich machte einige Experimente mit ihnen, um zu bestätigen, dass das, was ich sah, wirklich Protiden sind. Protiden sind eine für uns Menschen nützliche Form einer Pilzart mit nied-

riger Valenz, aus denen die Mitochondrien gebildet werden. Die Mitochondrien sind auch in der traditionellen Medizin bekannt dafür, Pflanzenenzyme abzusondern. (In den Werken von Professor G. Enderlein ist dies im Detail nachzulesen.)

Die Azteken hatten ein natürlich vorkommendes Wasser als ein Heilmittel entdeckt, das den komplexen Heilmitteln isopathischer Heilkunde entsprach. Es gab noch etwas anderes, von dem ich glaube, dass es der Grund war, warum diese Quelle heilig genannt wurde: Die Protiden waren gleichzeitig physisch wie auch photonisch, körperlich wie auch geistig. Sie reproduzieren sich durch eine spezielle Lichtfrequenz, sie werden von dieser Lichtfrequenz genährt, sie haben einen Stoffwechsel und schaffen dennoch keinen „Abfall". Sie sind ein Wunder an der Grenze zwischen Geist und Körper. Gibt man sie ins Wasser, so wird es gereinigt. Dieser Reinigungsprozess wird auf unsere Körperflüssigkeiten übertragen. Er findet demnach auch in uns statt und hilft bei der Heilung.

Einige Zeit bevor ich die Untersuchungen an dem Wasser der Azteken vornahm, hatte ich entdeckt, wie man isopathische Präparate kultivieren und herstellen kann. Ich wandte eine Variation dieser Technologie auf das „heilige Wasser" an. Es funktionierte: Die gesamte Kultur reproduzierte sich. Ich nenne dieses speziell präparierte Wasser „Vitae".

Ein anderer Nutzen dieser Protide ist ihre Fähigkeit, Photonen zu absorbieren und sich viel effektiver an Frequenzen, das heißt Informationen zu „erinnern", als jede andere Trägersubstanz. Wenn Protide eingenommen oder auf die Haut aufgetragen werden, übermitteln sie die gespeicherten Informationen in Form von Frequenzen.

Wenn Menschen in Resonanz mit diesen „heiligen Frequenzen" sind, erfahren Sie augenblicklich ein Gefühl von „Zuhause", welches ein großartiges, verjüngendes Gefühl ist. In diesem „Zuhause" ist kein Platz für etwas, was nicht unserem wirklichen Selbst entspricht. Schwermetalle, Chemikalien und Neurotoxine gehören nicht zu diesem Selbst. Mit CM steht ein Präparat zur Verfügung, das die gesamte innere Kosmologie mobilisiert, um das Eindringen dieser Fremdstoffe zu regulieren. Ein Arzt drückte die Wirkung von CM in Vitae einmal so aus: „Was mit Biologo-Detox wirklich passiert, ist,

dass es die innere Ordnung wiederherstellt, sodass die toxischen Metalle ausgeleitet werden können."
Diese großartige, alte Quelle wurde leider immer mehr verunreinigt und damit zerstört. Ich schätze mich glücklich, diese spezielle Kultur des Wassers gerettet zu haben. Sie ist genauso lebendig wie zu den alten Zeiten und fähig, sich unter bestimmten Laborbedingungen zu reproduzieren.

Ursprünglich kommt das Wasser in Biologo-Detox von den Höhenlagen der Schweizer Alpen. Dieses Wasser erscheint bereits natürlicherweise mit den wunderschönen kristallinen Strukturen, wie sie auch in Dr. Emoto`s Fotografien von reinem und heilsamem Wasser zu sehen sind. Das in Biologo-Detox verwendete Schweizer Wasser stürzt mehr als 300 Meter über Quarz und Granit den Berg hinunter und schafft damit natürlich geformte Mikrocluster, bevor es in das Wassersystem eingespeist wird. Es gibt nur eine Quelle für dieses spezielle Wasser und kann von niemand anderem genutzt werden außer der Familie, auf dessen Grund und Boden diese Quelle entspringt. Die Menschen dort sind unglaublich fröhlich, produktiv und gesund. Es sind die Bauern, die in diesem Schweizer Ort ihre organischen Produkte anbauen. Dieses ursprüngliche Wasser wird dann in Vitae umgewandelt."

9. Alkohol

Alkohol ist ein gängiges Medium, das sowohl zur Konservierung als auch als Trägersubstanz in Tinkturen benutzt wird. Alkohol dient dazu, die Mikronährstoffe schnell durch die sublingualen Kapillaren in den Blutkreislauf zu schleusen.

Biologo-Detox – die empfohlene Anwendung

Biologo-Detox sollten Sie folgendermaßen einnehmen:
- immer 2 Minuten im Mund behalten, gut einspeicheln und dann erst schlucken
- die ersten 3 Wochen nehmen Sie Biologo-Detox jeweils 5 Tage ein und machen dann 2 Tage Pause
- in den ersten 3 Wochen steigern Sie die Dosierung von 20 Tropfen auf 60 Tropfen
- nach 3 Wochen machen Sie eine Woche Pause mit der Einnahme
- dann beginnen Sie den Zyklus wieder von vorne, beginnen aber gleich mit 60 Tropfen
- idealerweise sollten Sie direkt nach der Einnahme von Biologo-Detox die Mittelfingerkuppe beider Hände jeweils ca. 3 Minuten kräftig massieren. Durch diese Massage werden die Bestandteile von Biologo-Detox auch an die Nervenzellen und ins Gehirn geleitet, um dort die Toxine zu binden und auszuleiten
- bitte trennen Sie die Einnahmen von Biologo-Detox und allopathischer Medizin. Halten Sie einen zeitlichen Abstand von 1,5 Stunden zur Einnahme von Biologo-Detox. Medizin, die aus Pilzen gewonnen wurde oder aus Aminosäuren besteht, wird von Chlorella absorbiert.

1. Woche		
Tag 1–5	2 x täglich 20 Tropfen	für 5 Tage
Tag 6–7	Keine Einnahme	
2. Woche		
Tag 8–12	2 x täglich 40 Tropfen	für 5 Tage
Tag 13–14	Keine Einnahme	
3. Woche		
Tag 15–19	2 x täglich 60 Tropfen	für 5 Tage
4. Woche		
Tag 20–26	Keine Einnahme	
5. Woche		
Tag 27–31	2 x täglich 60 Tropfen	für 5 Tage
Tag 32–33	Keine Einnahme	

6. Woche		
Tag 34–38	2 x täglich 60 Tropfen	für 5 Tage
Tag 39–43	Keine Einnahme	
7. Woche		
Tag 44–48	2 x täglich 60 Tropfen	für 5 Tage
8. Woche		
Tag 49–53	Keine Einnahme	

Der Ablauf von circa acht Wochen ist eine Kur. Bei guter Gesundheit empfiehlt es sich, die Kur drei- bis viermal im Jahr zu wiederholen. Bei den meisten Menschen mit chronischen Belastungen über viele Jahrzehnte ist eine regelmäßige Einnahme von Biologo-Detox angezeigt.

Neu:

Anwendeschema nach Dr. Ray und Dr. Dann

Dosierungsempfehlung von Biologo-Detox

2 mal täglich, möglichst zwischen den Mahlzeiten. Einnahme pur oder in Wasser.
Mindestabstand zur Einnahme chemischer Präparate (z.B. Antibabypille): 1,5 Std.
Nicht spätabends nehmen. Sie sollten vor dem Zubettgehen Zeit haben um 2x zu urinieren.
Amalgamträger sollten nach jeder Mahlzeit den Mund mit etwas Biologo-Detox
ausspülen (ausspucken, nicht schlucken!!)

Einnahmeschema für Erstanwender

Körpergewicht	Ab 15 kg	Ab 25 kg	Ab 40 kg	Ab 60 kg	Ab 80 kg
1. Tag	1x tägl 1 Tropfen	1x tägl 1 Tropfen	2x tägl 1 Tropfen	2x tägl 3 Tropfen	2x tägl 5 Tropfen
2. Tag	1x tägl 1 Tropfen	2x tägl 1 Tropfen	2x tägl 1 Tropfen	2x tägl 5 Tropfen	2x tägl 7 Tropfen
3. Tag	1x tägl 1 Tropfen	2x tägl 1 Tropfen	2x tägl 2 Tropfen	2x tägl 6 Tropfen	2x tägl 8 Tropfen
4. Tag	2x tägl 1 Tropfen	2x tägl 2 Tropfen	2x tägl 2 Tropfen	2x tägl 7 Tropfen	2x tägl 9 Tropfen
5. Tag	2x tägl 1 Tropfen	2x tägl 2 Tropfen	2x tägl 3 Tropfen	2x tägl 9 Tropfen	2x tägl 10 Tropfen
6. Tag	2x tägl 1 Tropfen	2x tägl 3 Tropfen	2x tägl 4 Tropfen	2x tägl 10 Tropfen	2x tägl 12 Tropfen
7. Tag	2x tägl 2 Tropfen	2x tägl 3 Tropfen	2x tägl 5 Tropfen	2x tägl 12 Tropfen	2x tägl 15 Tropfen
8. Tag	2x tägl 2 Tropfen	2x tägl 4 Tropfen	2x tägl 6 Tropfen	2x tägl 14 Tropfen	2x tägl 20 Tropfen
9. Tag	2x tägl 2 Tropfen	2x tägl 5 Tropfen	2x tägl 7 Tropfen	2x tägl 18 Tropfen	2x tägl 25 Tropfen
10. Tag	2x tägl 2 Tropfen	2x tägl 6 Tropfen	2x tägl 9 Tropfen	2x tägl 20 Tropfen	2x tägl 30 Tropfen
11. Tag	2x tägl 2 Tropfen	2x tägl 7 Tropfen	2x tägl 11 Tropfen	2x tägl 25 Tropfen	2x tägl 35 Tropfen
12. Tag	2x tägl 3 Tropfen	2x tägl 8 Tropfen	2x tägl 13 Tropfen	2x tägl 27 Tropfen	2x tägl 40 Tropfen
13. Tag	2x tägl 3 Tropfen	2x tägl 9 Tropfen	2x tägl 15 Tropfen	2x tägl 30 Tropfen	2x tägl 45 Tropfen
14. Tag	2x tägl 3 Tropfen	2x tägl 10 Tropfen	2x tägl 17 Tropfen	2x tägl 33 Tropfen	2x tägl 50 Tropfen
15. Tag	2x tägl 3 Tropfen	2x tägl 11 Tropfen	2x tägl 19 Tropfen	2x tägl 35 Tropfen	2x tägl 55 Tropfen
16. Tag	2x tägl 4 Tropfen	2x tägl 12 Tropfen	2x tägl 20 Tropfen	2x tägl 40 Tropfen	2x tägl 60 Tropfen
Normale Dosis erreicht. Bei Bedarf können Sie bis zur maximalen Dosis erhöhen - schrittweise und nach Verträglichkeit					
Normale Dosis	2x tägl 4 Tropfen	2x tägl 12 Tropfen	2x tägl 20 Tropfen (2x tägl 1 Pipette)	2x tägl 40 Tropfen (2x tägl 2 Pipetten)	2x tägl 60 Tropfen (2x tägl 3 Pipetten)
Maximale Dosis	2x tägl 8 Tropfen	2x tägl 33 Tropfen	2x tägl 40 Tropfen (2x tägl 2 Pipetten)	2x tägl 60 Tropfen (2x tägl 3 Pipetten)	2x tägl 80 Tropfen (2x tägl 4 Pipetten)

Zustände und Beschwerden, für die Biologo-Detox indiziert ist:

1. Schwermetallvergiftung, akut oder chronisch
2. Vergiftung mit chemischen Substanzen oder Kunststoffen
3. Strahlenvergiftung, Empfindlichkeit für elektromagnetische Strahlungen
4. Neurotoxin-Belastung während viralen und bakteriellen Infektionen inklusive Lyme-Borreliose
5. Parasitenbelastung
6. Mycotoxinbelastung (Gifte von Schimmelpilzen, Hefepilzen etc.)
7. Nachbehandlung nach antibiotischen Therapien
8. Linderung von Nebenerscheinungen bei Chemotherapie und Bestrahlung zwischen den therapeutischen Anwendungen
9. Erkrankungen mit Hypercoagulation im Blut (wenn die Blutplättchen zusammenkleben)
10. Bei therapieresistenten Krankheitsbildern
11. Erhöhte Leberwerte und CRP-Marker, niedriger BUN/Kreatinin-Quotient
12. Störungen der Darmflora
13. Toxische Gedanken und Gefühle
14. Zur Aufrechterhaltung eines gesunden Milieus nach Entgiftung
15. Zur Verhinderung weiterer Schädigungen durch Amalgamfüllungen und andere Metall-Legierungen im Mund, bevor diese entfernt werden

Kontraindikationen

Fragen Sie Ihren Arzt oder Heilpraktiker bei:
1. Akuter Symptomatik
2. Medikamenteneinnahme
3. Schwangerschaft
4. Schweren Krankheitsbildern

Weitere Anwendungen von Biologo-Detox

Neben der Ausleitung von Toxinen gibt es noch einige andere Anwendungen von Biologo-Detox. Bei kurzfristigen toxischen Belastungen können Sie mit einer oder zwei Pipetten (je nach Menge oder Dauer der Belastung) die Toxine sofort binden und ausleiten. Die Inhaltsstoffe zur Toxinbindung (Micro-Chlorella) von Biologo-Detox sind circa zwei bis drei Stunden im Organismus aktiv, die anderen Bestandteile (Reishi, CytoFlor™, CM, Mariendistel, Himmematzutake) wirken über einen langen Zeitraum.
Die Einnahme von Biologo-Detox ist daher auch bei erhöhten toxischen Belastungen in folgenden Situationen empfehlenswert:

- **Im Beruf**, beispielsweise, wenn am Arbeitsplatz mit giftigen Substanzen gehandhabt wird.
- **In einem fabrikneuen Auto**. Dort dünsten die Materialien massiv für 2 Jahre aus: Metalle, Kleber, Kunststoffe usw.
- **Nach dem Umzug** in eine neue Wohnung, neues Haus oder nach einer Renovierung mit neuen Teppichböden oder anderen Fußbodenbelägen und deren Kleber, Wandfarben, Möbeln usw.
- **Bei Flugreisen**. Dort werden durch die Klimaanlage besonders bei Start und Landung massive Mengen an Kerosin in die Atemluft geschleust.
- **Bei Smog in Städten**, Tunneldurchfahrten, Stau oder im Großstadtverkehr. Immer dann, wenn Sie Auspuffgase, Bremsabriebpartikel und Feinstaub einatmen.
- **In Restaurants** beim Verzehr von Hochseefisch oder anderen belasteten Lebensmitteln.
- **In Bars oder Restaurants**, in denen geraucht wird.
- **In Schwimmbädern**, in denen mit Chlor desinfiziert wird.
- **Elektrosmog** durch hochfrequente und niederfrequente Strahlungsquellen (Handy, DECT-Telefone, Radar, elektrische Geräte, in Zügen und Flugzeugen, Arbeitsplatz usw.)

Auch zur **Rekonvaleszenz** kann Biologo-Detox eingesetzt werden. Hierbei zählen nicht nur die Chlorella-Anteile zur Giftbindung, sondern auch die besonderen Nährstoffe in hundert Prozent bioverfügbarer Form sowie die Tonikas (Reishi, CytoFlor™).

- Zur Ausleitung der toxischen Bestandteile einer medikamentösen Therapie
- Zum Aufbau eines gesunden Immunsystems nach Antibiotikatherapie
- Nach Durchfallerkrankungen
- Bei großer Beanspruchung und Stress (CM, Reishi, Chlorella-Nährstoffe)

Antworten auf häufig gestellte Fragen zu Biologo-Detox

o Gibt es Nebenwirkungen?
Bei der Anwendung mit der empfohlenen Dosierung von Biologo-Detox ist jede Vorsorge getroffen worden, dass die Entgiftung sicher, effektiv und nebenwirk-ungsfrei verläuft. Biologo-Detox wird ausschließlich mit den teuersten, biologisch zertifizierten Grundsubstanzen höchster Qualität hergestellt. Keines der aktiven Wirkstoffe wird mit Wärme behandelt und dadurch verändert. Jedoch sollte man wissen, dass es immer möglich ist, dass ein gestresster Stoffwechsel selbst auf den gesündesten Nährstoff allergisch reagieren kann. Falls Ihnen bekannt ist, dass Sie auf einen der Inhaltsstoffe (Chlorella, Reishi, Himmematzutake, Mariendistel etc.) allergisch sind, sollten Sie Biologo-Detox zum jetzigen Zeitpunkt nicht verwenden. Befragen Sie dazu Ihren Arzt oder Heilpraktiker.

o Gibt es eine Erstverschlimmerung?
Mit Biologo-Detox ist eine Erstverschlimmerung praktisch ausgeschlossen. Eine Erstverschlimmerung kann nur auftreten, wenn die Balance zwischen mobilisierenden und bindenden Substanzen nicht ausgewogen ist. Werden beispielsweise zu viele Giftstoffe aktiviert, ohne ausgeschieden zu werden, geht der Organismus durch eine Phase der Vergiftung. Auch eine Unfähigkeit der Leber, die anfallenden Säuren auszuscheiden, könnte zu einem Toxinstau mit Symptomverschlechterung führen. Beides wird fälschlicherweise als Erstverschlimmerung bezeichnet. Durch die Ausgewogenheit der Inhaltsstoffe bei Biologo-Detox wird die Leber als Entgiftungsorgan gestärkt und alle mobilisierten Gifte mit Chlorella gebunden und sicher ausgeschieden.

o Können während der Entgiftungsphase andere körperliche oder psychische Anzeichen auftreten?
Wenn es Ihnen nach der Einnahme schlechter geht, sollten Sie einen Arzt oder Heilpraktiker aufsuchen. Mit hoher Wahrscheinlichkeit haben Sie ein akutes Problem, dem Sie Aufmerksamkeit schenken sollten. Das kann ein Zahnherd oder ein anderer versteckter Herd in Ihrem Körper sein.

Sie können erwarten, dass es während der Entgiftungsphase zu Umstellungserscheinungen kommen kann. Da sich die gestörten Regelmechanismen erst wieder an eine giftfreie Umgebung in den Zellen und Geweben gewöhnen müssen, könnten Anzeichen eines sich selbst regulierenden und sich umstellenden Stoffwechsels auftreten. Auf der körperlichen Ebene könnten sich das Hunger- und Durstgefühl, der Wärmehaushalt und die Verdauung verändern. Auch auf der psychischen Ebene könnte es passieren, dass Sie sich als jemand anders erleben als bisher. Wird die Homöostase erreicht, werden Ihre Organe dauerhaft besser funktionieren. Sie sehen, riechen, schmecken, hören und denken klarer.

o Was soll ich tun, wenn mir die Umstellungsreaktionen zu stark sind?
Reduzieren Sie die Einnahme von Biologo-Detox immer entsprechend Ihrem Wohlbefinden. Sobald Ihr Körper Ihnen mitteilt, dass der Entgiftungsprozess zu schnell oder zu heftig verläuft, setzen Sie die Dosierung herunter. Es gibt bei der Entgiftung von Biologo-Detox kein heroisches „da muss man durch" oder „Zähne zusammenbeißen".
Für manche Patientinnen und Patienten war es sehr hilfreich, täglich die Entgiftungsgedanken und -gefühle aufzuschreiben – und sie dann zu verbrennen oder wegzuwerfen.

o Kann ich Biologo-Detox auch dauerhaft nehmen?
Biologo-Detox kann auch dauerhaft eingenommen werden. Es hat sich gezeigt, dass die dauerhafte oder wiederholte Einnahme von Biologo-Detox eine unübertroffene Präventionsmaßnahme gegen die schleichende Vergiftung durch Umwelttoxine ist. Gerade auch bei Belastungen am Arbeitsplatz, beim Umgang mit giftigen Substanzen und bei besonderen oder ständigen Umweltbelastungen, beispielsweise in einer Großstadt, ist eine permanente oder auch wiederholte Anwendung von Biologo-Detox angezeigt. Eine dauerhafte Einnahme regt die Entgiftungsorgane Leber und Niere sowie das Immunsystem an. Gleichzeitig versorgt Micro-Chlorella als Superfood den Körper mit qualitativ hochwertigen Nährstoffen.
Bei einer dauerhaften Einnahme können Sie auf das langsame Herantasten an die Dosierung von zweimal dreißig Tropfen verzichten. Nach dem zweiten Monat bleiben Sie also auf der vertrauten Dosierungsmenge.

o **Gibt es Krankheiten, Leiden, bei denen Biologo-Detox besser nicht verwendet werden sollte?**
- Bei allen Krankheiten, bei denen selbst eine so geringe Menge Alkohol wie in Biologo-Detox kontraindiziert ist, müssen Sie darauf verzichten. Sprechen Sie darüber mit Ihrem Arzt oder Heilpraktiker. Sie sollten aber wissen, dass Ihr Darm in einer Stunde mehr Alkohol herstellt, als in den 30 Tropfen Biologo-Detox enthalten ist.
- Menschen, deren Nierenfunktion stark eingeschränkt ist beziehungsweise vollkommen ausfällt (Dialysepatienten), müssen darauf achten, eine halbe Stunde vor der Einnahme und eine Stunde nach der Einnahme kein Wasser zu trinken. Damit wird gewährleistet, dass die Ausscheidung der Gifte über den Darm vonstatten geht.
- Jede akute Erkrankung (Schnupfen, Grippe usw.) erfordert das Aussetzen des Entgiftungsvorganges. Der Körper konzentriert sich immer auf das akute Geschehen und wäre zu diesem Zeitpunkt mit einer Entgiftung überfordert. Sobald die akute Erkrankung überstanden ist, nehmen Sie die Entgiftung mit Biologo-Detox wieder auf.

o **Gibt es Medikamente, die ich nicht mit Biologo-Detox zusammen nehmen kann?**
- Biologo-Detox sollte nicht mit allopathischen Medikamenten zusammen genommen werden. Trinken Sie nach der Einnahme von Biologo-Detox ein Glas Wasser und warten Sie mit der Einnahme Ihrer Medikation etwa 1,5 Stunden ab, bis Sie zweimal Ihre Blase entleert haben. Danach nehmen Sie Ihre Medikamente wie gewohnt ein.
- Wenn Sie lebensrettende Medikamente zu sich nehmen, sprechen Sie die Einahme von Biologo-Detox mit Ihrem Arzt oder Heilpraktiker ab.

o **Gibt es Nahrungsmittel oder Nahrungsergänzungen, die ich nicht mit Biologo-Detox zusammen verwenden soll?**
Es gibt keine Nahrungsmittel oder Nahrungsmittelergänzungen, die negative Wechselwirkungen mit Biologo-Detox haben. Trotzdem empfiehlt es sich, zwischen der Einnahme von Biologo-Detox und einer Mahlzeit beziehungsweise Nahrungsergänzungen mindestens zwanzig Minuten verstreichen zu lassen.

o Wann ist die beste Einnahmezeit?
Um zu verhindern, dass Giftstoffe über Nacht in der Blase verbleiben, sollten Sie dafür sorgen, dass Sie zwischen der Einnahme von Biologo-Detox und der Nachtruhe mindestens zweimal Ihre Blase entleert haben. Von daher empfehle ich die erste Einnahme am Morgen und die zweite Einnahme am Mittag oder Nachmittag. Wenn Sie die Einnahme nach dem Essen vorziehen, so sollten Sie damit circa zwei Stunden warten.

o Wie dosiere ich Biologo-Detox bei Kindern?
Bei Kindern ist die Dosierung von Biologo-Detox entsprechend ihres Körpergewichtes zu reduzieren. Bei Kleinkindern sind bereits mit zwei bis fünf Tropfen zweimal täglich gute Erfolge zu erzielen. Sie können die jeweilige Dosierung in einem Glas Wasser geben.

o Soll ich die Entgiftung bei ab- oder zunehmendem Mond beginnen?
Entgiftung und Ausleitung wird generell in der Zeit des abnehmenden Mondes verstärkt. Idealerweise beginnt man direkt am ersten Tag nach dem Vollmond, wodurch automatisch die Woche, in der Sie mit der Einnahme pausieren, in den letzten sieben Tagen vor dem nächsten Vollmond liegt. Wenn man diesen idealen Terminplan nicht einhalten kann, so spricht nichts dagegen, die Entgiftung auch an einem anderen Tag zu beginnen.

o Kann ich Biologo-Detox auch meinem Tier geben?
Biologo-Detox ist auch für Tiere ein effektives und sicheres Entgiftungspräparat. Katzen- und Hundefutter werden oft mit schwer belasteten Grundnahrungsmitteln zubereitet. Haustiere bekommen häufig ähnliche Erkrankungen wie wir Menschen, da die Vergiftungserkrankungen – die fälschlicherweise Zivilisationserkrankungen genannt werden – auch vor Haustieren nicht halt machen.

o Wie ist die Dosierung bei Hund oder Katze?
Die Einnahmemenge und der Rhythmus der Einnahme von Biologo-Detox, wie sie in diesem Buch empfohlen ist, ist für erwachsene

Menschen berechnet. Für eine Hauskatze oder einen Hund mit dem Gewicht einer Hauskatze würde man einmal täglich fünf Tropfen verabreichen. Tieren mit höherem Gewicht gibt man auch eine entsprechend höhere Menge. Der Rhythmus von Einnahme und Pause wird wie beim Menschen eingehalten.

o **Wie und wo bewahre ich Biologo-Detox am besten auf?**
Biologo-Detox sollte an einem kühlen und vor direktem Sonnenlicht geschützten Platz stehen. Die Aufbewahrung im Kühlschrank ist optimal, aber nicht notwendig.

o **Was muss ich tun, wenn sich in der Flasche mit Biologo-Detox ein Bodensatz gebildet hat?**
Bitte schütteln Sie die Flasche mit Biologo-Detox gut durch, bevor Sie die Tropfen in die Pipette aufziehen und einnehmen. Damit gewährleisten Sie die richtige prozentuale Verteilung aller Inhaltsstoffe bei jeder Einnahme.

o **Wie lange hält Biologo-Detox noch, wenn die Flasche schon angebrochen ist?**
Biologo-Detox ist durch 20 % Alkoholgehalt auch nach Anbruch der Flasche jahrelang haltbar. Biologo-Detox sollte jedoch möglichst kühl, vor Sonne geschützt und verschlossen aufbewahrt werden.

o **Was ist, wenn ich die Einnahme von Biologo-Detox einmal vergessen habe?**
Die Entgiftung mit Biologo-Detox besteht aus drei Schritten: Mobilisation, Bindung und Ausscheidung der Toxine. Diese drei Schritte finden zu 90 % in den Stunden nach der Einnahme bis zum zweiten Urinieren statt. Bei einem Aussetzen der Einnahme verzichten Sie gleichzeitig auf die Entgiftung wie auch auf die Versorgung mit den Supernährstoffen. Die Anregung und Stärkung von Leber, Niere und Immunsystem sind dagegen sehr viel länger wirksam.
Wenn Sie also die Einnahme von Biologo-Detox einmal vergessen haben, so nehmen Sie den Rhythmus der zweimaligen, täglichen Einnahme einfach wieder auf. Falls Sie Biologo-Detox über längere Zeit (zwei bis drei Wochen oder länger) nicht eingenommen haben (beispielsweise wegen

akuter Krankheit, Reisen etc.) so beginnen Sie die Einnahme wieder von vorne mit zweimal 20 Tropfen. Steigern Sie dann wieder die Dosis bis auf zweimal 60 Tropfen.

Teil 3: Die neue Heilmethode

Die Krankheit Zivilisationserkrankung

Wenn Sie das machen, was sie immer gemacht haben, werden Sie das bekommen, was sie immer bekommen haben. Die Frage ist: Sind Sie zufrieden mit dem, was sie bekommen haben?

Sind wir nicht alle froh in einer entwickelten, fortschrittlichen Zivilisation zu leben? Behütet und sicher im Schoß einer zivilisierten Welt und weit weg von den Plätzen auf dieser Erde, für die wir das Wort Zivilisation nicht oder noch nicht benutzen mögen. Weit weg auch von den Zeiten, wo sich unsere Ahnen auch in unseren Breitengraden ziemlich „unzivilisiertem" Verhalten gegenüber sahen. Damals konnten unsere Vorfahren unvermittelt mit rüdem Ton und grobschlächtigen Praktiken und Systemen konfrontiert werden, die sicherlich nicht das Prädikat *zivilisiert* verdient haben. Lebenskonzepte aus dieser Zeit finden wir noch heute als Redewendungen: „der Stärkere hat Recht" oder „friss Vogel oder stirb". Manchmal mag man jedoch zweifeln, ob diese Zeiten wirklich vorbei sind oder ob dieses rüde und unzivilisierte Gebaren nur hinter eine hoffähige Fassade gerutscht ist. Anderen Völkern und Kulturen die „Segnungen der Zivilisation" beizubringen, hat inzwischen einen mehr als fragwürdigen Beigeschmack bekommen. Die meisten dieser Segnungen lassen sich in die Sparte von destruktiven Modernisierungen einordnen: Milchpulver, Zucker, Süßstoffe, leere Nahrung, Insektizide, Pestizide, Plastiktüten und Plastikflaschen, Medikamente mit katastrophalen Nebenwirkungen, Schwermetalle, Fast Food, Elektrosmog, Mikrowellen bis hin zu der konstanten Berieselung mit Werbespots und drittklassiger Unterhaltung in den Medien.

Heilung kann nicht stattfinden, ohne Toxine zu entfernen

Auch das Wort „Zivilisationserkrankung" hat sich in unserem Sprachgebrauch wie selbstverständlich breit gemacht. Kaum jemand hinterfragt, was dieser Ausdruck eigentlich bedeutet. Es klingt so angenehm nach Kultur, Ordnung und gesittetem Benehmen. Fast möchte man aus der Anwendung des Begriffes „Zivilisationserkrankungen" heraushören, dass er der Preis für Kultur und gepflegtes Leben sei, den man in unserer fortschrittlichen Gesellschaft nun mal zu zahlen hat. Wer möchte schon freiwillig auf die Errungenschaften unserer Zivilisation verzichten und dafür das primitive Leben unserer Vorfahren oder das unzivilisierte Leben einiger Völker der heutigen Welt führen? Leider verbirgt sich hinter den Zivilisationserkrankungen ein Szenario, das ganz und gar nicht nach Kultur und gesittetem Benehmen aussieht. Es ist eher in der Kategorie einer barbarischen Ellenbogengesellschaf von „Fressen und Gefressenwerden" zu finden.

Wenn ganze Industriezweige wie die der Pharmaindustrie, Elektroindustrie und Lebensmittelindustrie trotz besseren Wissens über die Auswirkungen ihrer Produkte ihre Kunden vergiften und verstrahlen, so hat das mit Zivilisation im ursprünglichen Sinne nichts zu tun. Ein Mr. Rumsfeld, der seine Position in der amerikanischen Regierung ausnutzt und mit Panikmache vor der Vogelgrippe sein vollkommen nutzloses „Tamiflu" (er hält als Großaktionär den Löwenanteil der Herstellerfirma) mit Milliarden Profit verkauft, ist in meinen Augen nicht zivilisiert. Die Hersteller von Pestiziden und die Manager einer Lebensmittelindustrie, die diese verseuchten Produkte benutzen und damit in Kauf nehmen, dass Menschen erheblich Schaden nehmen, sind vielleicht clever zu nennen, aber nicht zivilisiert.

Politiker(innen), die Grenzwerte und Richtlinien nach Gutdünken der Lobbyisten festlegen, sind nicht mehr als Marionetten dieser Industriezweige. Eine Regierung, die Lebensmittel radioaktiv bestrahlen lässt und damit deren Lebenskraft abtötet, handelt unintelligent und nicht etwa fortschrittlich und zivilisiert. Ist die Pharmaindustrie zivilisiert zu nennen, wenn sie in Kauf nimmt, dass Säuglingen mit 6-fach Impfstoffen Quecksilber gespritzt wird, so dass es zu 33 Todesfällen (2003-2005) kommen konnte? Ist es zivilisiert, dass Menschen zeitlebens vergiftet werden und dann als pflegebedürftige Fälle in menschenunwürdige Altersheime zum Dahinsiechen abgeschoben werden? So gibt es Hunderte von Beispielen herzlosen, rohen und unkultivierten Verhaltens in unserer Zivilisation. Als Folge davon muss man leider festhalten, dass Vergiftung und Bestrahlung an allen Zivilisationserkrankungen zu einem hohen Prozentsatz beteiligt sind. Unsere Nahrungsmittel, unsere Medizin und der allgegenwärtige Elektrosmog sind heutzutage die Krankheitsursache Nr. 1 für Zivilisationserkrankungen.

Etwas ziviler Ungehorsam tut hier Not. Ich plädiere dafür, die Dinge beim Namen zu nennen.

Zivilisationserkrankungen
sind in
Wirklichkeit Vergiftungserkrankungen.

Im folgenden sind einige dieser Vergiftungserkrankungen näher erläutert. Lassen Sie sich durch die Auswahl auf einige wenige Krankheitsbilder nicht darüber hinwegtäuschen, dass fast jede Erkrankung in unserer heutigen Zeit von Medikamenten, Umweltgiften, toxischen Substanzen wie Schwermetallen, Lösungsmitteln, Petrochemikalien, Holzschutzmitteln, Pestiziden, Lebensmittelzusätzen, Süßstoffen, künstlichen Aromen und Geschmacksverstärkern entweder ausgelöst oder in seiner Heftigkeit verstärkt wird. Entgiftungsmaßnahmen sind immer und für jeden eine geeignete Maßnahme im Dienste Ihrer Gesundheit.

Jeder Schritt, den sie auf dem Weg der Entgiftung gehen, ist nicht nur wichtig, sondern absolut notwendig. Entgiftungsverfahren sind unentbehrlich zur Gesunderhaltung.

Sie haben nicht Alzheimer – Sie sind vergiftet!

Nichts ist so berührend und weckt in unseren Herzen so viel Optimismus und Hoffnung auf eine gute Zukunft, als ein Baby heranwachsen zu sehen. Seine Entwicklung und wie es die Welt erkundet, sich streckt und reckt um zu dem einzigartigen Wesen zu werden, für das es auf die Welt kam. Hingegen ist kaum etwas von so viel Hoffnungslosigkeit, Trostlosigkeit und Verzweiflung geprägt, einen geliebten Menschen in den Abgrund einer Alzheimererkrankung rutschen zu sehen, mit dem Verlust von Persönlichkeit, Klarheit, Logik, Selbstständigkeit und sozialen Bindungen.

Morbus Alzheimer gehört zur Gruppe der Zivilisationserkrankungen, die in den statistischen Erhebungen der Gesundheitsministerien auf der ganzen Welt einen rasanten Aufschwung genommen haben. Dabei spielen toxische Belastungen durch Umweltgifte eine immense Rolle. Schwermetalle, Pestizide und andere chemische Substanzen, Nahrungsmittelzusätze wie etwa Konservierungsstoffe, Farbstoffe, Geschmacksverstärker und künstliche Aromen sowie Süßstoffe sind heute die Regel bei fast jeder Mahlzeit, die nicht ausschließlich aus frischen Zutaten besteht und die mit dem Biosiegel gekennzeichnet sind. Die erwähnten, giftigen Substanzen sammeln sich in unserem Körper an und blockieren einen gesunden Stoffwechsel, indem sie die Andockstellen für Enzyme, Vitamine und Spurenelemente an den Zellmembranen und in den Zellen besetzen, und damit deren Funktionen boykottieren.

Morbus Alzheimer war vor 40 Jahren noch eine seltene Erkrankung. Heute ist sie nach Krebs, Herzinfarkt und Schlaganfall die bedrohlichste Krankheit in den Industrienationen. In Deutschland schätzt man 50 000 Neuerkrankungen mit Morbus Alzheimer, die jedes Jahr zu der Million bereits Erkrankter hinzukommen. Jeder dritte Mensch über 85 Jahre leidet heute bereits an Morbus Alzheimer, und man schätzt, dass im Jahr 2030 ungefähr 20 Prozent der Menschen über 65 an Morbus Alzheimer erkrankt sein wird. Wer jemals mit dieser Krankheit konfrontiert wurde, weiß, wie viel Unglück das nicht nur für die Erkrankten, sondern für die oftmals völlig überforderten Angehörigen bedeutet.

Von Seiten der Schulmedizin und der Pharmaindustrie hört man bedauerlicherweise nur schlechte Nachrichten. Der Pharmakonzern Pfizer kommt auf einen Umsatz von jährlich weltweit 1,3 Milliarden Dollar mit der Arznei „Aricept" mit dem Wirkstoff Donepezil, einem Acetylcholinesterase-Hemmer, um der „Vergesslichkeit" Herr zu werden und um „Pflegebedürftigkeit und Siechtum um Jahre hinauszuzögern", wie die Werbestrategen vollmundig in ihren Werbebroschüren versprechen. Im April 2005 veröffentlichte das „New England Journal of Medicine" die Ergebnisse einer Studie von Alzheimer-Experten mit 770 Probanten, die entweder Donezepil, Vitamin E oder ein Placebo, also eine unwirksame, als Medikament getarnte Substanz, bekamen. Ein geringfügiger Vorsprung von Donezepil in den ersten 12 Monaten war nach 3 Jahren völlig verpufft, so dass die Beurteilung für Donezepil wie auch für Vitamin E miserabel ausfällt. Wohlgemerkt war diese Studie – wie die SZ vom 14. April 2005 extra betont – zur Hälfte vom Hersteller „Esai" sowie vom Vertreiber „Pfizer" bezahlt und die Hälfte der Studienautoren erhielt Fördergelder oder Honorare von diesen Unternehmen. (Statistiken weisen nach, dass Studien, die von den entsprechenden Konzernen bezahlt werden, viermal(!) bessere Ergebnisse in die „richtige" Richtung der Geldgeber aufzeigen als die Studien, die unabhängig finanziert werden.)

Morbus Alzheimer zeigt sich im Krankheitsverlauf mit einer Reihe von typischen Symptomen, die alle mit dem Zerfall von Gehirnzellen einhergehen. Im späten Stadium sind bis zu 80% der Gehirnzellen zerstört und damit funktionsunfähig:

- Verlust des Kurzzeitgedächtnisses, später auch des Langzeitgedächtnisses, Denk- und Sprachverlust durch Schädigung der Großhirnrinde
- Verlust an emotionaler Kompetenz durch Schädigung des limbischen Systems – eines Bereiches im Gehirn, das für die jeweils individuelle Fähigkeit verantwortlich ist, mit Gefühlen umzugehen.
- Verlust an Selbstständigkeit für die alltäglichen Anforderungen des Lebens (Toilette, Zähneputzen, Waschen etc.)
- Verlust an sozialen Fähigkeiten (bis hin zum Nichterkennen der Familienmitglieder)
- Verlust an motorischen Fähigkeiten
- Tod nach ca. 10 Jahren

Obwohl die Ursachen noch nicht endgültig entschlüsselt sind, gibt es doch einige sehr interessante Faktoren, die mit dieser Krankheit in Zusammenhang stehen:

- Erhöhte Aluminiumaufnahme über das Trinkwasser mit Fluor. Dabei verbinden sich beide Stoffe (Aluminium und Fluor) zu Al-Trifluorid, das die Blut-Hirn-Schranke passieren kann. Damit kommt vermehrt Aluminium an und in die Gehirnzellen und zerstört sie.
- Mangel an Silizium, dem Gegenspieler von Aluminium. Dies erhöht die Aluminiumaufnahme. Silizium ist beispielsweise in Braunhirse in höherer Konzentration enthalten. Erhöhte Aluminiumaufnahme durch Aluminium in Deosprays, Deorollern und aluminiumhaltigen Salzen in Nahrungsmitteln (Backpulver, Rieselhilfen in Speisesalz, Kaugummi, Schmelzkäse, Wurstpellen usw.). Säuren von Tomaten- oder Sojasoße können größere Mengen Aluminium aus Aluminiumgeschirr herauslösen.
- Dennoch scheint Aluminium nur als Co-Faktor eine Rolle zu spielen. Man fand bei Alzheimer-Patienten erhebliche Belastungen mit Quecksilber, welche die Belastungen durch Aluminium noch übertrafen. Bereits kleinste Mengen Quecksilber können Zellschäden verursachen, die mit den auftretenden Zellschäden bei Alzheimer-Patienten identisch sind. Als Ursache der Quecksilberbelastung spielen der Zahnfüllstoff Amalgam und Substanzen in Impfstoffen herausragende Rollen. Leider stieg in den letzten Jahrzehnten der Gehalt an Quecksilber und anderen Giftstoffen in Hochseefisch gewaltig an. Vom Verzehr von Thunfisch, Makrele oder Lachs ist daher aus Sicht der Giftbelastung absolut abzuraten. In einigen neueren Studien erkennt man deutlich den Zusammenhang von langjährigen Quecksilberbelastungen und Morbus Alzheimer. Man verglich zwei Gruppen von Verstorbenen. In den Gehirnen der Menschen, die an Alzheimer verstorben waren fand man bis zu viermal erhöhte Quecksilber-Konzentrationen als in den Gehirnen der Vergleichsgruppe. Dabei waren besonders die degenerierten Gehirngewebe – die sogenannten Plaques – betroffen. Aluminium war zweifach erhöht, während die Konzentration von Vitamin B. 12, Zink und Selen im Nervenwasser (Liquor) zu niedrig war. Die Anwesenheit weiterer Schwermetalle wie Blei, Kupfer und Zink erhöht die Giftigkeit von Quecksilber im Gehirn um ein Vielfaches.

- Die natürlicherweise vorkommende Zitronensäure wird als künstliches Chemieprodukt sehr häufig in industrieller Nahrung verwendet. Hinter dem unverfänglichen Namen verbirgt sich ein Konservierungsstoff (E 330), der den Darm löchrig macht und damit die Aufnahme von Blei, Aluminium und anderen Toxinen fördert. Auch die Rückresorption von Quecksilber im Darm wird durch einen zu durchlässigen Darm gefördert. Außerdem spielt Zitronensäure eine unheilvolle Rolle beim Transport dieser Metalle durch die Blut-Hirn-Schranke und damit die Belastung der Gehirnzellen mit verschiedenen Toxinen, die wiederum Demenzerkrankungen wie Alzheimer auslösen oder verstärken können.
- Alzheimer-Patienten haben einen extrem niedrigen Vitamin-B 12 Gehalt in der Rückenmarksflüssigkeit. Das hat wiederum einen erhöhten Homocysteinwert zur Folge und begünstigt damit das Absterben von Gehirnzellen. (Bitte lesen Sie dazu die Ausführungen im Appendix B)
- Der Süßstoff Aspartam steht unter dem dringenden Verdacht, durch seine Bestandteile Asparginsäure, Phenylalanin und Methanol dazu beizutragen, dass Gehirnzellen zugrunde gehen.

Alzheimer - eine Umweltkatastrophe

Auch wenn man das hier beschriebene Wissen um die oben genannten Schadstoffe umsetzt und die Gefahrenquellen im Beruf und im täglichen Leben vermeidet, so ist man doch den Langzeitwirkungen der bereits aufgenommenen Schwermetalle und der anderen Umweltgifte ausgesetzt. Das Tückische an diesen Belastungen ist ja gerade, dass sie sich im Körper ansammeln und in den allerhäufigsten Fällen keine unmittelbar wahrnehmbaren Symptome auslösen. Erst wenn das berühmte Fass überläuft, zeigen sich Symptome oder Krankheitsbilder, die auch dann nicht plötzlich beginnen, sondern sich überwiegend schleichend entwickeln.

Elisabeth M., 67 Jahre, litt seit 2 Jahren an Vergesslichkeit und beginnenden Persönlichkeitsveränderungen sowie anderen Anzeichen von M. Alzheimer. Ihr Mann war bald emotional überfordert und suchte nach einer – wie er sagte – alternativen Möglichkeit, seiner Frau und damit auch sich selbst zu helfen. Der Homocysteinspiegel von Frau M. lag bei 14,7. Triglyceridgehalt war 260, HDL-Gehalt war 47, also ein TG/HDL-Quotient von 5,6. Nach zwei Monaten regelmäßiger Einnahme von täglich einer Kapsel Synervit sowie 10 g Vektor RxOmega (siehe Kapitel Produkte und Bezugsquellen) war der Hcy-Wert auf 11,5, der Quotient von TG und HDL auf 3,1 gesunken. Nach weiteren 2 Monaten sank der Hcy-Wert auf 9,8 und der TG/HDL auf 2,1. Elisabeth M. war wieder mehr die „alte", konnte sich besser erinnern, war nicht mehr so misstrauisch und konnte wieder wie gewohnt beim Einkaufen mit ihrem Geld umgehen, wie ihr dankbarer Mann bemerkte.

Typische erste Anzeichen sind dabei Gemütsschwankungen, depressive Verstimmungen, Gereiztheit, Vergesslichkeit und Konzentrationsstörungen sowie ein Nachlassen der Leistungsfähigkeit. Da diese ersten Symptome auch bei einer Vielzahl anderer Erkrankungen auftreten können oder rundweg als Alterserscheinungen abgetan werden, werden sie erfahrungsgemäß nicht mit Schadstoffbelastungen in Zusammenhang gebracht. Viele Menschen kompensieren diese ersten Befindensstörungen mit Kaffee, zuckerhaltigen Nahrungsmitteln, Zigaretten, Alkohol, manchmal auch mit purer Willenskraft. Erst wenn sich diese Zustände noch intensivieren und sich im Gewand von Depression, Burn-out-Syndrom, CFS (Chronic Fatique Syndrom, dem chronischen Müdigkeitssyndrom) oder verschiedenen Nervenerkrankungen zeigen, bringt man sie mit ernst zu nehmenden Krankheiten in Verbindung. Selten jedoch kommen die Patienten wie auch die behandelnden Heilberufe auf die Idee, dass es sich hierbei um Vergiftungen mit Schwermetallen und anderen chemischen Umweltgiften handeln könnte.

Was dem Gehirn wirklich hilft

Unser Gehirn ist so komplex, dass die Forschung immer wieder vor Rätseln steht. Verschiedene Areale des Gehirns stehen für bestimmte Aufgaben: Sprache, Gedächtnis, Gefühle, Hormonhaushalt, Bewegungskoordination,

Sinnesorgane und viele weiter Funktionen werden hier reguliert und koordiniert. In diese Mechanismen einzugreifen erfordert viel Respekt und immenses Wissen, gepaart mit Geduld und der Bereitschaft, mit neuen Erkenntnissen althergebrachte und scheinbar sichere Konzepte zu revidieren. Trotz der Komplexität der neurologischen Vorgänge hat man einige Erkenntnisse gewonnen, wie man die Gehirnfunktionen stärken kann und welche Faktoren das Gehirn schwächen.

1. Gute Durchblutung
Das Wichtigste für alle Gehirnfunktionen ist eine optimale Versorgung mit Sauerstoff, die nur über einen ausreichenden Blutfluss gewährleistet ist. Jede Zelle braucht Sauerstoff in den Mitochondrien, das sind die Energiefabriken innerhalb der Zelle, um dort den Treibstoff herzustellen. Der Treibstoff im Körper ist das ATP (Adenosin Tri-Phosphat). Auch wenn das Gehirn nur ungefähr 2 % des Körpergewichts beträgt, so gehen doch 25 % des gesamten Blutflusses zu diesem Organ. Fällt der Sauerstoffgehalt – und als Folge auch der ATP-Gehalt – unter eine kritische Marke, so beginnen die Gehirnzellen abzusterben. Wer einmal unter Luftnot litt, kennt die Panik vor dem Ersticken, und wie schnell das Gehirn bei Sauerstoffmangel seine Funktionen verliert. In kürzester Zeit treten Konzentrationsstörungen, Bewusstlosigkeit und Tod auf.

Neben den Möglichkeiten mit Bewegung, Atmung, Cayenne als Pulver oder Tinktur und anderen durchblutungsfördernden Präparaten, ist auch die Stärkung der „guten" und Verminderung der „schlechten" Gewebshormone, den sogenannten Eicosanoiden, ein hervorragender Weg, den Blutfluss zu steigern. „Schlechte" Eicosanoide verengen die Blutgefäße, während „gute" Eicosanoide die Arterien, Venen und Kapillaren erweitern und damit die Versorgung mit Sauerstoff verbessern. Die tägliche Einnahme von langkettigen Omega-3-Fettsäuren sorgt für die Bildung von „guten" Eicosanoiden, indem es die Bildung von Arachidonsäure unterbindet. Arachidonsäure ist ein Baustein für „schlechte" Eicosanoide.

> Gertrud M. (71), vergaß immer häufiger, wo sie ihren Schlüssel liegengelassen hatte. Außerdem beklagte sie die energetischen Löcher, die sie mehrmals am Tag ereilten. Dann wollte sie nur noch schlafen. In der Nacht jedoch schlief sie schlecht. Ohne sich die Dinge auf eine Zettel aufzu-

schreiben, brauchte sie sich gar nicht mehr zum Einkaufen zu begeben. Auch in die Praxis kam sie mit einem Block voller Fragen. Der Arzt diagnostizierte einen beginnenden M. Alzheimer, ohne sich genau festlegen zu wollen. Gertrud M. war ängstlich, da sie schon beim Mann einer Freundin den Verlauf dieser Erkrankung erlebt hatte.

Gertrud M. hatte für 22 Jahre einige Amalgamfüllungen, bevor sie sich vor 18 Jahren entschloss, diese Füllungen entfernen zu lassen. Sie hatte in früheren Jahren in einer Zahnarztpraxis gearbeitet, wo sie Amalgamfüllungen selbst zubereitet hatte und den Füllstoff für den Arzt mit den bloßen Händen zu kleinen Bällchen formte. Sie hatte bereits vor über 10 Jahren einmal mit eine 9-monatigen Schwermetallentgiftung mit Homöopathie und Chlorella-Tabletten gemacht.

Bei der Diagnose fand sich Silber-Amalgam zu hohen Anteilen in den Gehirnzellen, der Niere und in der Schilddrüse. Auch ihre roten Blutkörperchen waren hochbelastet. Ca. 15 Neurotoxine belasteten viele andere Organe.

Gertrude M. war sehr kooperativ, kaufte nur noch biologisch-organische Lebensmittel und verzichtete ganz auf ihren geliebten Hochseefisch als Mahlzeit. Die Entgiftung mit Biologo-Detox war ein voller Erfolg. Ihre Schlafstörungen waren die ersten Symptome, die verschwanden. Diagnostisch verbesserten sich ihre Werte in den ersten zwei Monaten um ca.50%. Getrud M. bekam nicht nur ihre Merkfähigkeit zurück, sondern auch ihren Unternehmungsgeist und ihre positive Grundstimmung.

2. Stabiler Blutzucker

Als zweite wichtige Grundlage - neben der Sauerstoffversorgung - braucht das Gehirn eine stabile, regelmäßige Versorgung mit Glukose in Form von Blutzucker. Auch dieser Nährstoff ist für die Bildung von ATP als unser Körpertreibstoff unerlässlich. Die kontinuierliche Versorgung mit Glukose erreicht man über die Insulinkontrolle. Kurz gesagt bedeutet das: Nehmen Sie Kohlenhydrate mit niedriger glykämischer Belastung. Kohlenhydrate sind die Nahrungsmittel, die irgendwann mal im Laufe ihres Daseins Wurzeln hatten, also alle Pflanzen. Aus den Körnern und Wurzeln dieser Pflanzen machen wir Menschen die hochglykämischen Nahrungsmittel: Brot, Nudeln, Zucker, Kartoffelbrei, Chips usw. Diese sollten Sie vermeiden und die faser- und wasserhaltigen Pflanzenteile essen: Gemüse, Blätter, Kräuter und Salate. Sorgen Sie auch für genügend Protein in jeder Mahlzeit. Proteine sind alle Lebensmittel, die einmal geschwommen, gelaufen oder geflogen sind oder von diesen Tieren stammen (und keine Wurzeln hatten!): Fisch, Fleisch, Geflügel, Eier, Milchprodukte.

Mit dieser Kombination halten Sie die Insulin-Glukagon-Achse in Balance. Dies sorgt für einen konstanten Blutzuckerspiegel für die nächsten vier bis fünf Stunden. Bitte lesen Sie die kurzen Anweisungen für eine ausgewogene Ernährung in diesem Buch.

3. DHA

DHA ist neben EPA der entscheidende Wirkstoff in Fischöl. Eine ausreichende Versorgung mit langkettigen Omega-3-Fettsäuren in Fischöl ermöglicht es den Gehirnzellen, neue neuronale Verknüpfungen zu formen und die bestehenden Verbindungen aufrechtzuerhalten. DHA liefert die Bausteine für die Neurotransmitter Dopamin und Serotonin. Der überwiegende Anteil der langkettigen Omega-3-Fettsäuren im Gehirn ist DHA und nur sehr wenig EPA. DHA - der Baustein der Zellmembranen - ist praktisch an jeder Gehirnfunktion beteiligt. Ohne entsprechende Versorgung kann es zu schwerwiegenden Erkrankungen kommen.

Dies führte zu Untersuchungen, die diesen Zusammenhang noch einmal verdeutlichen: Alzheimer Patienten haben einen doppelt so hohen Quotienten (nämlich 12) von Arachidonsäure zu EPA wie gleichaltrige, gesunde Menschen (nämlich 6). Daraus kann man schließen, dass die „Balance" der Eicosanoide bei Alzheimer Patienten gestört ist: zuviel „schlechte" und zu wenig „gute" Eicosanoide weisen auf eine Entzündung des Gehirns hin. Tatsächlich gilt Alzheimer neben der Belastung mit Schwermetallen und anderen Umweltgiften als eine „Entzündungskrankheit". Um Entzündungen zu verringern, bedarf es der Reduzierung von „schlechten" Eicosanoiden. Man erreicht das relativ einfach mit einer erhöhten Gabe von pharmazeutisch reinem Fischöl. Falls Sie nicht in Behandlung bei einem Heilpraktiker oder Arzt mit dem entsprechendem Fachwissen und einer Methode sind, Ihren individuellen Bedarf an Fischöl zu testen, empfehle ich folgende Strategie: Man startet mit 10 g Vektor RxOmega täglich. Der Triglycerid/HDL Quotient sollte zwischen 1 und 1,5 sein. Ist er nach einem Monat niedriger als 1 reduziert man die Einnahmemenge auf 2,5 g Vektor RxOmega. Ist er höher als 2, bleibt man bei der erhöhten Einnahme, bis der Wert zwischen 1 und 2 gefallen ist. Die Erhaltungsdosierung beträgt 2,5 g. Das entspricht 4 Kapseln Vektor RxOmega.

Was das Gehirn schwächt
Es ist besonders wichtig zu wissen, was das Gehirn in seinen so vielfältigen und wichtigen Funktionen belasten und damit schwächen kann. Hier die aus meiner Sicht fünf grössten Feinde des Gehirns.

1. Entzündung
Ein lange vernachlässigter Faktor, der heute mit vielen Erkrankungen in Zusammenhang gebracht wird, sind chronische Entzündungen. Ein Beispiel dafür ist Morbus Alzheimer. Entzündungen werden letztlich immer durch die erhöhte Produktion von „schlechten" Eicosanoiden ausgelöst. Aber auch entzündungsfördernde Cytokine – das sind Proteine, die von Immunzellen produziert werden – tragen zur Bildung von „schlechten" Eicosanoiden bei. Diese wiederum produzieren ebendiese Cytokine. So entsteht – sehr zum Schaden des Gehirns – ein Aufschaukeln der Entzündung. Ein bedeutender Beitrag, Entzündungen zu reduzieren, ist die Gabe von langkettigen Omega-3-Fettsäuren, besonders einem Anteil davon, dem EPA. EPA dämpft nicht nur die Produktion von „schlechten" Eicosanoiden, indem es die Bildung von Arachidonsäure verhindert. EPA reduziert auch die Erzeugung von Cytokinen.

2. Cortisol
Das Hormon Cortisol wird bei lange andauerndem Stress ausgeschieden. Stress bedeutet nicht nur seelischen oder körperlichen Stress, sondern auch chronische Schmerzen oder Entzündungen. Je mehr Stress auftaucht, umso mehr Cortisol produziert der Körper, um diesen Stress zu reduzieren. Unglücklicherweise sorgt ein Überschuss an Cortisol für den massiven Untergang von Gehirnzellen, speziell der Zellen im Hippocampus. Der Hippocampus ist ein Gehirnareal, das mit unserem Gedächtnis – vor allem dem Kurzzeitgedächtnis – in Zusammenhang steht. Neben chronischem Stress ist auch ein niedriger Blutzuckerspiegel ein möglicher

Auslöser für Cortisol. Wenn das Hormon Glukagon nicht ausreichend durch genügend Protein in der Mahlzeit stimuliert oder durch zu hohe Insulinausschüttung unterdrückt wird, springt Cortisol als Notnagel ein, um den Blutzuckerspiegel zu heben. Dies funktioniert zwar als Notfallstrategie, hat aber auf Dauer den Untergang von Gehirnzellen, und damit Gedächtnisverlust zur Folge.

In diesem Zusammenhang erklärt sich auch die Wichtigkeit von Stressabbau durch Entspannungstechniken, Meditation und ausreichend Bewegung als ein wichtiger Bestandteil gesunden Lebens. Wo kein Stress vorliegt und wo Stress auf natürliche Art abgebaut wird, braucht es auch keine Stressantwort des Körpers in Form von Cortisol. Langkettige Omega-3-Fettsäuren hemmen Entzündungen, indem sie die Eicosanoid-Balance herstellen, während eine ausgewogene Ernährung Insulin kontrolliert und so den Blutzuckerspiegel stabil hält. Da Entzündungen wie auch ein niedriger Blutzuckerspiegel vom Körper als Stress erlebt werden, fallen zwei wichtige Stressfaktoren bei entsprechender Ernährung weg. Das oben erwähnte Stressmanagement tut sein übriges, erhöhte Cortisolausschüttung zu verhindern.

3. Verlust von Schlüsselhormonen
Neurotransmitter sind die chemischen Verbindungen, die den Informationsfluss an den Kreuzungen von Nerven - den Synapsen - gewährleisten. Ohne eine ausreichende Menge an Neurotransmittern kann keine Reizweiterleitung stattfinden. Das Gehirn fährt dann seine Leistung auf ein Minimum herunter. Dabei spielen Dopamin als „Aktionshormon" und Serotonin als „Wohlfühlhormon" die dominierenden Rollen. Dopaminmangel erhöht die Wahrscheinlichkeit von motorischen Schwächen wie bei Parkinson sowie von Konzentrationsschwächen beispielsweise bei ADS, Hyperaktivität oder Legasthenie. Serotoninmangel hingegen macht Gemütserkrankungen wahrscheinlicher: Niedergeschlagenheit, pessimistische Lebenseinstellung, Depressionen oder Unruhe, Schlafstörungen, Gereiztheit und aggressives Verhalten. Zusammen mit der toxischen Belastung durch Schwermetalle, Pestizide und chemische Umweltgifte bilden Defizite von Neurotransmittern eine unheilige Union.
Die pharmazeutischen Konzerne erzielen höchste Umsätze mit ihren Medi-

kamenten für diese Krankheitsbilder. Neben vielen unangenehmen Vergiftungen, die gerne als Nebenwirkungen verharmlost werden, wie Impotenz und Libidoverlust, haben diese Arzneien leider noch einen Nachteil: wenn man einen der Neurotransmitter erhöht, wird der andere unterdrückt. Auch hier ist Fischöl die gute Nachricht. Hohe Dosierungen von langkettigen Omega-3-Fettsäuren erhöhen beide Neurotransmitter - Dopamin und Serotonin - gleichzeitig.

Das Auftreten der typischen Eiweiß-Plaques im Gehirn von Alzheimer Patienten ähnelt sehr den Ablagerungen an den Gefäßwänden von Arterien. Untersuchungen zeigen, dass Menschen mit genetischer Fehlcodierung – dem Polymorphismus am Apoliprotein-E - ein höheres Risiko nicht nur für Herzinfarkt, sondern auch für Alzheimer haben. Es zeigte sich auch, dass Menschen, die wegen ihres Herzinfarktrisikos Aspirin als Dauermedikation nehmen, seltener an Alzheimer erkranken. Hier bewahrheitet sich der alte Satz aus der Heilkunde: „Was gut ist für das Herz, ist auch gut für das Gehirn."

4. Schwermetallbelastung
An Alzheimer Erkrankte weisen einen doppelt so hohen Quecksilbergehalt im Blut gegenüber einer gleichaltrigen Kontrollgruppe auf. Bei der schon früh beginnenden Form einer Alzheimer Erkrankung konnte man sogar eine dreifache Erhöhung von Quecksilber im Blut feststellen. Je höher die Quecksilberbelastung im Blut war, umso höher war in der untersuchten Rückenmarksflüssigkeit auch die Beta-Amyloid-Peptid-Konzentration – die sich bei Alzheimer Kranken als sogenannte Plaques im Gehirn ablagern. Interessant ist auch der Zusammenhang zwischen bestimmten Transporteiweißen, der Quecksilberbelastung und dem Auftreten von Alzheimer. Das Apolipoprotein E, hat die Fähigkeit Schadstoffe wie beispielsweise Quecksilber im Gehirn zu binden und abzutransportieren. Bei Menschen, die ein hohes Maß dieser Transportproteine aufweisen, findet man kaum einmal Anzeichen von Morbus Alzheimer. Man zählt diese Menschen zur Untergruppe von Apo 2. Bei Menschen, die zur Untergruppe Apo 4 gehören, kann man fast keine dieser segensreichen Transportproteine nachweisen. Damit besitzen sie nur sehr geringe Fähigkeiten Quecksilber zu binden und zu eliminieren. Bei dieser Untergruppe findet man die weitaus höchste Rate an Alzheimer Kranken. Deren Plaques im Gehirn

wiesen eine 4-fach erhöhte Konzentration von Quecksilber zur Vergleichsgruppe auf. Eine Studie aus dem Jahre 2001 zeigt auf, dass allein Quecksilber das Wachstum und die Fähigkeit zur Verbindung mit anderen Nervenzellen verhindern kann. Quecksilber führt auch dazu, dass die feinen Verästelungen der Nerven degenerieren oder absterben.

Quecksilberbelastungen unterscheiden sich von anderen Schwermetallen durch eine besonders perfide Eigenschaft. Es kann den Stoffwechsel und damit die Lebensvorgänge aller Lebewesen schon bei geringsten Konzentrationen schädigen. Die festgelegten Grenzwerte für Quecksilber sind demzufolge völlig bedeutungslos. Was für Blei, Kupfer, Zink oder Zinn gilt – das Verhältnis von Dosis und Wirkung – ist für Quecksilber irrelevant. Auch hier gilt: Nicht die Theorie entscheidet, sondern die Praxis.

Fehldiagnose Altersdemenz

Demenz entsteht, wenn Gehirnzellen absterben. Funktionen des Gehirns werden demzufolge eingeschränkt oder kommen ganz zum Erliegen. Die häufigste Ursache für Demenz, neben Alzheimer, ist das Auftreten von vorübergehenden ischämischen Attacken (TIA), kleinen Schlaganfällen, die oftmals unbemerkt ablaufen. Sie entstehen durch das Zusammenkleben von Blutplättchen und verstopfen so den Durchfluss in den kleinen Blutgefäßen. Damit wird eine ausreichende Blut- und damit Sauerstoffzufuhr zu kleineren Gehirnarealen verhindert, mit der Folge, dass Gehirnzellen absterben. Auch wenn dies nicht so lebensbedrohlich wie ein großer Schlaganfall ist, so kann doch eine Anhäufung dieser TIAs zu größeren Ausfällen von Gehirnfunktionen führen: eine mehr oder weniger starke Demenz entwickelt sich.

Viele Patienten und Patientinnen, die als Alzheimer Erkrankte diagnostiziert waren, sind altersdement auf Grund von TIA´s. Eine quantenphysikalische Austestung und Diagnose zeigt dies sofort auf. Der Arachidonsäure/EPA Quotient ist bei Patienten mit Altersdemenz - ähnlich wie bei Alzheimerpatienten- entsprechend hoch: Der Wert beträgt 11 im Vergleich zu Kontrollgruppen gesunder Altersgenossen, die einen Wert von 6 aufweisen.

Herrmann Sch. (67) fühlte sich seit 10 Jahren überlastet. Er leitete immer noch sein Unternehmen mit 45 Mitarbeitern. In letzter Zeit hatte er sich immer mehr in sein Büro zurückgezogen, da er nicht wollte, dass seine Vergesslichkeit auffiel. Manchmal konnte er sich nicht an den Namen eines langjährigen Mitarbeiters erinnern, manchmal vergaß er alltägliche Worte. Er wollte aber auch nicht aufgeben und sich aufs Altenteil begeben.

Herrmann Sch. hörte zum erstenmal von Schwermetallen und Elektrosmog als mögliche Ursachen und war anfangs skeptisch. Als rationaler Mensch hatte er gelernt, nur Fakten zu vertrauen. Die Fakten meinerseits überzeugten ihn, die Entgiftungsmaßnahmen zu versuchen. Außerdem konnte er auf der Leinwand in der Praxis mitverfolgen, was die Austestung ergab: massive Neurotoxinbelastung in den Gehirnzellen. Nebennieren, Leberzellen und Prostata. Er war bereit, sein DECT-Telefon gegen ein Schnurtelefon auszutauschen.

Sein Einsatz wurde belohnt. Schon nach 6 Wochen begann er wahrzunehmen wie sein Gehirn wieder besser arbeiten konnte. Das motivierte ihn Biologo-Detox dauerhaft einzunehmen. „Die beste Investition, die ich je gemacht habe." sagte er bei seinem letzten Termin. Herrmann Sch. leitet bis heute sein Unternehmen.

Auch bei dieser Art von Demenz haben sich Insulinkontrolle durch ausgewogene Ernährung und hohe Dosierung von Fischöl als großartige Hilfsmittel erwiesen, da sie die Bausteine für neue neuronale Vernetzung liefern und somit zur Wiederherstellung von Gehirnfunktionen beitragen. Weiterhin verhindern Insulinkontrolle und Fischöl spätere TIAs und damit das Fortschreiten der Altersdemenz. Auch Schwermetalle wie Quecksilber und Blei tragen zur Plaquebildung in den Gefäßen bei und damit zur Arteriosklerose. Die Entgiftungsmethoden, wie sie in diesem Buch vorgestellt werden, können verhindern, dass sich die Kapillaren verschließen.

Alzheimer – auch eine Mangelerkrankung

Wie bei vielen anderen Erkrankungen kann auch Alzheimer durch Mangelerscheinungen ausgelöst, geprägt oder gefördert werden. So ist der Folsäuremangel in Europa und Nordamerika der häufigste Vitaminmangel überhaupt. Er kann zu einem erhöhten Homocysteinspiegel führen. Es gibt verschiedene Ursachen für Mangelerscheinungen trotz des vermeintlichen Überangebots an Nahrungsmitteln. Viele der Gründe können Sie im Appendix B nachlesen.

Bei vielen chronischen Erkrankungen geht man heutzutage davon aus, dass sie auch durch eine Infektion mit verschiedenen Erregern hervorgerufen werden. Gemeint sind hier Viren, Bakterien, Pilze sowie Mycoplasmen. Da diese Erreger mit den bisherigen Diagnosemethoden nur schwer oder gar nicht nachzuweisen waren, wurde diese Ursache schlichtweg negiert. Oftmals halten sich diese Erreger in schwer zugänglichen Plätzen wie toten Zähnen, Kieferknochen, Bandscheiben als Herde auf oder das Immunsystem hat sich mit dem Eindringling arrangiert. Es erkennt die Erreger nicht mehr als körperfremd und behandelt sie wie die Bakterien in der Darmflora: als Freunde. Durch energetische Austestungen, die von naturheilkundlich ausgerichteten Ärzten, Zahnärzten oder Heilpraktikern schon seit einigen Jahrzehnten vorgenommen werden, konnten diese Erregerbelastungen schon lange nachgewiesen werden. Erst seitdem auch die medizinische Wissenschaft einen Test entwickelt hat – den Polymerase-Chain-Reaction-Test (PCR-Test) – hat sie diese „Erregertheorie" bestätigt. Bedauerlicherweise ist dieses Umdenken – obwohl jetzt mit harten Fakten belegbar – noch nicht bei allen angekommen.

Der Boden für diese Infektanfälligkeit wird häufig durch die massive toxische Umweltbelastung und durch den Elektrosmog gelegt. Eine Ausleitung der Giftstoffe, die Sanierung von Zahnherden und therapeutische Anwendungen gegen die Erreger gehen in einer guten Behandlung Hand in Hand. Bei Morbus Alzheimer werden besonders häufig folgende Erreger zugeordnet: verschiedene Viren und Bakterien aus dem Mundraum, Mycoplasmen und Zerfallsgifte von Zahn- und Kieferherden (Tioäther), Clamydia pneumonia.

Was können Sie tun, um das Risiko, an Morbus Alzheimer oder Altersdemenz zu erkranken, so gering wie möglich zu halten?

entgiften statt vergiften

- Beginnen Sie mit Biologo-Detox die Schwermetalle, Petro-Chemikalien, Lösungsmittel, Insektizide, Pestizide und andere chemischen Toxine auszuleiten!
- Lassen Sie sich von einem dafür ausgebildeten Arzt oder Heilpraktiker auf Umweltgifte untersuchen und ergreifen Sie Maßnahmen zur Reduzierung von Toxinen aus Ihrer täglichen Umwelt!
- Lassen Sie sich von einem dafür ausgebildeten Zahnarzt auf Infektionen an Zähnen, toten Zähnen mit Wurzelfüllungen, auf Zahnherde und Herde im Kieferknochen testen!
- Testen Sie Ihren Homocysteinspiegel. Bei einem Hcy-Wert höher als 8 versorgen Sie sich mit Vitamin B 6, B 12 und Folsäure mit täglich einer Kapsel „Synervit" (siehe unter Präparate und Produktempfehlungen).
- Senken Sie das Risiko für Entzündungen im Körper und versorgen Sie sich mit ausreichenden Mengen an pharmazeutisch reinen, langkettigen Omega-3-Fettsäuren aus Fischöl (siehe unter Präparate und Produktempfehlungen). Hier sei noch einmal betont, dass die kurzkettigen Omega-3-Fettsäuren aus Pflanzenölen (Leinöl usw.) die langkettigen Omega-3-Fettsäuren nicht ersetzen können.
- Vermeiden Sie entzündungsfördernde Omega-6-Öle wie Sonnenblumenöl, Distelöl, Maiskeimöl, Sojaöl und Margarine. Verwenden Sie Olivenöl, Rapsöl, mittelkettige Fettsäuren wie Kokosöl in VCO-Qualität. Verwenden Sie kein Palmfett oder minderwertiges Kokosöl!
- Nehmen Sie täglich Vektor-NADH (s. Produktempfehlungen).
- Nehmen Sie Vektor-Nattokinase, (siehe Präparate und Produktempfehlungen)!
- Nehmen Sie bei ersten Demenzanzeichen (wie etwa schlechteres Hören) Polytamin (siehe Präparate und Produktempfehlungen).
- Stärken Sie Ihre Darmflora, um Ihre Versorgung mit allen Nährstoffen

sicherzustellen und eine gute Barriere gegen Giftstoffe aufzubauen! Nehmen Sie regelmäßig oder als Kur „Nature's Biotics" (siehe unter Präparate und Produktempfehlungen)!
- Üben Sie Kontrolle über Ihren Insulinspiegel aus, indem Sie ausbalancierte Mahlzeiten zu sich nehmen mit genügend Eiweiß, niederglykämischen Kohlenhydraten und den oben erwähnten guten Fetten und Ölen.
- Vermeiden Sie den Süßstoff „Aspartam", z.B. als „Nutrasweet", und den Geschmacksverstärker „Glutamat"!
- Vermeiden Sie den Konservierungsstoff „Zitronensäure" (E 330)!
- Vermeiden Sie Zucker!
- Vermeiden Sie Soja-Produkte wie Tofu, Sojamilch, Soja-Joghurt, Soja-Burger, Soja-Würstchen und Soja-Aufstriche sowie Sojaöl und Sojamehl!
- Vermeiden Sie schwermetallbelastete Speisen (leider auch Hochseefisch oder billige, ungereinigte Fischöle oder Lebertran)
- Vermeiden Sie Aluminium in Kochgeschirr, Salz (als Rieselhilfe) oder in Deorollern usw.
- Umgehen Sie Impfungen (auch als quecksilberfrei deklarierte Impfmittel können Quecksilber enthalten, da bei der Fertigung verwendetes Quecksilber nicht deklariert werden muss)!
- Trainieren Sie Ihren Körper regelmäßig 3-5 Stunden wöchentlich!
- Lassen Sie Ihren Schlafplatz, Ihren Arbeitsplatz und Plätze, an denen Sie sich viel aufhalten, auf Elektrosmog untersuchen. Entfernen Sie Elektrogeräte aus Ihrem Schlafzimmer, schnurlose Telefone mit DECT oder GAP Standard aus der Wohnung und Mikrowellenherde aus der Küche. Elektromagnetische Belastungen weichen die Blut-Gehirn-Schranke auf, so dass neben anderen Funktionsstörungen auch vermehrt Giftstoffe und Schwermetalle ins Gehirn gelangen können.
- Trainieren Sie Ihr Gehirn regelmäßig!

Sie haben keine Arthritis – Sie sind vergiftet!

Arthritis ist der Sammelbegriff für die Entzündung eines oder mehrerer Gelenke. Die Entzündung ist die Reaktion des Gelenkes auf bestimmte mechanische, bakterielle, virale, chemische oder thermische Reize. Man erkennt Arthritis durch ein oder mehrere der folgenden Symptome: Schmerzen, Wärme, Schwellungen, Steifigkeit, Deformation der ursprünglichen Form und Gestalt des Gelenkes oder/und einer eingeschränkten Beweglichkeit. Arthritis kann sowohl akut wie auch chronisch auftreten. Schmerzen und Bewegungseinschränkungen gehören zu den am meisten verbreiteten Beschwerden im Alter. Bei mehr als einem Viertel unserer Bevölkerung wird Osteoarthritis, rheumatoide Arthritis oder eine der folgenden verwandten Krankheitsbilder diagnostiziert: Fibromyalgie, Polyarthritis, Gicht, Lupus, Psoriasis oder Reiters Syndrom. 10 Millionen Menschen leiden in der Bundesrepublik derzeit an rheumatischen Erkrankungen, 3 Millionen davon an schweren Verlaufsformen. Chronische Gelenksentzündungen zählen zu den typischen Stoffwechselerkrankungen, die demzufolge – wie alle Stoffwechselstörungen - auf eine Umstellung der Ernährungsgewohnheiten gut ansprechen.

Mehr als 40% aller Menschen, die über 65 Jahre alt sind leiden an chronischen Gelenkschmerzen. Bei der Arthrose handelt es sich um einen chronisch-degenerativen Abbau-Prozess des hyalinen Knorpels und der Synovia, später des Knochens und schließlich des Gewebes, das um die Knochen liegt. Der Knorpel an unseren Gelenken besteht aus einem weißen, weichen und ziemlich biegsamen Bindegewebe. Er wird nicht über Blutgefäße versorgt, sondern über einen Austausch mit der Flüssigkeit, die ihn umgibt. Diese so genannte Synovialflüssigkeit ist eine etwas zähflüssige, glitschige Substanz. Im Volksmund nennt man sie „Gelenkschmiere". Gesunde und gut geschmierte Gelenke bewegen sich wie bei Kindern vollkommen „reibungslos", da der Knorpel wie ein Stoßdämpfer das gesamte Gewicht abfängt. Erhöht sich das Gewicht und die Beanspruchung dauerhaft, so wird von dieser Knorpelschicht mehr abgenutzt, als der Körper erneuern kann. Übergewicht, Verletzungen des Bewegungsapparates mit anschließender Fehlhaltung bzw. falschen Bewegungsabläufen zählen demzufolge zu den häufigsten mechanischen Ursachen für eine Osteoarthritis. Arthritis hat aber auch noch andere Ursachen:

- Übersäuerung durch Fehlernährung mit Zucker, konzentrierten Kohlenhydraten und zuviel tierischem Eiweiß
- Toxinbelastung mit Schwermetallen und Neurotoxinen
- Rauchen
- Alkohol
- Eiterherde im Körper, vor allem aber an den Zähnen, Zahnwurzeln und/oder in den Kieferknochen
- Vorschädigung durch Viren, Bakterien oder Pilzbefall (Mycoplasmen, Clamydien, Borrelien)
- Emotionaler Stress

Schmerz ist keine Krankheit, sondern ein Symptom. Schmerz erinnert uns daran, dass irgendetwas im Organismus aus der Balance geraten ist. So weisen plötzlich auftretende, akute Schmerzen auf Blockaden im Energiefluss hin: Verletzungen, Gallensteine oder Nierensteine, die den Fluss von Galle beziehungsweise Harn blockieren, Herzinfarkt, Hexenschuss und andere. Darauf folgen – manchmal chronische – Schmerzen, die fast immer auf eine Infektion mit Entzündungen des Körpergewebes durch Viren und Bakterien oder eine Toxinbelastung zurückzuführen sind. Nur blitzartige, stechende Schmerzen weisen im übrigen auf eine mechanische Ursache hin, während man bei brennenden, ziehenden oder dumpfen Dauerschmerzen praktisch immer auf eine Toxinbelastung schließen kann. Die toxischen Schmerzen bleiben über Jahre, während sich die akuten Schmerzen nach spätestens 6-8 Wochen von alleine regulieren und verschwinden. Eine toxische Ursache übertrifft die mechanischen Ursachen für Rücken- und Gelenkschmerzen bei weitem (ca. 80 % zu 20 %).

> Heike St.(38) wachte seit 1 Jahr morgens immer mit Rückenschmerzen auf. Sie verschwanden im Laufe des Tages wieder. Die Schmerzen im rechten Knie und in der rechten Schulter aber verstärkten sich im Laufe des Tages. Heike glaubte immer an einen Zusammenhang mit ihrer Arbeit als Sekretärin. Sie hatte schon einige Körpertherapien hinter sich, die ihr kurzzeitig Hilfe brachten. Die Schmerzen hatten sich aber auf den Stand von ca. 80% von vorher eingependelt und stagnierten dort.
> Eine Austestung ergab eine Herdbelastung an den Zähnen und eine Schwermetallvergiftung in den Nerven sowie im Bindegewebe. Die

> Störfeldbeseitigung zweier Zähne brachten einen weiteren Schub nach vorne und die Symptomatik stagnierte wiederum, diesmal auf 50 %.
> Die Entgiftung mit Biologo-Detox brachten den Durchbruch. Innerhalb weniger Monate war Heike St. schmerzfrei. Sie macht weiterhin ihre Körperübungen, die ihr der Osteopath gezeigt hatte.

Erregerbelastung und Toxine sind hauptsächlich im Bindegewebe zu finden. Obwohl man die Ursachen für chronische Schmerzen mit den Untersuchungsrastern westlicher Medizin oft nur schwer oder gar nicht diagnostizieren kann, sind Schmerzen sehr real. Sie kosten Kraft und können ganz erheblich die Lebensqualität mindern. So ist seit Jahrhunderten eines der wichtigsten Ziele der Mediziner, Schmerzen wirksam zu bekämpfen. Die Mittel, die uns bisher zur Verfügung standen, haben bedauerlicherweise massive Nebenwirkungen durch Vergiftung und wirken nur symptomatisch und nicht ursächlich. Einige Schmerzmittel sind Narkotika wie Morphium oder Marihuana, die mit verändertem Bewusstsein einhergehen, andere Mittel wie Cortison unterdrücken als Folge das Immunsystem. Außerdem können sie zur Verschlechterung von Gehirnfunktionen, zu Osteoporose und Diabetes führen.

Da Schmerzmittel selbst toxische Substanzen sind tragen sie zur Giftbelastung bei und verschlechtern die Gesamtsituation erheblich. Wer akute Schmerzen, die beispielsweise durch Fehlbelastungen im Sport oder durch Unfälle aufgetreten sind mit Schmerzmitteln therapiert, sollte unbedingt Sorge tragen, diese giftigen Medikamente danach wieder zu entgiften. Sonst besteht die Gefahr, sich Patienten mit chronischen Schmerzen zu „züchten". Dies mag durchaus im Sinne der Pharmakonzerne sein, widerspricht aber jeglicher Ethik eines Heilberufs.

Falls jedoch eine akute, schmerzhafte Notfallsituation mit Schmerzmittel behandelt wird sollte folgendes beachtet werden. Mit dem hier im Buch empfohlenen Entgiftungspräparat Biologo-Detox sollte man direkt nach einer abgeschlossenen Schmerztherapie mit allopathischen Medikamenten beginnen. Abzuraten ist die gleichzeitige Gabe von Schmerzmittel und Biologo-Detox, da das Micro-Chlorella die Medikamente als Gifte erkennt und sehr effektiv neutralisiert. Sollte es dennoch notwendig sein beides zu kombinieren, so sollte man zuerst Biologo-Detox einnehmen, die Blase zweimal entleeren und dann erst das erforderliche Schmerzmittel nehmen.

Um zu verstehen, auf welche Weise Mittel wie Cortison, Aspirin oder andere nicht-steroidale Entzündungshemmer wirken, muss man sich die Bedeutung der „schlechten" Eicosanoide bei Entzündungen ins Gedächtnis rufen. Cortison, eines der stärksten Schmerzmittel, dezimiert undifferenziert beide Arten von Eicosanoiden und hemmt dadurch nicht nur die Entzündung, sondern auch alle Funktionen der „guten" Eicosanoide. Das erklärt die gravierenden Nebenwirkungen von Cortison. Vom Ruf dieses Wundermittels in den fünfziger Jahren ist bei vielen Ärzten und Patienten nicht viel übrig geblieben.

Aspirin und Advil reduzieren dagegen nur bestimmte Arten der Eicosanoide (Aspirin zum Beispiel nur Eicosanoide namens Prostaglandin und Thromboxan). Immerhin eliminieren sie die „schlechten" Eicosanoide etwas schneller als die „guten" Eicosanoide. Die Nebenwirkungen dieser Schmerzmittel sind nicht so schwerwiegend, dafür wirken sie – gerade bei massiven Schmerzen – nicht so schnell und durchgreifend wie Cortison.

Ein guter naturheilkundlicher Ansatz zur Schmerzreduzierung sind die langkettigen Omega-3-Fettsäuren. In den 1980er Jahren wurde Fischöl als neue Wunderkur für Arthritis gehandelt. Obwohl man damals nur ein zwar gereinigtes, aber dennoch nicht konzentriertes Fischöl verwendete, wurden sehr ermutigende Resultate erzielt. Den Durchbruch zur Behandlung konnte man erst mit pharmazeutisch reinen und hochkonzentrierten, langkettigen Omega-3-Fettsäuren erzielen, wenn sie in Dosierungen von 5 g und mehr gegeben wurden. Wo immer Krankheiten oder Schmerzen auftauchen, die durch Entzündungen ausgelöst werden, kommt es zu einer Überproduktion von „schlechten" Eicosanoiden, wie Prostaglandine oder Leukotriene. Während die erwähnten Schmerzmittel - Cortison, Aspirin und andere entzündungshemmende Drogen - die Enzyme zur Bildung „schlechter" Eicosanoide hemmen, reduzieren die langkettigen Omega-3-Fettsäuren die Bildung von Arachidonsäure, dem Baustein für „schlechte" Eicosanoide. Der Ansatz zur Schmerzbekämpfung durch langkettige Omega-3-Fettsäuren beginnt also noch eine Stufe früher als bei Schmerzmitteln. Fischöl verringert das Ausgangsmaterial, mit dem die schmerzfördernden Eicosanoide gebildet werden. 90% der Schmerzreduzierung werden durch erhöhte Gaben von langkettigen Omega-3-Fettsäuren erreicht, während die Insulinkontrolle für die weiteren 10 % verantwortlich ist.

Magda S. litt an Arthritis seit 6 Jahren. Hauptsächlich waren Ihre beiden Knie und der rechte Knöchel betroffen. Da sie als Diabetikerin darauf angewiesen war, sich zu bewegen traf sie die Bewegungseinschränkung um so mehr. Sie kämpfte sich trotz der Schmerzen durch den Alltag und bemühte sich, jeden Tag zweimal eine von ihr abgesteckte Strecke zu laufen. Das fiel ihr allerdings jeden Tag schwerer. Sie ernährte sich bereits ziemlich entsprechend den Ernährungsrichtlinien für Diabetiker. Die einzige Veränderung, die sie auf mein Anraten vornahm, war die Einnahme von Fischöl (Vektor RxOmega) und die Verwendung von Kokosöl in VCO-Qualität, um damit die Nebenschilddrüse zu stärken. Die Nebenschilddrüse ist mitverantwortlich für Knochenaufbau und reagiert sehr positiv auf die Fettsäuren in Kokosöl. Ich stellte sowohl in der Nebenschilddrüse wie auch an Knorpel- und Knochengewebe eine massive toxische Belastung von Blei und Quecksilber fest. Die Entgiftung mit Biologo-Detox und die Einnahme von Vektor-Lycopin (siehe Präparate und Produktempfehlungen) brachte innerhalb von 1 1/2 Monaten eine große Entlastung. Magda S. konnte sich bald wieder besser bewegen und war ein halbes Jahr nach Beginn der Entgiftung fast schmerzfrei. Gelegentliche Episoden von Gelenksteifigkeit erinnern sie daran, die Entgiftung fortzusetzen.

Viele Menschen mit schmerzhaften Arthritisformen, Fibromyalgie, Lumbalgie, Gicht, und andere entzündlichen Erkrankungen reagieren sehr positiv auf eine hohe Dosierung (10-25 g) langkettiger Omega-3-Fettsäuren. Dabei sollten diese Dosierungen (3-4 mal 2,5 g-6 g) über den Tag verteilt mit den Mahlzeiten gegeben werden. Nach 5 Tagen macht man eine zweitägige Pause. Dies wird in diesem Einnahmerhythmus über 3 Wochen fortgeführt. Dann wird die Einnahme für eine Woche ganz ausgesetzt. Diese Abfolge sollten Sie mindestens dreimal wiederholen. Im Erfolgsfall kann dieses Einnahmeschema beliebig oft wiederholt werden.

Blei in den Gliedern

Da das Bindegewebe als Zwischenlager für Stoffwechselschlacken, Toxine und Säuren fungiert, ist zu erwarten, dass sich eine Überlastung des Bindegewebes gleichsam als Giftmülldeponie mit Steifigkeit, Schmerzen und Entzündung äußert. Genauso ist es auch. Klassischerweise gehören

Schmerzen an den Gelenken und Bewegungseinschränkungen zu den Indikatoren für toxische Belastungen (Siehe auch den Testfragebogen oder die Liste der Erkrankungen im Appendix A). Für den Laien ist es nicht gleich ersichtlich, dass auch die Wirbelsäule aus einer langen Reihe von Gelenken besteht (und nicht etwa ein langer biegsamer Knochen ist!), die bei Toxinbelastungen durch Zahnreparaturstoffe und Zahnersatz schwerste Krankheitsbilder erzeugen kann. Chronische Polyarthritis zählt als Gelenkrheuma zu diesen Krankheitsbildern, wobei die Innenhaut der Gelenke angegriffen wird. Die chronische Polyarthritis zählt zu den Autoimmunerkrankungen. Das sind Erkrankungsformen, bei denen das Immunsystem seine eigenen Zellen mit feindlichen Zellen verwechselt und sie angreift. Für das Verständnis vom Autoimmunerkrankungen und seine Ursachen ist es wichtig ein paar Zusammenhänge zu begreifen.

In den Zellmembranen befinden sich eine Vielzahl verschiedener Proteine oder Zucker-Proteinverbindungen als Andockstellen für Enzyme und Hormone. So gibt es beispielsweise eine Andockstelle für Insulin, um den Blutzucker mithilfe dieses Hormons in die Zelle zu schleusen. Es gibt auch ganz bestimmte Erkennungsmarken, an denen die „Polizisten" des Immunsystems erkennen können, ob es sich um einen Freund oder einen Feind handelt. Ein Schwermetall – beispielsweise Quecksilber – kann an solch eine Eiweißstruktur in der Zellwand andocken, sie zerstören und damit die Kennung von „körpereigen" zu „körperfremd" verändern. So in die Irre geführt greift das Immunsystem nicht nur das Quecksilber selber (dafür ist es zu klein) oder das Quecksilber-Eiweiß-Molekül an, sondern gleich die ganze Zelle und zerstört sie. Das Silber selber, das bei den Amalgam-Legierungen 20 bis 33% ausmacht, spielt bei diesem Vorgang ebenfalls eine aktive Täterrolle. Schon geringste Mengen Quecksilber- oder Silberpartikel, die sich durch Abrieb beim Kauen oder Säureeinwirkung bestimmter Nahrungsmittel aus den Amalgamplomben lösen, sind ausreichend, um solche Autoimmunerkrankungen auszulösen. Da die metallischen Toxine schon weit unter den festgesetzten Grenzwerten destruktiv wirken können, fallen sie bei etwaigen Tests nicht auf oder sie werden als zu gering für eine mögliche Krankheitsursache abgetan. Ergebnisse aus Testreihen zeigen regelmäßig eine massive Erhöhung des Quecksilbers Stunden nach jeder Mahlzeit im Speichel wie auch im Blut.

Es gibt einige sehr interessante Zusammenhänge zwischen Quecksilberbelastung und chronischen Schmerzen. So konnte Dr. med. D.Klinghardt, der einige Jahre eine Schmerzklinik in Santa Fe (USA) geleitet hatte, bei fast allen Patienten mit chronischen Schmerzen eine Quecksilberbelastung feststellen. Der Nachweis wurde über beträchtlich erhöhte Quecksilberwerte beim Ausatmen dieser Patienten festgestellt. Sogar bei Patienten ohne bestehende (aber frühere!) Amalgamfüllungen wies die Atemluft zu einer Vergleichsgruppe ohne chronische Schmerzen erheblich höhere Konzentrationen an Quecksilber auf.

Auch bei Fibromyalgie sind Ablagerungen von Quecksilber in den Muskelfaszien, Sehnenansätzen und am autonomen Nervensystem für die Symptomatik ursächlich beteiligt. Neben der Schwermetallvergiftung auch durch andere Metalle entsteht hier ein fruchtbarer Boden, in dem sich chronische Infektionen, beispielsweise durch den Herpes-Virus, leicht breit machen können. Auch hier konnte Dr. med. D.Klinghardt durch eine Quecksilber-Ausleitung alle seine Patienten (über 1000) innerhalb von nur vier Monaten heilen.

Bei vielen chronischen Erkrankungen geht man heutzutage davon aus, dass sie auch durch eine Infektion mit verschiedenen Erregern hervorgerufen werden. Gemeint sind hier Viren, Bakterien, Pilze sowie Mycoplasmen. Da diese Erreger mit den bisherigen Diagnosemethoden nur schwer oder gar nicht nachzuweisen waren, wurde diese Ursache schlichtweg negiert. Oftmals halten sich diese Erreger in schwer zugänglichen Plätzen wie toten Zähnen, Kieferknochen, Bandscheiben als Herde auf. Manchmal hat sich das Immunsystem mit dem Eindringling arrangiert. Es erkennt dann die Erreger nicht mehr als körperfremd. Durch energetische Austestungen, die von naturheilkundlich ausgerichteten Ärzten, Zahnärzten oder Heilpraktikern schon seit einigen Jahrzehnten vorgenommen werden, konnten diese Erregerbelastungen schon lange nachgewiesen werden. Erst seitdem auch die medizinische Wissenschaft einen Test entwickelt hat – den Polymerase-Chain-Reaction-Test (PCR-Test) – hat sie diese „Erregertheorie" bestätigt. Bedauerlicherweise ist dieses Umdenken – obwohl jetzt mit harten Fakten belegbar – noch nicht bei allen angekommen.

Der Boden für diese Infektanfälligkeit wird häufig durch die massive toxische Umweltbelastung und durch den Elektrosmog gelegt. Eine

Ausleitung der Giftstoffe, die Sanierung von Zahnherden und therapeutische Anwendungen gegen die Erreger gehen in einer guten Behandlung Hand in Hand. Bei der Polyarthritis werden besonders häufig folgende Erreger zugeordnet: Clamydia trachomatis, Borrelien, Mycoplasmen.

Was können Sie tun, wenn Sie an Arthritis oder Arthrose erkrankt sind? Was können Sie selbst tun, um das Risiko für Schmerzen am Bewegungsapparat so gering wie möglich zu halten?

entgiften statt vergiften

- Beginnen Sie mit Biologo-Detox die Schwermetalle, Petro-Chemikalien, Pestizide, Insektizide, Lösungsmittel und andere chemischen Toxine auszuleiten!
- Lassen Sie sich von einem dafür ausgebildeten Arzt oder Heilpraktiker auf Umweltgifte untersuchen und ergreifen Sie Maßnahmen zur Reduzierung von Toxinen aus Ihrer täglichen Umwelt!
- Lassen Sie sich von einem dafür ausgebildeten Zahnarzt auf Infektionen an Zähnen, toten Zähnen mit Wurzelfüllungen, auf Zahnherde und Herde im Kieferknochen testen!
- Wenden Sie eines der erfolgreichsten Therapiegeräte bei Erregerbelastung an, den PowerQuickZap bzw. die Powertube!
- Testen Sie Ihren Homocysteinspiegel. Bei einem Hcy-Wert höher als 8 versorgen Sie sich mit Vitamin B 6, B 12 und Folsäure mit täglich einer Kapsel „Synervit" (siehe Produktempfehlungen).
- Nutzen Sie unbedingt die Kraft von Vektor-Lycopin (s. Produktempfehlungen).
- Bewegen Sie sich! Die alte Weisheit „Wer rastet, der rostet" stimmt zu 100% für Ihre Knochen und Gelenke. Trampolinschwingen ist besonders sanft (siehe unter Produktempfehlungen), oder jegliche Form von Bewegung mit oder ohne Geräte ist absolut notwendig.
- Fast jede traditionelle Naturheilweise bewegt Ihren Kreislauf: Kneippsche Wasseranwendungen, Massagen, Bürstenmassagen, Sauna, heißkalte Wechselduschen und -bäder, Heubäder, Fangopackungen,

Einreibungen, Schröpfen. Was immer Sie davon auswählen, es wird Ihnen gut tun.
- Ernähren Sie sich für ein paar Monate vegetarisch mit genügend guten Ölen und Fetten. Danach wieder in ausgewogenem Verhältnis der Makronährstoffe Eiweiß–Kohlenhydrate-Fett von 30-40-30.
- Stärken Sie Ihre Darmflora, um Ihre Versorgung mit allen Nährstoffen sicherzustellen und eine gute Barriere gegen Giftstoffe aufzubauen! Nehmen Sie regelmäßig oder als Kur „Nature's Biotics" (siehe unter Präparate und Produktempfehlungen)!
- Vermeiden Sie Soja-Produkte wie Tofu, Sojamilch, Soja-Joghurt, Soja-Burger, Soja-Würstchen und Soja-Aufstriche sowie Sojaöl und Sojamehl!
- Ernähren Sie sich in einer Weise, die Sie nicht übersäuern lässt. Zu den säuernden Nahrungsmitteln gehören alle Genussgifte wie Zucker, Alkohol, Kaffee, Weißmehlprodukte.
- Da uns in unserer Ernährung fast keine Quellen für langkettige Omega-3-Fettsäuren zur Verfügung stehen wie unbelasteter Hochseefisch oder Gehirn von Tieren aus biologischer Zucht, empfehle ich pharmazeutisch reines Fischöl wie in „Vektor RxOmega" (siehe Präparate und Produktempfehlungen).
- Außerdem empfehle ich ein gutes, kaltgepresstes Olivenöl, Kokosöl in VCO-Qualität (siehe Präparate und Produktempfehlungen), während ich von den Pflanzenölen mit hohem Omega-6-Anteil wie Sonnenblumen-, Distel-, Sojaöl sowie allen Margarinen oder pflanzlichen Koch- und Bratfetten dringend abrate.
- Nehmen Sie regelmäßig 1-2 Tropfen Cayenne-Tinktur (siehe Präparate und Produktempfehlungen) auf die Zunge (oder 4-5 Tropfen in 1/3 Glas warmen Wasser) 8-10-mal täglich! Cayenne-Pfeffer bewegt das Blut wie kein zweites Präparat.

Sie sind nicht allergisch – Sie sind vergiftet!

In Wohlstandsländern sind Allergien zur Volkskrankheit ersten Ranges geworden. Allergene – so werden die Substanzen genannt, auf die wir allergisch reagieren - können pflanzlichen, tierischen oder synthetischen Ursprungs sein. Eine immer größere Rolle spielen dabei von Menschen gemachte Schadstoffe, die sich an den Pollen oder den Pflanzen befinden. So sind beispielsweise Blütenpollen, die an einer stark befahrenen Straße mit Autoabgasen, Feinstaub oder dem Abrieb von Bremsbelägen „geimpft" wurden, viele Male aggressiver als die Pollen aus einer unbelasteten Gegend. Ein weiterer, stark anwachsender Faktor sind Schimmelpilze, die in Wohnungen, Häusern, Kellern oder generell in Räumen, die nur unzureichend gelüftet werden, auftreten. Feuchte Bereiche entstehen leicht bei zu hoher Luftfeuchtigkeit oder an den Stellen, die von der Luftzirkulation abgeschnitten sind. Im Badezimmern ohne Fenster, hinter Schränken an Außenwänden, hinter Kühlschränken oder Waschmaschinen, unter Tapeten, Teppichböden oder anderen Bodenbelägen bilden sich Brutstätten für Schimmelpilze und deren Pilzsporen. Wenn diese Pilzsporen ganzjährig milliardenfach in die Atemluft gelangen, entsteht ein sehr erhöhtes Allergiepotenzial. Man unterscheidet drei große Bereiche im menschlichen Organismus, die von Allergien betroffen sind:

- Der gesamte Atmungsapparat mit Nase, Rachen, Bronchien und Lunge. Auslöser für allergischen Husten, Bronchitis, Kurzatmigkeit und Asthma sowie allergischen Schnupfen sind zu hohen Anteilen Pollen aus Gräsern und Blütenpflanzen, Tierhaare, Milbenkot und Schimmelpilze. Man spricht hier von Inhalationsallergien.
- Die Haut. Auslöser für die so genannten Kontaktallergien sind häufig Modeschmuck, der nicht aus Edelmetallen gefertigt ist sowie Kosmetika, Seifen und Putzmittel. Die Bindehaut des Auges reagiert außerdem auf die gleichen Allergene wie bei den Inhalationsallergien.
- Der Verdauungstrakt kann als "innere Haut" auf bestimmte Lebensmittel beziehungsweise Lebensmittelzusätze in Form von Farbstoffen, Süßstoffen (Aspartam), Konservierungsstoffen, Geschmacksverstärkern (Glutamate) und Aroma-Substanzen mit allergischen Reak-

tionen zum Teil sehr heftig reagieren. Die oben erwähnten Schimmelpilzsporen sowie die Umweltbelastungen durch Pestizide, Petrochemikalien, Autoabgase, Feinstaub und Belastungen aus der Industrie verstärken die Allergiebereitschaft im Verdauungstrakt.

Das ungeheure Ausmaß, das dieser Symptomenkomplex angenommen hat mögen einige Zahlen verdeutlichen. Der Anstieg allergischer Erkrankungen hält immer noch an, so dass man damit rechnen muss, dass bald jeder zweite Bundesbürger davon betroffen sein wird:

- Circa 15 Millionen Menschen leiden in der Bundesrepublik unter Heuschnupfen. Das sind fast 20% der Gesamtbevölkerung. Allein innerhalb der letzten 10 Jahre gab es einen 70-prozentigen Anstieg dieser allergischen Symptomatik.
- Zwischen 15 und 20% aller Kinder leiden heute schon an Asthma. Das sind dreimal soviel wie bei den Erwachsenen.

Die rasante Zunahme von Allergien und Unverträglichkeiten sollte uns zu Denken geben. Allergien sind letztendlich eine Bankrotterklärung unseres Immunsystems. Es sagt uns, dass das Fass voll ist und bei jeder noch so kleinen, weiteren Belastung überläuft. Der letzte Auslöser, der das Fass zum Überlaufen bringt, ist zwar ein weiteres Allergen, aber nicht die alleinige Ursache für den gesamten Symptomenkomplex Allergie. So erlebe ich oft, dass Patienten mit einer Liste von über 100 Allergenen in die Praxis kommen. Diese Substanzen momentan aus dem Leben zu verbannen oder möglichst zu reduzieren, ist zwar für den Augenblick angebracht, ist aber sicherlich nicht eine praktikable Lösung auf Lebenszeit. Die Ursachen für die überschießende Immunreaktion liegt in der vollkommenen Überlastung des Immunsystems. Hier ist eine Aufzählung von Faktoren, die das Immunsystem schwächen:

- Toxische Schwermetalle wie Quecksilber, Blei, Cadmium, Arsen, Nickel, Palladium, Silber;
- chemische Substanzen wie Pestizide, PVC, Holzschutzmittel, Lösungsmittel in Möbeln, Teppichböden, Wandfarben, Plastik;
- Schimmel- und Hefepilze in Wohnungen, Kellern, Kühlschränken, Putzschwämmen und Wischtüchern, Biotonnen für Kompost (!), wieder

verwendete Wasserflaschen aus Kunststoffen, Zahnbürsten, die älter als ein paar Wochen sind und dann oft völlig verpilzt sind;
- Schadstoffe in der Luft durch Bremsscheiben-Abrieb, Asbest, Feinstaub und Petro-Chemikalien.

Die obige Liste ist nur die Spitze des Eisberges, absolut unvollständig und ließe sich auf ein paar weitere Seiten ausdehnen. Im Anhang sind einige Bücher vermerkt, deren Autoren sich mit dieser Problematik auseinander gesetzt haben. Um Ihnen zu demonstrieren, welche Dimensionen die Umweltbelastung und damit die Belastung für Ihr Immunsystem erreicht hat, stehen hier ein paar Beispiele für toxische Belastungen, an die wir selten denken. Eines davon ist ein zugegebenermaßen etwas makaberer Bericht. So werden bei der Verbrennung von Leichen in einem einzigen Krematorium pro Jahr circa 11 kg Quecksilber in die Luft geblasen. Dabei werden die festgelegten Grenzwerte in der Abgasverordnung ständig überschritten. In ganz Deutschland beläuft sich das so verdampfte Quecksilber immerhin auf 1,2 Tonnen im Jahr, das je nach Windrichtung vom Krematorium aus die Nachbargemeinden berieselt. Aber auch die Erd-Bestattungen schneiden nicht viel besser ab. Wir Menschen haben bis zu unserem Ableben so viele Toxine angesammelt, das mit den circa 40 Litern Leichenwasser unser Grundwasser schwer belastet wird. Wäre eine andere Flüssigkeit oder feste Substanz in diesem Maße vergiftet wie dieses Leichenwasser, müsste sie als Sondermüll entsorgt werden.

Kommen diese toxischen Substanzen in den menschlichen Organismus, reagiert dieser mit einem Anstieg verschiedenen Erregergruppen. Eine davon sind die Pilze, die unter dem Schlagwort „Candida" seit zehn bis fünfzehn Jahren sehr populär geworden sind. Neben dem Candidapilz gibt es noch weitere Pilze und Hefepilze (z.B. Aspergillus niger), sowie Bakterien (Streptokokken, Staphylokokken), Viren, Würmer und Egel, wobei alle Pilze Schwermetalle binden. Man nimmt an, dass das vermehrte Wachstum dieser Erregerformen vom Körper so gewollt ist, um giftige Substanzen zu binden und damit unschädlich zu machen. Um zu verhindern, dass die gebundenen Toxine bei einer Antipilzkur oder einer sonstigen Bekämpfung von Egeln, Würmern und Bakterien wieder freigesetzt werden, sollte immer gleichzeitig auch eine Schwermetallausleitung gemacht werden. Eine gute Pilzbehandlung geht also Hand in Hand mit einer Schwermetallentgiftung.

Die Inhaltsstoffe von Biologo-Detox stellen dem Körper heilende und bindende Substanzen zur Verfügung, um Toxine sicher und sanft auszuleiten. An dieser Stelle warne ich vor einer verfrühten Fastenkur. Fasten im Zustand von toxischer Vergiftung kann verstärkt Toxine freisetzen, die sich dann ohne ausreichende Bindemittel im Körper wieder an andere Zellen anlagern können. Die sogenannten Fastenkrisen sind oft nichts anderes als massive Vergiftungszustände, die erst wieder vergehen, wenn sich die Toxine beispielsweise aus dem Bindegewebe in die Zelle oder ins Gehirn verschoben haben. Das ist eine Verschlechterung der Situation, auch wenn sich die Symptome des Bindegewebes wie Müdigkeit und Schmerzen der Muskeln erst einmal reduziert haben. Die Verbesserung durch die Verschiebung der Toxine aus dem Bindegewebe bezahlt man - manchmal erst nach Jahren - beispielsweise mit Organerkrankungen wie Diabetes, Alzheimer, MS oder Parkinson. Auslöser für diese Erkrankungen sind in wachsendem Maße toxische Substanzen, die in das Innerste des Menschen - die Zelle - gewandert sind oder dorthin verschoben wurden.

> Karin K.(37) war mit Heuschnupfen und diversen Kontaktallergien geplagt. In den stärksten Zeiten des Pollenfluges bekam sie abends und nachts Asthma. Sie hatte die gesamte Allergie-Laufbahn mit Kortisonpräparaten, Antihistaminikas und Desensibilisierung durchlaufen. Nichts war von anhaltendem Erfolg gekrönt. Alles half ein bisschen und so hatte sie sich die letzten 25 Jahre durchgemogelt. Was sie einen neuen Behandlungsversuch starten ließ waren ihre zwei kleinen Töchter, die beide im Alter von 5 und 7 anfingen, Symptome von Allergien zu zeigen.
> Amalgamfüllungen hatte sie vor der Geburt ihrer Töchter entfernen lassen, aber danach nur mit normalem Chlorella für 3 Monate ausgeleitet. Die quantenphysikalische Austestung ergab immer noch eine massive Silber-Amalgam- sowie Palladium-Vergiftung. Auch eine Wurzelfüllung störte als Herd.
> Die Entfernung dieses Störfeldes, die Entgiftung mit Biologo-Detox und Einnahme von Vektor RxOmega-Fischöl veränderten ihre Situation grundlegend. Auch ihre Töchter nahmen Biologo-Detox erfolgreich. Bei beiden waren die Allergien nach nur 6 Wochen völlig verschwunden.

Zur Behandlung von Allergien gibt es viele Methoden. Am meisten Erfolg versprechen therapeutische Ansätze, die dafür sorgen, dass die Belastung

für das Immunsystem reduziert werden. Dabei sollten neue Belastungen vermieden und die alten abgebaut werden. Den Dauerstress in Form von täglicher, neuer Belastungen können Sie mit den folgenden Anregungen drastisch reduzieren. Konkret bedeutet dies:
- Beseitigen Sie bestehende Belastungen im Mund, die ständig für Nachschub an Toxinen sorgen: Amalgamfüllungen, andere toxische Legierungen, toxische Herde unter Kronen, Wurzelfüllungen oder im Kieferknochen.
- Lassen Sie Ihr Haus oder ihre Wohnung von einem ausgebildeten Baubiologen auf mögliche Störfaktoren untersuchen wie Elektrosmog, Schimmel - oder Hefepilzbelastungen, geopathische Störfelder oder toxische Ausdünstungen von Bodenbelägen oder Möbeln.
- Geben Sie Ihr DECT Telefon in Rente und legen Sie sich wieder ein Telefon mit Schnur zu.
- Lüften Sie Ihre Wohnung regelmäßig, stellen Sie ebenso regelmäßig Ihre Matratze von beiden Seiten in die Sonne. Tauschen Sie Ihre Matratze alle zwei bis drei Jahre aus.
- Da über 95% der Menschen auf Weizen und Kuhmilchprodukte entweder mit Allergien, Unverträglichkeiten oder mit Stress reagieren – und damit das Immunsystem unter Dauerstress ist – sollten Sie diese beiden Nahrungsmittel stark reduzieren beziehungsweise ganz von Ihrem Speiseplan nehmen.

Neben der Vermeidung von neuen Belastungen ist es in der heutigen Zeit absolut notwendig den Körper von Altlasten zu befreien. Die althergebrachten Methoden zur Entgiftung von Endprodukten aus dem Stoffwechsel sind für die Ausleitung vom toxischen Schwermetallen und anderen chemischen Substanzen aus der Umwelt nicht geeignet. Fasten, Kräutertees oder basenreiche Ernährung sind gute, unterstützende Maßnahmen, aber nicht ausreichend zur Toxinausschwemmung. Sie brauchen eine spezielle Methode. Schwermetalle, Petrochemikalien, Lösungsmittel, Holzschutzmittel, Insektizide und Pestizide können nicht – oder nur völlig unzureichend – den Körper ohne Hilfe verlassen. So findet man mit den geeigneten Testverfahren Belastungen mit Zahnreparaturstoffen wie Kupfer-Amalgam, Silber-Amalgam, Palladium, Nickel oder anderen Schwermetallen selbst noch nach 30 oder 40 Jahren im Bindegewebe oder im Kiefergelenk.

Susanne (13) und Pia (15) litten seit Jahren unter Lebensmittelallergien und Asthma. Beide Mädchen hatten hohe Belastungen an Neurotoxinen sowohl im Darm, Lunge und Schilddrüse. Die Ernährung war mangelhaft, obwohl sich die Eltern bemühten, die Kinder gesund zu ernähren. Auch das Essverhalten war hastig und mit viel zu viel Getränken während der Mahlzeit. Die obligatorischen Handys waren immer griffbereit. Die Stereoanlage war direkt neben dem Bett aufgestellt und war die ganze Nacht angeschaltet.

Nach einer Aufklärung und der Einwilligung der Mädchen, die Elektrosmogbelastung für versuchsweise für ein halbes Jahr mit geeigneten Maßnahmen so gut es geht zu reduzieren, konnte auch mit der Ausleitung der Gifte begonnen werden. Innerhalb der ersten zwei Monate reduzierte sich die Atemnot erheblich, so dass beide auf ihre Asthmasprays ganz verzichten konnten.

Auch einige Lebensmittel, auf die sie mit Unverträglichkeiten reagiert hatten, wurden wieder vorsichtig eingeführt und gut vertragen. Susanne fand nach einem halben Jahr Gefallen am Sport, da sie jetzt wieder auch bei Belastung ganz normal atmen konnte.

Durch diese positiven Erfahrungen waren beide Mädchen motiviert, die Vorschläge weiter umzusetzen. Die Eltern taten ihr Übriges, da beide restlos überzeugt waren, dass nur die Vermeidung von Umweltbelastungen und die Entgiftung mit Biologo-Detox die Gesundheit ihrer Töchter zurückgebracht haben.

Bei vielen chronischen Erkrankungen geht man heutzutage davon aus, dass sie auch durch eine Infektion mit verschiedenen Erregern hervorgerufen werden. Gemeint sind hier Viren, Bakterien, Pilze sowie Mycoplasmen. Da diese Erreger mit den bisherigen Diagnosemethoden nur schwer oder gar nicht nachzuweisen waren, wurde diese Ursache schlichtweg negiert. Oftmals halten sich diese Erreger in schwer zugängliche Plätzen wie toten Zähnen, Kieferknochen, Bandscheiben als Herde auf. Manchmal hat sich das Immunsystem mit dem Eindringling arrangiert. Es erkennt die Erreger dann nicht mehr als körperfremd. Durch energetische Austestungen, die von naturheilkundlich ausgerichteten Ärzten, Zahnärzten oder Heilpraktikern schon seit einigen Jahrzehnten vorgenommen werden, konnten diese Erregerbelastungen schon lange nachgewiesen werden. Erst seitdem auch die medizinische Wissenschaft einen Test entwickelt hat

– den Polymerase-Chain-Reaction-Test (PCR-Test) – hat sie diese „Erregertheorie" bestätigt. Bedauerlicherweise ist dieses Umdenken – obwohl jetzt mit harten Fakten belegbar - noch nicht bei allen angekommen.

Der Boden für diese Infektanfälligkeit wird häufig durch die massive toxische Umweltbelastung und durch den Elektrosmog gelegt. Eine Ausleitung der Giftstoffe, die Sanierung von Zahnherden und therapeutische Anwendungen gegen die Erreger gehen in einer guten Behandlung Hand in Hand. Bei Allergien kommen viele Erreger zu Tragen, häufig auch solche, die von Haustieren übertragen werden, wie Askariden oder Hausstaubmilben und deren Exkremente.

Was können Sie tun, wenn Sie unter Allergien leiden? Was können Sie selbst tun, um das Risiko Allergien zu entwickeln so gering wie möglich zu halten?

entgiften statt vergiften

- Beginnen Sie mit Biologo-Detox die Schwermetalle, Petro-Chemikalien, Lösungsmittel, Insektizide, Pestizide und andere chemischen Toxine auszuleiten!
- Lassen Sie sich von einem dafür ausgebildeten Arzt oder Heilpraktiker auf Umweltgifte untersuchen und ergreifen Sie Maßnahmen zur Reduzierung von Toxinen aus Ihrer täglichen Umwelt !
- Lassen Sie sich von einem dafür ausgebildeten Zahnarzt auf Infektionen an Zähnen, toten Zähnen mit Wurzelfüllungen, auf Zahnherde und Herde im Kieferknochen testen!
- Lassen Sie sich auf eine Infektion mit Askariden testen. Sie werden häufig von Haustieren (Katzen, Hunde, Meerschweinchen, Tauben usw.) übertragen. Askariden sind Auslöser für Histaminausschüttung.
- Bewegen Sie sich! Trampolinschwingen ist besonders sanft. Sie regen damit Ihren Lymphfluss an (siehe unter Produktempfehlungen). Jegliche Form von Bewegung mit oder ohne Geräte ist absolut notwendig.

- Fast jede traditionelle Naturheilweise bewegt Ihren Kreislauf: Kneippsche Wasseranwendungen, Massagen, Bürstenmassagen, Sauna, heißkalte Wechselduschen und -bäder, Heubäder, Fangopackungen, Einreibungen, Schröpfen. Was immer Sie davon auswählen, es wird Ihnen gut tun.
- Ernähren Sie sich für ein paar Monate vegetarisch mit genügend guten Ölen und Fetten. Vermeiden Sie eine zeitlang besonders tierisches Protein von Schwein, Wild, Eiern und Meeresfrüchten. Danach essen Sie wieder in ausgewogenem Verhältnis der Makronährstoffe Eiweiß – Kohlenhydrate – Fett von 30-40-30.
- Stärken Sie Ihre Darmflora, um Ihre Versorgung mit allen Nährstoffen sicherzustellen und eine gute Barriere gegen Giftstoffe aufzubauen! Nehmen Sie regelmäßig oder als Kur „Nature's Biotics" (siehe unter Präparate und Produktempfehlungen)!
- Vermeiden Sie Soja-Produkte wie Tofu, Sojamilch, Soja-Joghurt, Soja-Burger, Soja-Würstchen und Soja-Aufstriche sowie Sojaöl und Sojamehl!
- Ernähren Sie sich in einer Weise, die Sie nicht übersäuern lässt. Zu den säuernden Nahrungsmitteln gehören alle Genussgifte wie Zucker, Alkohol, Kaffee, Weißmehlprodukte.
- Da uns in unserer Ernährung fast keine Quellen für langkettige Omega-3-Fettsäuren zur Verfügung stehen wie unbelasteter Hochseefisch oder Gehirn von Tieren aus biologischer Zucht, empfehle ich pharmazeutisch reines Fischöl wie in „Vektor RxOmega" (siehe Präparate und Produktempfehlungen).
- Außerdem empfehle ich ein gutes, kaltgepresstes Olivenöl, Kokosöl in VCO-Qualität (siehe Präparate und Produktempfehlungen), während ich von den Pflanzenölen mit hohem Omega-6-Anteil wie Sonnenblumen-, Distel-, Sojaöl sowie allen Margarinen oder pflanzlichen Koch- und Bratfetten dringend abrate.
- Machen Sie eine Lebereinigung, wie sie im Anhang beschrieben ist.

Sie sind nicht chronisch müde – Sie sind vergiftet!

Das Chronische Müdigkeitssyndrom (englisch: CFS für Chronic Fatigue Syndrome) ist eine äußerst behindernde Störung, deren Ursachen bisher nicht als eindeutig geklärt betrachtet werden. CFS war bisher schwer zu behandeln und es gab nur geringe Heilungschancen. CFS ist ein Krankheitsbild, das über eine Vielzahl unterschiedlicher Symptome charakterisiert ist. CFS ist nicht so klar definiert wie das mit anderen Krankheiten möglich ist. Es gibt zum Beispiel keine Untersuchungen oder Laborwerte, mit denen man das jeweils vorliegende Krankheitsbild eindeutig dem chronischen Müdigkeitssyndrom zuordnen kann. Die Diagnose ist also schwierig und macht das Gebrechen zu einer der am häufigsten falsch diagnostizierten Krankheiten. In den letzten Jahren stellten Ärzte am amerikanischen Zentrum zur Kontrolle von Krankheiten (Centre for Disease Control) versuchsweise eine Liste mit Kriterien zusammen, die es möglich machen soll, CFS sicherer zu diagnostizieren.

Symptome bei CFS:

- Müdigkeit, die seit mindestens 6 Monaten anhält
- Trockene Kehle
- Verhärtete Lymphknoten
- Unerklärbare Muskel- und Gelenksschmerzen
- Über 24 Stunden anhaltende Müdigkeit nach Anstrengung
- Immer wiederkehrende Kopfschmerzen ohne andere erkennbare Ursache
- Störungen im Kurzzeitgedächtnis, erhöhte Vergesslichkeit und dauernde starke Konzentrationsstörungen
- Schlafstörungen ohne andere erkennbare Ursache

Iwan P. (46) brach als Projektleiter kurz nach dem Abschluss eines größeren Bauvorhabens zusammen. Morgens konnte er sich kaum aus dem Bett erheben. Gliederschmerzen, Watte im Kopf und eine unendliche Müdigkeit ließen ihn von Arzt zu Arzt gehen. Die vorgeschlagenen Therapien wie auch ein 4-wöchiger Urlaub brachten keine Besserung.

Der Arbeitgeber hatte zwar Verständnis, aber nicht die finanzielle Kapazität, Iwan P. auf lange Sicht mitzuziehen.
So kam Iwan P. ziemlich deprimiert und ohne viel Hoffnung in die Praxis. Die quantenphysikalische Austestung zeigte Belastungen mit Borrelien, eine camouflierte Form des Candidapilzes sowie Trichomonaden im Blut sowie eine massive Schwermetallbelastung an. Eine Kur gegen die Erreger sowie die Entgiftung mit Biologo-Detox brachten in den ersten zwei Monaten soviel Verbesserung, dass Iwan P. am Ball blieb. Nach 3 Monaten war er wieder zu 2/3 in der Arbeit, obwohl er noch langsam machen musste. Nach einem halben Jahr weiterer Entgiftung fühlte sich Iwan P. wieder zu 85% wie der „Alte". Er ist jetzt zuversichtlich, dass er die CFS ganz besiegen wird.

CFS ist vermutlich keine neue Krankheit. Erste Fälle wurden vor über 100 Jahren beschrieben. Im Laufe der Zeit wurde CFS mit verschiedenen Namen bezeichnet, z.B. mit «Yuppie-Grippe», «Epstein Barr Syndrom» oder auch «Chronische Müdigkeit» und «Immunsystemstörungs-Syndrom» (auf Englisch CFIDS oder Chronic Fatigue Immune Dysfunction Syndrome). In manchen medizinischen Kreisen befürchtet man, dass CFS im nächsten Jahrhundert ein epidemisches Ausmaß annehmen könnte. Untersuchungen haben gezeigt, dass viele Patienten CFS Symptome nach einem viralen Infekt oder nach einem speziell stressreichen Ereignis zeigten. Alarmierenderweise wird auch vermehrt über Fälle bei Kindern und bei jungen Erwachsenen berichtet. Die meisten dieser Fälle findet man bei Menschen, die in ihrer Vorgeschichte unter Allergien litten oder im Verlauf ihrer Krankheitsgeschichte – oft mehrmals – mit starken Antibiotika behandelt wurden.

Das größte Versäumnis bei der Diagnose und Behandlung von CFS ist sicherlich, die Umweltbelastungen durch toxische Metalle und chemische Toxine sowie die Strahlenbelastung nicht oder nur gering zu berücksichtigen. Auch die reduzierte Produktion von ATP könnte eine der Ursachen für CFS sein. Da viele informelle Erfahrungsberichte auf ursächliche Zusammenhänge von ATP-Mangel und CFS hindeuten, werden zur Zeit diese Verknüpfungen an verschiedenen Kliniken und Instituten untersucht. Bei CFS-Patienten mit Amalgamfüllungen konnte man erhöhte Mengen an

Quecksilber in den Blutzellen messen. Gleichzeitig reagierten die Lymphozyten sehr sensibel auf die Zahnreparaturstoffe Palladium, Quecksilber und Gold. Da sich Quecksilber an die Enzyme anlagert, die für die Atmung der Mitochondrien wichtig sind, wird deren Funktionen der Energiegewinnung behindert. Ein Mangel an ATP drückt sich in großer Müdigkeit, Kraftlosigkeit und Muskelschmerzen aus. Darüber hinaus verschaffen Ruhepausen keine Besserung oder Erholung und jede noch so geringe Anstrengung hat eine noch größere Erschöpfung zur Folge - alles Symptome, die unter den CFS-Leidenden sehr bekannt sind. Die gesamte Symptomatik der chronischen Erschöpfung ist fast identisch mit den Symptomen der Schwermetallvergiftung. Kein Wunder also, dass hier Präparate, die Toxine aus dem Körper entfernen können, auch bei der CFS bestens anschlagen. Klinische Untersuchungen haben weiterhin gezeigt, dass CFS- Patienten, die ergänzend mit dem Co Enzym Vektor-NADH versorgt wurden, weniger müde waren, gleichzeitig das Gefühl von erhöhter Kraft, größerer Ausdauer und auch einen mentalen Energieschub verspürten. Der Mangel an dem Co Enzym Q1 betrifft vor allem die Energiebereitung in den Mitochondrien. Die Einnahme von Vektor-NADH könnte eine Besserung bei weltweit Hunderttausenden von Betroffenen bewirken. Wie oben schon erwähnt, könnte die reduzierte Produktion von ATP eine der Ursachen für CFS sein. Wichtig ist auch zu wissen, dass Vektor-NADH selbst in höherer Dosierung nicht toxisch ist und zusammen mit anderen Präparaten und Medikamenten eingenommen werden kann, ohne mit unerwünschten Reaktionen rechnen zu müssen.

Neben der Vergiftung mit Schwermetallen und toxischen Chemikalien kommen auch andere Neurotoxine als Auslöser differentialdiagnostisch in Frage. Wichtig ist dabei auch, dass alle Arten von Toxinen sich gegenseitig nicht nur addieren, sondern oftmals multiplizieren und damit unheilvolle, synergistische Effekte erzeugen.

- Chronisch bakterielle Infektionen (Borreliose und Co-Erkrankungen)
- Mycotoxine, d.h. Pilze im Körper oder in den Wohnräumen und deren Zerfallsgifte (z.B. Candidamykosen, Aspergillus, Mucor)
- Infektionen im Kieferknochen (Tioäther)

Was können Sie tun, wenn Sie am chronischen Müdigkeitssyndrom erkrankt sind? Und was können Sie tun um das Risiko für CFS so gering wie möglich zu halten?

entgiften statt vergiften

- Beginnen Sie mit Biologo-Detox die Schwermetalle, Petro-Chemikalien, Lösungsmittel, Insektizide, Pestizide und andere chemische Toxine auszuleiten!
- Lassen Sie sich von einem dafür ausgebildeten Arzt oder Heilpraktiker auf Umweltgifte untersuchen und ergreifen Sie Maßnahmen zur Reduzierung von Toxinen aus Ihrer täglichen Umwelt!
- Lassen Sie sich von einem dafür ausgebildeten Zahnarzt auf Infektionen an Zähnen, toten Zähnen mit Wurzelfüllungen, auf Zahnherde und Herde im Kieferknochen testen!
- Schimmel- und Hefepilze mit ihren Pilzsporen sind oft die Basis für die Überreizung Ihres Immunsystems. Sorgen Sie dafür, dass alle Brutstätten für Pilze aus Ihrer Umgebung entfernt werden: Komposteimer, feuchte Wände oder Keller, Blumentöpfe usw.
- Identifizieren und vermeiden Sie die wichtigsten Lebensmittelallergene!
- Vermeiden Sie Kuhmilch, Weizen, Zucker und alle raffinierten bzw. konzentrierten Kohlenhydrate!
- Bewegen Sie sich! Trampolinschwingen ist besonders sanft. Sie regen damit Ihren Lymphfluss an (siehe unter Produktempfehlungen). Jegliche Form von Bewegung mit oder ohne Geräte ist absolut notwendig.
- Fast jede traditionelle Naturheilweise bewegt Ihren Kreislauf: Kneippsche Wasseranwendungen, Massagen, Bürstenmassagen, Sauna, heißkalte Wechselduschen und -bäder, Heubäder, Fangopackungen, Einreibungen, Schröpfen. Was immer Sie davon auswählen, es wird Ihnen gut tun.
- Ernähren Sie sich in ausgewogenem Verhältnis der Makronährstoffe Eiweiß – Kohlenhydrate – Fett von 30-40-30.
- Stärken Sie Ihre Darmflora, um Ihre Versorgung mit allen Nährstoffen sicherzustellen und eine gute Barriere gegen Giftstoffe aufzubauen!

- Nehmen Sie regelmäßig oder als Kur „Nature's Biotics" (siehe unter Präparate und Produktempfehlungen)!
- Nehmen Sie regelmäßig Vektor-NADH (s. Produktempfehlungen).
- Nehmen Sie ein gutes Anti-Aging-Produkt wie Tri-S-Zym-PhytoG (siehe Produktempfehlungen).
- Vermeiden Sie Soja-Produkte wie Tofu, Sojamilch, Soja-Joghurt, Soja-Burger, Soja-Würstchen und Soja-Aufstriche sowie Sojaöl und Sojamehl!
- Ernähren Sie sich in einer Weise, die Sie nicht übersäuern lässt. Zu den säuernden Nahrungsmitteln gehören alle Genussgifte wie Zucker, Alkohol, Kaffee, Weißmehlprodukte.
- Da uns in unserer Ernährung fast keine Quellen für langkettige Omega-3-Fettsäuren zur Verfügung stehen wie unbelasteter Hochseefisch oder Gehirn von Tieren aus biologischer Zucht, empfehle ich pharmazeutisch reines Fischöl wie in „Vektor RxOmega" (siehe Präparate und Produktempfehlungen).
- Außerdem empfehle ich ein gutes, kaltgepresstes Olivenöl, Kokosöl in VCO-Qualität (siehe Präparate und Produktempfehlungen), während ich von den Pflanzenölen mit hohem Omega-6-Anteil wie Sonnenblumen-, Distel-, Sojaöl sowie allen Margarinen oder pflanzlichen Koch- und Bratfetten dringend abrate.
- Machen Sie eine Leberreinigung, wie im Apendix beschrieben.

Sie haben kein Diabetes – Sie sind vergiftet

Der Alterungsprozess ist ein natürlicher Vorgang. Dessen ungeachtet gibt es jedoch manche Menschen, die schneller altern als andere. Diese Gruppe von Menschen sind die Typ-2-Diabetiker. Die Anzahl der „Zuckerkranken" steigt Jahr für Jahr. Die typischen Anzeichen des Alterns treten bei Diabetikern früher und häufiger auf und sie leiden stärker unter chronischen Erkrankungen als Gleichaltrige. Deswegen sind Diabetiker gern gesehene Studiengruppen, wenn es ums Altern und um Anti-Aging Maßnahmen geht. Diabetiker haben im Vergleich mit der übrigen Bevölkerung ein erhöhtes Risiko für ihre Gesundheit:

- Verlust der Sehstärke bis zur Blindheit (4-fach erhöhtes Risiko)
- Katarakt oder Glaukom (8-fach erhöhtes Vorkommen bei Diabetikern)
- Durchblutungsstörungen bis hin zur Amputation unterer Extremitäten
- Nierenversagen (3-4-fach erhöhtes Vorkommen)
- 3-4-fach erhöhtes Risiko, einen Herzinfarkt oder Schlaganfall zu erleiden mit einem wiederum 3-4-fach erhöhten Risiko, daran auch zu sterben
- 5-fach erhöhtes Risiko für Erektionsstörungen und Impotenz
- Lebenserwartung ist um 5-10 Jahre reduziert
- Infektionsanfälligkeit, Muskelkrämpfe, chronische Vaginitis, Neuritis und andere Nervenerkrankungen (2-3-fach erhöht)

Eberhard G. (58) war vor drei Jahren mit Diabetes Typ 2 diagnostiziert. Er war von seinem Hausarzt so eingestellt, dass er nur mit geringer Medikation auskam. Trotzdem beklagte er einen Verlust an Lebensqualität: geringere Vitalität und Libido, nächtlicher Harndrang, manchmal leichte depressive Verstimmungen.
Die quantenphysikalische Diagnose zeigte eine Belastung mit Neurotoxinen in der Bauchspeicheldrüse, Schilddrüse und Prostata. Besonders die Vergiftung der Schilddrüse (Thyreotoxikose) war massiv.
Eberhard G. veränderte seine Essensgewohnheiten (nur noch Bio), tauschte sein DECT-Telefon gegen ein Schnurtelefon aus und entgiftete seinen Organismus mit Biologo-Detox. Die reduzierte Elektrosmogbelastung

> erlebte er wie eine Befreiung. Nach 6 Wochen konnte er das erste Mal durchschlafen. Nach 7 Monaten konnte er nach Absprache mit seinem Arzt die gesamte Medikation absetzen. Er hat wieder Lust auf Sport, die Libido ist zurück und er fühlt sich „wie neugeboren".

Diabetes mellitus ist eine der Krankheiten des 20. und 21. Jahrhunderts, die den größten Zuwachs zu verzeichnen hat. Die Anzahl der Typ-2-Diabetiker hat sich in den dreißig Jahren seit 1965 verdreifacht. Die medizinische Wissenschaft geht davon aus, dass ein Drittel der heutigen Kleinkinder (2 bis 3 Jahre) einmal Diabetes entwickeln werden. Die Weltgesundheits-Organisation WHO schätzt, dass sich die Zahl der Diabetiker weltweit von heutigen 140 Millionen bis zum Jahr 2025 auf 300 Millionen erhöhen wird. Das renommierte „New England Journal of Medicine" veröffentlichte 2004 eine Studie über übergewichtige Kinder unter 10 Jahren, von denen 25% bereits ein vorklinisches Stadium von Diabetes Typ 2 aufwiesen. Diese Kinder zeigten also im Alter von 10 Jahren (!) Zeichen einer degenerativen Erkrankung, die man bisher nur bei Erwachsenen im Alter von 50 bis 60 Jahren oder älter kannte. „Alterszucker" oder „Altersdiabetes", volkstümliche Bezeichnungen für diese Erkrankungen, sind bei einem epidemischen Auftreten von Diabetes bei Kindern, Jugendlichen und jungen Erwachsenen völlig irreführend.

Das Auftreten der verschiedenen Symptome von Diabetes und seine folgenschweren Auswirkungen auf andere Organsysteme werden durch erhöhten Blutzucker (Hyperglykämie), erhöhtes Insulin (Hyperinsulinämie) bei Diabetes 2 (Altersdiabetes) oder fehlendes Insulin bei Diabetes 1 (juveniler Diabetes) ausgelöst. Die Symptome bei beiden Formen von Diabetes werden von folgenden Faktoren ausgelöst oder verstärkt:

- Fehlernährung durch zu viele konzentrierte Kohlenhydrate (Zucker, Getreideprodukte wie Brot, Nudeln, Pizza)
- Nahrungsmittelzusätze wie Konservierungsstoffe, Geschmacksverstärker, Aromen, Farbstoffe, die als Toxine einen gesunden Stoffwechsel behindern
- Zu viele ungesunde und zu wenig gesunde Fette und Öle
- Parasiten, Pilze, Viren und Bakterien

- Belastungen durch toxische Metalle (Amalgam, Impfungen, Nahrung) und Chemikalien in der Nahrung und aus der Umwelt (Atemluft, Trinkwasser, Kleidung)
- Erhöhte Homocysteinwerte im Blut
- Zuwenig Bewegung

Bei insulinabhängigem Diabetes ist der Mangel an Insulin durch einen Schaden an den Insulin produzierenden B-Zellen - den Langerhans´schen Inseln - ausgelöst. Im Vorfeld greift das Immunsystem fälschlicherweise diese Zellen an. Neben genetischen Faktoren für so eine Autoimmunreaktion spielt nach Aussagen von Wissenschaftlern die Ernährung in den ersten Lebensmonaten eine große Rolle. Allergieauslösende Lebensmittel können den jungen Organismus so überfordern, dass es zu einer Autoimmunreaktion kommt. Zu diesen Lebensmitteln gehören vor allem Weizen (Gluten), Soja- und Kuhmilchprodukte und bestimmte Konservierungsstoffe, die den Darm „löchrig" machen, und damit die Filterfunktion des Darms unterlaufen. Der Darm ist in gesundem Zustand so geregelt, dass er Nährstoffe resorbiert und alle giftigen Substanzen zur Ausleitung im Darm behält, um sie mit dem Stuhl auszuscheiden.

Emma D. kam im Alter von 59 in die Praxis. Sie klagte über Erschöpfung und ein sich rasch verschlechterndes Sehvermögen. Ihre beiden Eltern hatten Diabetes und der Vater zudem einen Schlaganfall erlitten. Sie befürchtete für sich den gleichen Krankheitsverlauf. Die Messung ihres Homocysteinspiegels ergab einen Wert von 16,9. Eine Ernährungsumstellung mit genügend Eiweiß und niederglykämischen Kohlenhydraten, guten Fetten und einer unerlässlichen Therapie mit der Synervit-Kombination senkten ihren Hcy-Wert in 5 Monaten auf 7,9. Das Sehvermögen stabilisierte sich und ihre Lebenskraft kam zurück. Sie brachte ihre Eltern dazu, auch ihren Hcy-Wert messen zu lassen. Beide Werte waren mit 21,2 und 15,3 viel zu hoch. Auch die Eltern konnten mit der Synervit-Kombination die Werte und damit das Risiko eines weiteren Herz-Kreislauf-Versagens drastisch reduzieren.

Autoimmunreaktionen sind Erkrankungsformen, bei denen das Immunsystem seine eigenen Zellen mit feindlichen Zellen verwechselt und sie angreift.

Als Auslöser für diese Funktionsstörung dienen häufig Toxine, für die unser Immunsystem in seiner Evolution nicht vorbereitet wurde. Insofern ist die Überschrift dieses Kapitels richtig, denn Diabetes vom Typ II kann eben auch durch Toxine ausgelöst oder doch zumindest sehr häufig begünstigt werden. Eine Wahrheit, die die Schulmedizin unterdrückt und nicht wahrhaben will. Entgiften Sie daher regelmäßig. Sie werden erleben, dass sich Ihre Zuckerwerte bessern.

In den Zellmembranen befinden sich eine Vielzahl verschiedener Proteine oder Zucker-Proteinverbindungen als Rezeptoren für Enzyme und Hormone. So gibt es beispielsweise einen Rezeptor für Insulin, um den Blutzucker mithilfe dieses Hormons in die Zelle zu schleusen. Es gibt auch ganz bestimmte Erkennungsmarken, an denen die „Polizisten" des Immunsystems feststellen können, ob es sich um einen Freund oder einen Feind handelt. Ein Schwermetall - beispielsweise Quecksilber - kann an solch eine Eiweißstruktur in der Zellwand andocken und sie zerstören. Damit wird die Kennung von „körpereigen" zu „körperfremd" verändert. Dergestalt in die Irre geführt, greift das Immunsystem nicht nur das Quecksilber selber (dafür ist es zu klein) oder das Quecksilber-Eiweiß-Molekül an, sondern gleich die ganze Zelle und zerstört sie.

Die Rolle von Homocystein bei Diabetes

Die wichtige Rolle von Homocystein in unserem Stoffwechsel und für unsere Durchblutung können Sie im Appendix B nachlesen. In einer belgischen Studie hatten 17 Prozent der Typ-1-Diabetiker sehr hohe Homocysteinwerte (über 15). Der durchschnittliche Wert lag deutlich über den empfohlenen Richtwerten. Diejenigen unter den Diabetikern, die schon länger diese Krankheit hatten, wiesen auch die höchsten Hcy-Werte auf.

Die weitaus häufigere Form des Diabetes ist der Typ-2. Diese Erkrankung ist die direkte Konsequenz aus einem zu häufig erhöhten Blutzuckerspiegel. Diese Hyperglykämie, wie es in der Fachsprache heißt, entsteht aus fünf verschiedenen Ursachen:

1. Zu hoher Konsum von hyperglykämischen Kohlenhydraten wie Zucker und Weißmehlprodukten, schlechten Fetten und Ölen
2. Mangel an essentiellen Nährstoffen

3. Bewegungsmangel
4. Genussgifte wie koffeinhaltige Getränke, alkoholische Getränke, vor allem die hochprozentigen, Zigaretten
5. Stress, der die Cortisolproduktion anregt. Cortisol erhöht den Blutzucker, damit der Körper bereit ist für „Flucht oder Kampf"

Alle diese Faktoren destabilisieren den Blutzuckerspiegel und führen zu unnatürlichen Schwankungen. Die Stimulation von Insulin durch Nahrungsmittel wird hauptsächlich durch Kohlenhydrate ausgelöst, gefolgt von einer nur mäßigen Reaktion auf Proteinaufnahme, während Fett keine Insulinantwort auslöst. Dabei sollte man nicht aus den Augen verlieren, dass der Alterungsprozess sowohl durch einen zu hohen Insulinpegel (Hyperinsulinismus) als auch durch einen zu niedrigen Insulinpegel (Hypoinsulinismus), der die Zellen unterernährt, beschleunigt wird.

Hyperinsulinämie erhöht die Insulinresistenz der Zellen, so dass der Blutzuckerspiegel steigt. Die Folge ist eine weitere Erhöhung der Insulinproduktion durch die Bauchspeicheldrüse, um den Blutzucker doch noch in die Zelle zu befördern. Damit schaukeln sich Blutzucker und der Insulinspiegel gegenseitig hoch. Am Ende dieser unseligen Spirale steht Diabetes.

Hyperinsulinämie und Diabetes bewirken auf lange Sicht Insulinresistenz und starke Gefäßschäden. Wie kommt es dazu Die Folge der Insulinresistenz ist, dass eine hohe Konzentration an Blutzucker länger als vorgesehen im Blutkreislauf zirkuliert, da die Zellen nicht mehr auf Insulin reagieren. Dieser Zucker ist von „klebriger" molekularer Konsistenz. Er heftet sich daher an Stellen, wo er nicht hingehört. Man könnte das auch als molekularen „Karamellisierungsprozess" bezeichnen oder mit dem Bild erklären, dass der überschüssige Zucker an den Arterienwänden Vernetzungen mit anderen Stoffen bildet. Zucker „karamellisiert" bevorzugt körpereigenes Kollagen, den wichtigsten Bestandteil der Gefäßwände. In Folge verhärten und verengen sich die Arterien und beeinträchtigen den Blutfluss zum Herzen. Die wissenschaftliche Bezeichnung für diesen Prozess ist Glykosylation, das Ergebnis wird als AGE (advanced glycosylation endproduct) bezeichnet.

Insulinresistenz ist weiter verbreitet als gemeinhin angenommen. Jeder vierte Mensch ohne diagnostizierte Blutzuckerprobleme weist trotzdem schon eine Insulinresistenz auf. Bei fast allen übergewichtigen Menschen, vor allem denjenigen mit den so genannten Bierbäuchen (Birnenform), kann eine manifeste Insulinresistenz nachgewiesen werden. Übergewicht steigert das Risiko, Diabetes zu entwickeln, um das 77-fache!

Mit übergewichtigen Kindern wächst eine Generation heran, die ein hohes Risiko trägt, später einmal an Diabetes zu erkranken. Nach neuesten Erhebungen sind in Deutschland schon fast zwei Drittel unserer Kinder und Jugendlichen übergewichtig. Wir steuern damit auf eine gesundheitliche Katastrophe zu. Einer Studie der Universität in Graz unter der Leitung von Dr. Siegfried Gallistl zufolge stehen Übergewicht bei Kindern hohe Insulin- und Homocysteinwerte einem niedrigen Folsäurewert gegenüber. Damit gehen diese Kinder nicht nur ein erhöhtes Risiko ein, an Diabetes zu erkranken, sondern auch Herz-Kreislauf-Schäden zu erleiden, gekoppelt mit verminderter Konzentrationsfähigkeit und Lernschwierigkeiten. Hier geht es also nicht nur um ein paar Pfund Körpergewicht mehr oder weniger, sondern um massive Gesundheitsprobleme und damit die Lebensqualität unserer zukünftigen Generation. Abgesehen von den persönlichen Konsequenzen für die einzelnen Menschen steht hier auch die gesamte Volksgesundheit auf dem Spiel. Unsere schon klammen Krankenversicherungen und damit auch unsere Volkswirtschaft wird durch diese Entwicklung enorm belastet werden.

Bedauerlicherweise ist für viele Menschen oft erst mit der eingetretenen gesundheitlichen Katastrophe in Form von Herzinfarkt, Schlaganfall oder degenerativen Erkrankungen die Einsicht verbunden, dass sie etwas unternehmen müssen. Dabei ist es eine Binsenweisheit, dass vorbeugende Maßnahmen nicht nur leichter und angenehmer, sondern auch hundertmal kostengünstiger sind als ein Wiederherstellen der Körperfunktionen nach der Einbuße der Gesundheit. Die Verantwortung für eine adäquate Prävention und einen gesunden Lebensstil liegt selbstverständlich erst einmal beim einzelnen Menschen. Aber auch verschiedene Institutionen sind aufgefordert, durch Aufklärung, Schulung und sinnvolle Gesetze dazu beizutragen, dass Gesundheit und Prävention mehr in den Mittelpunkt des Lebens rücken. Gleichsam als Nebenwirkung würde auch die Allgemeinheit entlastet. Dabei denke ich nicht nur an die Belastung durch die Kostenexplosion der Krankenkassen, sondern auch an die Familien und Lebenspartner, die mit der Pflege ihrer Angehörigen eine oft große finanzielle und soziale Belastung erfahren.

Vektor-AHCC und Diabetes

Verschiedene Klinikärzte und Forscher haben davon berichtet, dass Vektor-AHCC den Blutzuckerspiegel bei Diabetikern dauerhaft senken kann. Die Insulinrezeptoren – die Andockstellen der Zellen für Insulin – bestehen aus Glykoproteinen. Lebensmittel wie Brot und Nudeln aus Weißmehl sowie industriell gefertigte Süßigkeiten und Snacks, die mit Zucker hergestellt sind, tragen ganz erheblich dazu bei, dass diese Rezeptoren fehlerhaft sind. Vektor-AHCC gehört zur Gruppe der essentiellen Glykonährstoffe, die diese Rezeptoren wiederherstellen können. Ein japanischer Mediziner beobachtete sechs Monate lang die Werte und das Befinden von 13 Diabetespatienten, denen er Vektor-AHCC verabreichte. Alle Patienten wiesen nach Abschluss der Studie einen deutlich niedrigeren Blutzuckerspiegel und ein geringeres Glykohämoglobin-Niveau (HbA1c) auf. Generell verändern sich Blutzuckerwerte sehr leicht und reagieren äußerst sensibel auf äußere Einflüsse, doch Glykohämoglobin, eine Kombination aus Glukose (Blutzucker) und Hämoglobin (die Sauerstoff transportierenden Träger der roten Blutkörperchen), zeigt über einen längeren Zeitraum gesehen den durchschnittlichen Blutzuckerwert zuverlässig an.

Was können Sie tun, wenn Sie an Diabetes erkrankt sind? Was können Sie selbst tun, um das Risiko, Diabetes zu entwickeln, so gering wie möglich zu halten?

entgiften statt vergiften

- Beginnen Sie mit Biologo-Detox die Schwermetalle, Petro-Chemikalien, Lösungsmittel, Insektizide, Pestizide und andere chemische Toxine auszuleiten!
- Lassen Sie sich von einem dafür ausgebildeten Arzt oder Heilpraktiker auf Umweltgifte untersuchen und ergreifen Sie Maßnahmen zur Reduzierung von Toxinen aus Ihrer täglichen Umwelt!
- Lassen Sie sich von einem dafür ausgebildeten Zahnarzt auf Infektionen an Zähnen, toten Zähnen mit Wurzelfüllungen, auf Zahnherde und Herde im Kieferknochen testen!

- Schimmel- und Hefepilze mit ihren Pilzsporen sind oft die Basis für die Überreizung Ihres Immunsystems. Sorgen Sie dafür, dass alle Brutstätten für Pilze aus Ihrer Umgebung entfernt werden: Komposteimer, feuchte Wände oder Keller, Blumentöpfe usw.
- Identifizieren und vermeiden Sie die wichtigsten Lebensmittelallergene!
- Vermeiden Sie Kuhmilch, Weizen, Zucker und alle raffinierten bzw. konzentrierten Kohlenhydrate!
- Eliminieren Sie die 5 Risikofaktoren für Diabetes!

1. Bewegen Sie sich! Trampolinspringen (siehe Produktempfehlungen), Yoga, Gymnastik oder jegliche Form von Bewegung wie Herz-Kreislauf-Training, Schwimmen, Joggen, Intervalltraining oder Muskelaufbautraining mit oder ohne Geräte.
2. Vermeiden Sie die hyperglykämischen Kohlenhydrate, vor allem Zucker und Weißmehlprodukte und vermeiden Sie ungesunde Fette. Lesen Sie im Kapitel 2 die Richtlinien für eine gesunde Ernährung
3. Versorgen Sie sich mit essentiellen Nährstoffen wie Fischöl, Kokosfett in VCO-Qualität, Enzymen, kolloidalen Mineralstoffen und essentiellen Aminosäuren (siehe unter Präparate und Produktempfehlungen)!
4. Vermeiden Sie Genussgifte (Zigaretten, koffeinhaltige Getränke, Süßstoffe, Aromastoffe, Alkohol)!
5. Vermeiden Sie Situationen, die Sie unter Stress setzen! Kümmern Sie sich um täglichen Stressausgleich: Sport, Tiefenentspannung, Musik, kreative Tätigkeiten und ähnliches. Lachen Sie und lassen Sie sich vom Lachen anderer anstecken!

- Stärken Sie Ihre Darmflora, um Ihre Versorgung mit allen Nährstoffen sicherzustellen und eine gute Barriere gegen Giftstoffe aufzubauen! Nehmen Sie regelmäßig oder als Kur „Nature's Biotics" (siehe unter Präparate und Produktempfehlungen)!
- Testen Sie Ihren Homocysteinspiegel. Bei einem Hcy-Wert höher als 8 versorgen Sie sich mit Vitamin B 6, B 12 und Folsäure mit täglich einer Kapsel „Synervit" (siehe Produktempfehlungen).
- Reduzieren Sie Übergewicht und ernähren Sie sich in ausgewogenem Verhältnis von Eiweiß – Kohlenhydraten!
- Verwenden Sie den PowerQuickZap (siehe unter Methoden zur Reinigung und Energieanhebung)! Es gibt viele Hinweise, dass Diabetes auch durch Erreger ausgelöst bzw. verstärkt wird.

- Schützen Sie die Augen, z.B. durch ein gutes Anti-Aging-Produkt wie Tri-S-Zym-PhytoG (sie Produktempfehlungen).
- Nehmen Sie bei ersten Anzeichen von schlechterem Hörvermögen Polytam (s. Produktempfehlungen).
- Vermeiden Sie Soja-Produkte wie Tofu, Sojamilch, Soja-Joghurt, Soja-Burger, Soja-Würstchen und Soja-Aufstriche sowie Sojaöl und Sojamehl.
- Gehen Sie viel an die frische Luft und atmen Sie!
- Lassen Sie Sonnenlicht an Ihre Haut! (siehe unter Methoden zur Reinigung und Energieanhebung)

Ihr Herz ist nicht krank – es ist vergiftet!

„Gesunde Gefäße – gesunder Mensch." „Der Mensch ist so alt wie seine Gefäße." So lauten bekannte Schlagworte aus der Medizin und treffen dabei voll ins Schwarze. Tausende von Kilometern an Blutgefäßen sorgen dafür, dass jede Zelle mit Nährstoffen und Sauerstoff versorgt werden kann. Nicht umsonst sagt man, dass man am Zustand des Gefäßsystems das biologische Alter eines Menschen erkennen kann.

Der Blutkreislauf ist das umfassendste System unseres Körpers. Wie bei keinem anderen Organ sind wir auf das reibungslose Funktionieren der Blutversorgung angewiesen. Die Chinesen geben dem Herzen und seinem Kreislauf nicht umsonst den höchsten Stellenwert und nennen es den „Kaiser". Das Blut nennen die chinesischen Ärzte das „flüssige Selbst", das die Seele in jede Zelle und in jedes Organ schickt. Ganz irdisch betrachtet bringt es auch die Materie dorthin, wo sie gebraucht wird. Mit der Aufnahme über den Darm sind die Nährstoffe aus den Lebensmitteln im Blutkreislauf gelandet und damit fast schon am Ziel. Jeder Nährstoff, seien es Einfachzucker, Aminosäuren oder Fettsäuren, jedes Medikament, jedes Heilkraut, Mineralstoff oder Spurenelement erreicht sein Ziel – die Zelle – über unser Kreislaufsystem und unser Blut. Auch die Nahrungsergänzungen, die Sie in diesem Buch kennen lernen, brauchen das Blut als Träger.

Ich möchte es Ihnen am Beispiel eines Autos verdeutlichen. Bei einem leeren Tank müssen Sie erst Treibstoff nachfüllen, um überhaupt fahren zu können. Aber auch ein randvoller Tank nützt Ihnen gar nichts, wenn der Treibstoff nicht zum Motor gelangt. Für die eigentliche Nutzung müssen Sie also dafür sorgen, dass der Kraftstoff über die Zuleitung zum Verbrenner läuft. In unserem Beispiel müssen die aufgeschlüsselten Nährstoffe zu den Zellen eines Organs oder eines Muskels.

Mangelnder Blutfluss bedeutet immer auch Mangelversorgung mit Nährstoffen und Sauerstoff für jede Zelle, jedes Gewebe und jedes Organ in Ihrem Körper. Auch der Abtransport von Endprodukten aus dem Zellstoffwechsel wird neben dem Lymphgefäßsystem letztendlich über den Blutkreislauf bewerkstelligt. Mangeldurchblutung bedeutet auch immer mangelnde Entgiftung. Mangelernährung und mangelnder Abtransport von Giftstoffen verhindern, dass Ihre Organe im optimalen Bereich arbeiten können. Die Auswirkungen reichen von Müdigkeit bis hin zu massiven – teilweise tödlichen – Katastrophen wie Herzinfarkt oder Schlaganfall.

Wir kennen das Blut als „ganz besonderen Lebenssaft" und wissen, dass bei Blutverlust auch das Leben aus uns hinausfließt. Im Umkehrschluss bedeutet gute Blutzirkulation Versorgung mit Lebens- und Heilkraft. Je elastischer die Gefäßwände sind, umso leichter lässt sich der Blutdruck über die Verengung oder die Weitstellung der Gefäße regulieren. Wenn Ablagerungen die Gefäßwände verdicken, mindert das die Fähigkeit des Körpers, sich flexibel den Erfordernissen der Situation anzupassen. Verengte Gefäße beeinträchtigen aber auch den Blutdurchfluss und führen zu Durchblutungsstörungen. Anfangs fallen die arteriosklerotischen Veränderungen kaum auf, da sie sich nur langsam über Jahre oder Jahrzehnte entwickeln.

Wenn die durch Gefäßverengung aufgetretenen Nährstoff- und Sauerstoffdefizite massiver werden, werden Muskeln und Gewebe weniger belastbar. Oft sind Muskelschmerzen in den Waden, die bei Ruhe oder Belastungspausen wieder verschwinden, erste Anzeichen. Im weiteren Verlauf treten Schmerzen sogar im Ruhezustand auf, da die Versorgungslage immer schlechter wird. Im letzten Stadium von Mangeldurchblutung und Unterversorgung von Gewebe kommt es zu Nekrosen, dem Absterben von Zellen und Geweben.

Die mangelnde Versorgung mit Nährstoffen und Sauerstoff sowie die Entsorgung von Giftstoffen durch unser Gefäßsystem zählen zu den am meisten vernachlässigten Faktoren in der Medizin. Man kann keine dauerhafte Heilung erreichen, ohne eine eingeschränkte Blutzufuhr wieder rückgängig zu machen. Unter der Voraussetzung ausreichender Versorgung mit allen lebenswichtigen Nährstoffen gilt es zwei übergeordnete Ziele zu erreichen:

- Entzündung vermindern
- Blutfluss steigern

entgiften statt vergiften

Wenn es gelingt beide Ziele zu verwirklichen, verschiebt sich praktisch jede chronische Erkrankung in Richtung Heilung. Jetzt können Sie auch verstehen, warum dem Herz-Kreislauf-System so eine zentrale Stellung in der Behandlung jeglicher Erkrankung beigemessen wird.

Viele gute Behandlungsmethoden für Ihre Gesundheit haben eins gemeinsam: sie fördern die Durchblutung. Was Sie in Bewegung bringt, jede Sportart, Massage, Fangopackung, Bürstenmassage, Einreibung bezweckt, Ihren Blutfluss anzuregen. Bewegung bedeutet vermehrter Blutfluss und vermehrter Blutfluss bedeutet Gesundheit!

> Die 73-jährige Emma T. litt seit über 30 Jahren an hohem Blutdruck, leichter Arthritis und seit neustem an Osteoporose. Sie lebte seit Jahren mit einem blutdrucksenkendem Medikament und Aspirin als Blutverdünner. Trotzdem blieb ihr Blutdruck immer etwas zu hoch.
> Schließlich kam sie in die Praxis, da sie vermutete, dass hier eine noch andere Behandlung notwendig wäre. Ihre Vermutung war richtig. Ihr Homocysteinwert lag bei 37,8. Täglich eine Kapsel Synervit fungierte hier als Lebensretter. Zusammen mit einer Ernährungsumstellung, Cayenne-Tinktur und „Cardio Essentials" halbierte sich der Hcy-Wert innerhalb von 5 Monaten, und sank dann noch einmal beträchtlich in den weiteren 6 Monaten. Frau Emma T. lebt jetzt mit einem Hcy-Wert von 9,6 und einem für ihr Alter gutem Blutdruck von 135/85.

Eine der elementarsten Realitäten, die jeder Heilpraktiker, Arzt, Masseur oder Krankengymnast in seiner Praxis erfährt, ist, dass Krankheiten durch Blockaden verursacht werden. Ob diese Blockaden von psychischen Stress oder Traumata verursacht sind oder von physischen Verletzungen, Prellungen, verschobenen Wirbeln, Verrenkungen oder Überarbeitung stammen, ist dabei erst einmal zweitrangig. Auch Mangelernährung, Toxinbelastungen durch Umweltgifte, Strahlenbelastung, Haltungsfehler oder einseitige muskuläre Belastungen (Tennisarm, Arbeit mit der „Maus" am Computer) können eine Blockade verursachen.

Was aber wird hier blockiert? Zuerst einmal wird der Blut und Lymphfluss gedrosselt, und damit der gesamte Stoffwechsel. Das Resultat einer Blockade ist verminderte Zufuhr von Sauerstoff und Nährstoffen und gleichzeitig verminderter Abtransport von verbrauchten Abfallstoffen, die den Körper belasten. Es kommt zur lokalen Übersäuerung, der Azidose, die wiederum die Blutzufuhr und die Nervenimpulsübertragung einschränkt. Letztendlich entstehen verminderte Funktionen von einzelnen Zellen, Geweben und Organen. In den östlichen Ländern spricht man dann von Mangel an Chi, Ki oder Prana. Im westlichen Sprachgebrauch ist es üblich von schwacher Lebensenergie, Blockaden der Bioenergie oder ganz einfach von den Auswirkungen der Blockaden zu reden: Schmerzen, Müdigkeit, Teilnahmslosigkeit oder depressive Verstimmungen. Herzinfarkt durch Gefäßverschluss ist schon seit einigen Jahrzehnten die Todesursache Nr. 1 in den industrialisierten Ländern.

Die Statistiken zu Herz-Kreislauf-Erkrankungen lesen sich wie die Schreckensnachrichten einer Boulevardzeitung:

- Noch vor hundert Jahren waren Herzerkrankungen die Ausnahme. Heute leiden mehr als 20 Millionen Menschen in Deutschland an irgendeiner Form von Herzinsuffizienz.
- Jährlich erleiden 300 000 Menschen in Deutschland einen Herzinfarkt, der bei ungefähr 200 000 Menschen zum Tod führt.
- Dazu kommen etwa 200 000 Menschen mit einem Schlaganfall, einem Infarkt oder einer Blutung im Gehirn.
- Fast jeder zweite Mensch stirbt an einem Herzinfarkt oder Schlaganfall.
- Jeder vierte Mann hat einen Herzinfarkt noch vor seiner Pensionierung.
- Ein Viertel aller Todesfälle durch Herzinfarkt ereignet sich vor dem Erreichen des 65. Lebensjahres.
- Bei Frauen im Alter von 35 bis 54 wird Herzinfarkt und Schlaganfall als Todesursache nur durch Krebserkrankungen übertroffen.
- Obwohl Herzerkrankungen normalerweise erst nach dem 45. Lebensjahr auftreten, sind die ersten Verletzungen der Arterienwände und die Ablagerungen von Plaques schon im Kindesalter vorhanden. Bei einer Untersuchung an gefallenen Vietnamsoldaten im Durchschnittsalter von 22 Jahren hatte schon jeder zweite junge Mann beträchtliche Arteriosklerose.

- Die Schulmedizin ist bei der Behandlung von Herzkrankheiten an ihre Grenzen gestoßen. Medikamente gegen Bluthochdruck, Bypass-Operationen und Angioplastie sind Methoden, die im besten Fall in der Lage sind, vorübergehend Symptome zu lindern, nicht aber die Ursache zu beheben. Was im Notfall hilft, ist nicht unbedingt geeignet, ursächlich zu wirken.

> Hartmut F. (67) beunruhigten die kurzen Aussetzer an seinem Herzen sehr. Besonders wenn er sich hinlegte, spürte er das Herz immer wieder bis ans Kinn schlagen, so das er gerne auf seinen Mittagsschlaf verzichtete. Nachts weckten ihn die Extrasystolen auf und ließen Ihn dann eine lange Zeit nicht wieder einschlafen. Den erhöhten Blutdruck glaubte er mit einem Blutdrucksenker ganz gut im Griff zu haben.
> Die Austestung in meiner Praxis ergab eine Schwermetallbelastung an der Reizleitung des Herzens sowie an einer Herzklappe. Zwei größere Bereiche des Herzmuskels waren chronisch unterversorgt. Des weiteren entdeckte ich auch zwei Störfelder an den Zähnen. Die fachgerechte Entfernung der Zahnherde und die Entgiftung mit Biologo-Detox zeigten bald Erfolg. Hartmut F. schläft wieder gut. Die Herzrhythmusstörungen sind seither verschwunden. Besonders gefreut hat Herrn F. auch, dass sich sein Blutdruck normalisiert hat und er auf die Medikation vollkommen verzichten kann.

Auch wenn die Statistiken das Gegenteil zu belegen scheinen: Es ist nicht naturgegeben, an Herzinfarkt zu sterben. Viele Kulturen in dieser Welt sind nicht – oder nur sehr selten – von Herzinfarkt oder Schlaganfall betroffen. Selbst bei uns waren noch 1920 Herzinfarkte so selten, dass man einen Spezialisten brauchte, der die Symptome in einen richtigen Zusammenhang stellen konnte und die Diagnose „Herzinfarkt" traf. Heutzutage treten Arteriosklerose und Herzerkrankungen immer früher auf. Offensichtlich hat sich unsere Lebensweise in den letzten 70 Jahren dermaßen verändert, dass die Herz-Kreislauf-Erkrankungen von „ferner liefen" auf den ersten Platz hochgeschnellt sind. Im Durchschnitt kostet uns diese Erkrankung 20 Jahre Lebenszeit. Aber sie kostet uns noch mehr: Lebensqualität. Unter den Voraussetzungen ist es verständlich, dass sich manche Menschen fragen, ob sie wirklich so alt werden wollen.

Herz-Kreislauf-Erkrankung ist ein Oberbegriff für eine Reihe von Erkrankungen, die auf Grund von Schäden an den Blutgefäßen entstehen. Darunter zählt man Arteriosklerose (Atherosklerose), Herzinfarkt, Herzversagen, Angina pectoris, Schlaganfall, TIAs (Transient Ischämische Attacken, wie die kleinen Schlaganfälle genannt werden) oder periphere Durchblutungsstörungen.

Seine „Herzenge" kannte Michael B. schon seit 3 Jahren, als ihn endlich eine Herzoperation davon befreien sollte. Sein Zustand war zwar verbessert, jedoch auch nach der Bypassoperation spürte Herr B. noch eine gewisse Einschränkung, besonders bei Anstrengung. Außerdem wurde eine leichte Entzündung des Herzmuskels festgestellt. Dies brachte ihn zu einem anderen Mediziner, der den Homocysteinwert als Ursache der Beschwerden vermutete. Dieser Wert war für Michael B. zu diesem Zeitpunkt unbekannt, da er vorher noch nie gemessen wurde. Der Hcy-Wert von 18,2 ordnete ihn der höchsten Risikogruppe zu. Eine Ernährungsumstellung auf basenreiche Kost und die Substitution mit der Synervit-Kombination von täglich einer Kapsel brachten ihn innerhalb eines halben Jahren auf einen Hcy-Wert von 9,6. Dieser Wert senkte sein Risiko für ein weiteres Fortschreiten der Arteriosklerose beträchtlich, seine Angina und die Entzündung verschwanden vollkommen.

Bisher galten neben den vermeintlich gefährlichen Cholesterinwerten die folgenden Risikofaktoren als eigentliche Ursachen für Herzinfarkt, Schlaganfall und Arteriosklerose:

- Genetische Veranlagung
- Übergewicht durch Fehlernährung. Die zu große glykämische Belastung durch zu viele konzentrierte Kohlenhydrate. Dadurch entsteht wiederum ein zu hoher Insulinspiegel im Blut, die so genannte „Hyperinsulinämie".
- Zu wenig körperliche Bewegung
- Nikotinmissbrauch
- Gicht, die zu Ablagerung von Harnsäurekristallen in den Gefäßwänden führt
- Diabetes, die zu Stoffwechselstörungen führt
- Bluthochdruck, der zu Dehnungsrissen in den Gefäßen führt
- Chronischer Stress (Dystress) mit erhöhter Cortisolproduktion

Zwei Ursachen für Herz-Kreislauferkrankungen wurden bisher nicht – oder nur wenig beachtet.

- Hyperhomocysteinämie – ein erhöhter Homocysteinwert im Blut. Hohe Homocysteinwerte verändern die Gefäßmorphologie, führen zu Entzündungen und erhöhen die Gerinnung, indem die Thrombinwirkung verstärkt wird. Sie hemmen gleichzeitig die Fibrinolyse. Es kommt zu Gefäßschäden (Endothelschicht). Es entstehen proliferativ-fibröse Plaques, welche die Gefäßwand verdicken. Das Stickstoffmonoxid sinkt und bewirkt dadurch eine Engstellung der Gefäße. Kurz gesagt, verstärkt ein erhöhter Homocysteinwert alle Herz- und Kreislaufprobleme.
- Schwermetallbelastungen (besonders durch Quecksilber) und andere Umweltgifte wie Lösungsmittel, Petrochemikalien, Pestizide und Holzschutzmittel. In Tierversuchen konnte nachgewiesen werden, dass Quecksilber die Durchblutung in Herzkranzgefäßen mindert. Gleichzeitig konnte man eine Reduzierung der Herzkraft feststellen. Bei Menschen mit Amalgamfüllungen stieg der Blutdruck signifikant an. Eine neuere Studie zeigt sogar einen noch gravierenderen Zusammenhang zwischen Quecksilber und Herzinfarktrisiko.

In Kürze bedeuten diese Aussagen folgendes: Schon ein geringfügig erhöhter Homocysteinspiegel steigert unabhängig von anderen Risikofaktoren sehr deutlich das Risiko für Gefäßkrankheiten. In einer Studie wurde herausgefunden, dass für jede Erhöhung des Homocysteins um 5 mmol/l das Arterioskleroserisiko für Männer um 60% und für Frauen um 80% steigt. Kommen bei einem Patienten zwei oder noch mehr Risikofaktoren (Schwermetallbelastungen, chemische Toxine, Diabetes, Stress, schlechte Ernährung etc.) zum Tragen, ist die Wahrscheinlichkeit, beispielsweise an einem Herzleiden zu erkranken oder zu sterben, sehr stark erhöht. Immerhin werden 50 Prozent der jetzigen Bevölkerung an Gefäß-Erkrankungen und deren Folgen versterben.

Es gibt einige präklinische Untersuchungen, die Mechanismen aufzeigen für eine Beteiligung der Hyperhomocysteinämie (= erhöhter Homocysteingehalt im Blut) an den Prozessen der Arteriosklerose und Thrombogenese.

- Homocystein in erhöhter Konzentration erhöht die Produktion von sehr aggressiven Sauerstoffradikalen (H_2O_2) und vermindert die NO-Bildung. NO (Stickstoffmonoxid) ist eine körpereigene Substanz, die stark gefäßerweiternd wirkt. Die durch Homocystein ausgelösten H_2O_2 verletzen oder zerstören die Innenwände der Arterien (die Endothelschicht), wodurch Gerinnungsprozesse mit Anlagerung von Blutplättchen und Fibrin ausgelöst werden. Es lagern sich fetthaltige Substanzen an und es kommt zur so genannten Plaquebildung. Diese besteht aus Arterienwandzellen, Monozyten und bestimmten Blutfetten. Der Cholesteringehalt dieser Plaques liegt interessanterweise bei höchstens einem (!) Prozent. An diese Plaques lagern sich auch die Umwelttoxine an und verstärken die Auswirkungen.
- Der wachsende Plaque verengt dann den Durchlass der Arterien und behindert so den Blutfluss. Es kann auch zu Blutgerinnseln kommen, wenn sich solche Plaquepartikel lösen und dann kleinere Gefäße verstopfen.
- Im Katastrophenfall führen Arterienverengung oder Blutgerinnsel zu einem Totalverschluss von Herzkranzgefäßen (Herzinfarkt), Gehirngefäßen (Schlaganfall) oder auch tiefer Beinvenen (Beinvenenthrombosen).
- Bei Arteriosklerose werden wegen mangelhafter Durchblutung neben Herz und Gehirn auch andere Organe geschädigt. So werden Erkrankungen wie Morbus Alzheimer, Diabetes, Potenzstörungen und viele andere von erhöhten Homocysteinwerten negativ beeinflusst.

Die Nichtbeachtung des Homocysteins als Risikofaktor für Arteriosklerose hat mehrere Gründe.

- Die Untersuchungen mit Cholesterin als möglicherweise belastender Faktor wurden schon seit 1950 begonnen. Zu dieser Zeit war die Substanz Homocystein unbekannt.
- Als die ersten Forschungsergebnisse über Homocystein als wichtiger Faktor für Herz-Kreislauf-Erkrankungen in medizinischen Kreisen bekannt gemacht wurden, war die ganze Anti-Cholesterin-Theorie schon als Lehrmeinung fest etabliert.

- Es folgte eine in der Wissenschaft typische Reaktion: der Widerstand und die Trägheit eines ineinander greifenden Netzwerkes von Ärzten, Wissenschaft, Staat und Medien einen Irrtum zu erkennen und sich für neue Informationen und die daraus folgenden Konsequenzen zu öffnen. Für die Industrie würde das bedeuten, einen milliardenschweren Markt aufzugeben. Die Wissenschaft und die medizinische Welt müsste erklären, dass sie sich geirrt hat.
- Aber warum springt die Pharmaindustrie nicht auf das nächste Pferd und entwickelt ein Medikament, das den Homocysteinspiegel senkt? Diese Strategie wäre nur logisch und nachvollziehbar. Die Antwort ist einfach: Profit. Cholesterinsenker sind in der Pharmaindustrie immer noch ein so genannter „Blockbuster". Um den Spiegel des Homocysteins im Blut zu senken, braucht es dagegen nur die drei Vitamine der B-Gruppe.

Vektor-AHCC und Herz-Kreislauferkrankungen

Das Vorhaben, die Risikofaktoren für Arteriosklerose, Herzinfarkt und Schlaganfall und viele weitere Erkrankungen zu finden, ist nach wie vor eines der dringendsten Ziele in der Medizin. Neben der Entgiftung von Umwelt-Toxinen sowie des Homocysteins hat auch die Einnahme von Vektor-AHCC – obwohl als immunstimulierendes Präparat bekannt – eine bedeutende Wirkung auf das kardiovaskuläre System.

Ursprünglich wurde Vektor-AHCC als Mittel gegen Bluthochdruck entwickelt. Im Center of Integrative and Complementary Medicine in New York zeigten ärztliche Studien, dass Vektor-AHCC stressbedingter Hypertonie und damit einhergehenden Herzschäden vorbeugen kann. Patienten, die Vektor-AHCC einnehmen, stellen in den meisten Fällen eine Normalisierung ihres Blutdrucks fest. Dr. M. Iwamoto von der En-Zan-Kai Medical Corporation beobachtete einen günstigen Einfluss von Vektor-AHCC auf ventrikuläre Arrhythmie, eine Herz-Rhythmus-Störung, in welcher der Herzschlag immer wieder aussetzt.

Langkettige Omega-3-Fettsäuren und Herz-Kreislauferkrankungen

Bei allen Kreislaufproblemen spielen die Gefäßhormone, die so genannten Eicosanoide, eine entscheidende Rolle. „Gute" Eicosanoide erweitern die

Blutgefäße, reduzieren die Verklumpung der Blutplättchen und sorgen damit sowohl für besseren Blutfluss, wie auch für eine Blutdrucksenkung, die prophylaktisch das Schlaganfallrisiko senkt. Bei erhöhtem Blutdruck sollten Sie für einen Balance der Eicosanoide sorgen. Die einfachste Art und Weise das zu erreichen ist über eine ausgewogene Ernährung und die Einnahme von Fischöl. Für die Ernährungsrichtlinien lesen Sie das Kapitel 2, als Fischöl empfehle ich Vektor RxOmega, (Siehe auch die Präparate-Liste am Ende dieses Buches).

Ein weiterer Faktor für Herz-Kreislauferkrankungen findet sich seit geraumer Zeit in den Praxen einiger Heilpraktiker und Naturheilärzte. Wenn man mit speziellen Methoden das Blut, die Blutgefäße, Gewebe oder Organe daraufhin untersucht, findet man erschreckend hohe Belastungen an toxischen Metallen wie Quecksilber, Cadmium, Blei, Nickel, Palladium-Silber-Legierungen sowie an chemischen Substanzen wie Dioxin, PVC, Benzol und andere Petrochemikalien, um nur einige der Neurotoxine zu nennen. Diese toxischen Substanzen lagern sich an den Gefäßen an – und nicht nur da – reizen das Gewebe und erzeugen eine chronische Entzündung. Auch die nervale Versorgung leidet unter Schwermetallen, die im Körper wie kleine Antennen ständig falsche, elektrische Impulse senden. Die Folge ist immer eine eingeschränkte Funktionsfähigkeit der befallenen Zellen, in diesem Falle der Gefäßwandzellen, des Blutes, des Herzmuskels und des Reizleitungs-Systems des Herzens.

Was können Sie tun, wenn Sie am Herz erkrankt sind und/oder ein Gefäßleiden haben? Was können Sie selbst tun, um das Risiko für Herz und Kreislauf so gering wie möglich zu halten?

entgiften statt vergiften

- Beginnen Sie mit Biologo-Detox die Belastung durch Schwermetalle, Petro-Chemikalien, Lösungsmittel, Insektizide, Pestizide und andere chemischen Toxine zu reduzieren. Entgiften Sie!
- Lassen Sie sich von einem dafür ausgebildeten Arzt oder Heilpraktiker auf Umweltgifte untersuchen und ergreifen Sie Maßnahmen zur Reduzierung von Toxinen aus Ihrer täglichen Umwelt!

- Lassen Sie sich von einem dafür ausgebildeten Zahnarzt auf Infektionen an Zähnen, toten Zähnen mit Wurzelfüllungen, auf Zahnherde und Herde im Kieferknochen testen! Auch verlagerte Zähne, entzündliche Leerkieferstellen, Wurzelreste oder Fremdkörper agieren als massive Störfelder.
- Schimmel- und Hefepilze mit ihren Pilzsporen sind oft die Basis für die Überreizung Ihres Immunsystems. Sorgen Sie dafür, dass alle Brutstätten für Pilze aus Ihrer Umgebung entfernt werden: Komposteimer, Blumentöpfe, feuchte Ecken usw.
- Identifizieren und vermeiden Sie die wichtigsten Lebensmittelallergene!
- Vermeiden Sie Kuhmilch, Weizen, Zucker und alle raffinierten bzw. konzentrierten Kohlenhydrate!
- Testen Sie Ihren Homocysteinspiegel. Bei einem Hcy-Wert höher als 8 versorgen Sie sich mit Vitamin B 6, B 12 und Folsäure mit täglich einer Kapsel „Synervit" (siehe Produktempfehlungen).
- Nutzen Sie die Kraft eines Anti-Aging-Produktes wie Tri-S-Zym-PhytoG (s. Produktempfehlungen).
- Bewegen Sie sich! Die alte Weisheit „Wer rastet, der rostet" stimmt zu 100% für Ihre Gefäße und für den Herzmuskel. Trampolinspringen (siehe unter Produktempfehlungen), Yoga, Gymnastik oder jegliche Form von Bewegung wie Herz-Kreislauf-Training, Schwimmen, Joggen, Nordic Walking oder Muskelaufbautraining mit oder ohne Geräte ist absolut notwendig.
- Fast jede traditionelle Naturheilweise bewegt Ihren Kreislauf: Kneippsche Wasseranwendungen, Massagen, Bürstenmassagen, Sauna, heißkalte Wechselduschen und -bäder, Heubäder, Fangopackungen, Einreibungen, Schröpfen. Was immer Sie davon auswählen, es wird Ihnen gut tun.
- Ernähren Sie sich in ausgewogenem Verhältnis der Makronährstoffe Eiweiß – Kohlenhydrate – Fett von 30-40-30, wie im Kapitel 2 beschrieben.
- Stärken Sie Ihre Darmflora, um Ihre Versorgung mit allen Nährstoffen sicherzustellen und eine gute Barriere gegen Giftstoffe aufzubauen! Nehmen Sie regelmäßig oder als Kur „Nature's Biotics" (siehe unter Präparate und Produktempfehlungen)!

- Vermeiden Sie Soja-Produkte wie Tofu, Sojamilch, Soja-Joghurt, Soja-Burger, Soja-Würstchen und Soja-Aufstriche sowie Sojaöl und Sojamehl!
- Ernähren Sie sich in einer Weise, die Sie nicht übersäuern lässt. Zu den säuernden Nahrungsmitteln gehören alle Genussgifte wie Zucker, Alkohol, Kaffee, Weißmehlprodukte.
- Nehmen Sie ein hochwertiges Vitamin C-Präparat.
- Nehmen Sie alle 12 Stunden eine Kapsel Vektor-Nattokinase (siehe Präparate und Produktempfehlungen)!
- Da uns in unserer Ernährung fast keine Quellen für langkettige Omega-3-Fettsäuren zur Verfügung stehen wie unbelasteter Hochseefisch oder Gehirn von Tieren aus biologischer Zucht, empfehle ich pharmazeutisch reines Fischöl wie in „Vektor RxOmega" (siehe Präparate und Produktempfehlungen).
- Außerdem empfehle ich ein gutes, kaltgepresstes Olivenöl, Kokosöl in VCO-Qualität (siehe Präparate und Produktempfehlungen), während ich von den Pflanzenölen mit hohem Omega-6-Anteil wie Sonnenblumen-, Distel-, Sojaöl sowie allen Margarinen oder pflanzlichen Koch- und Bratfetten dringend abrate.
- Nehmen Sie regelmäßig 1-2 Tropfen Cayenne-Tinktur (siehe Präparate und Produktempfehlungen) auf die Zunge (oder 4-5 Tropfen in 1/3 Glas warmen Wasser) 8-10-mal täglich! Cayenne-Pfeffer bewegt das Blut wie kein zweites Präparat.

Sie haben nicht Osteoporose – Sie sind vergiftet

Es gibt eine Reihe von Erkrankungen, die vorwiegend im Alter auftreten. Nach den lebensbedrohlichen Herz-Kreislauf-Erkrankungen, Schlaganfall und Krebs sprechen wir hier von Krankheiten, die vor allem die Lebensqualität im Alter sehr mindern können. Die bedeutendste und am weitesten verbreitete Erkrankung ist die Osteoporose. In Deutschland sind zwischen 6-8 Millionen Menschen von Knochenschwund betroffen, bei der über die Jahre die Knochenmasse schwindet und sich der Knochenaufbau so verändert, dass schon bei geringsten Belastungen die Knochen brechen oder splittern. In zwanzig Jahren werden nach Experteneinschätzung doppelt so viele Menschen daran erkranken. Abgesehen vom Leiden und der Lebensgefahr für den Patienten kostet ein Oberschenkelhalsbruch der Solidargemeinschaft jeweils 35 000 Euro. Bei durchschnittlich 130 000 Brüchen sind das im Jahr 400 Millionen Euro.

Viele Frauen leiden nach den Wechseljahren unter Osteoporose mit Kalziumverlust. Die Erfahrungsmedizin befürwortet dabei neben ausreichender Bewegung eine vermehrte Einnahme von Silizium (Kieselsäure), möglichst in Form von Nahrungsmitteln. In diesem Falle empfiehlt sich die Braunhirse, optimalerweise als fermentierte Braunhirse, da Silizium in dieser aufgeschlossenen Form vom Körper optimal aufgenommen wird. Des weiteren würde man von Lebensmitteln abraten, die säurebildend sind, also insbesondere Zucker und anderen konzentrierten Kohlenhydraten wie Teigwaren, Brot und Nudeln. Auch ein Übermaß an tierischen Produkten sowie pasteurisierter und homogenisierter Milch und Milchprodukten kann zu einem Säureüberschuss führen. Die wissenschaftlichen Empfehlungen wiederum beschränken sich meistens auf eine erhöhte Kalziumzufuhr, auch in Form von Milchprodukten. Das ist vom Standpunkt der chemischen Formeln und der linearen Kausalität plausibel, verstärkt aber in der Praxis zum Leidwesen der Betroffenen die Osteoporose. Da Kuhmilch und Käse stark säuern, nimmt der Körper als Säurepuffer Kalzium aus den Knochen und Zähnen, da dies die größten Kalziumreservoirs sind. Die gut gemeinten Ratschläge verkehren sich somit ins Gegenteil.

Der Knochen besteht hauptsächlich aus zwei Substanzen: Bindegewebe (Schwefel und Silizium) und das erwähnte Kalzium. Bildhaft gesprochen ist dabei das Kalzium der Ziegelstein, während das Bindegewebe die elastische Kittsubstanz (Mörtel) ist. Je geringer der Anteil des Bindegewebes ist, umso unflexibler und damit brüchiger wird der Knochen. Ein Bindegewebsschwund zieht immer auch einen Kalziumschwund nach sich. Bei der Osteoporose wird aber vor allem das Bindegewebe des Knochens abgebaut, Kalziumverlust ist die Folge des Bindegewebsverlustes und damit nicht die Ursache der Osteoporose. Eine Kalziumzufuhr ohne Siliziumzufuhr – wie sie von der Schulmedizin vorgeschlagen wird - verstärkt das Ungleichgewicht zwischen Kittsubstanz und Ziegel. Mit der wissenschaftlichen Empfehlung, vermehrt Milchprodukte zu essen und Milch zu trinken oder hochdosierte Kalziumtabletten zu nehmen kann die Symptomatik der Knochenbrüchigkeit noch verstärkt werden. Eine Substitution von fermentierter Braunhirse und eine mäßige Einnahme von natürlichem Kalzium dagegen ist äußerst wirksam.

Frauen sind von der Osteoporose stärker betroffen als Männer, da ihr Stoffwechsel in den Wechseljahren eine starke hormonelle Veränderung durchmacht. Dies ist die so genannte Typ1-Osteoporose und hängt mit der verringerten Hormonproduktion nach den Wechseljahren zusammen. Beim Typ 1 verliert der schwammartige Teil der Knochen – die Spongiosa – einen Teil seiner Masse und wird dadurch brüchig. Die häufigsten Beschwerden treten dabei an der Wirbelsäule auf, wo die Wirbelkörper zusammensacken oder brechen.

Die Typ 2-Osteoporose tritt fast immer erst nach dem siebzigsten Lebensjahr auf. Durch die Unterversorgung mit Kalzium und Vitamin D3 dünnt der kompakte Teil des Knochens aus (Kompakta). Als Folge davon entstehen bei geringer Belastung oder einem an sich harmlosen Sturz Knochenbrüche, vor allem am Oberschenkelhals, am Unterarm und an den Handgelenken. Diese Form der Osteoporose betrifft zunehmend auch die Männer. Die Unterversorgung geht dabei meist auf einen Appetitverlust zurück gepaart mit zuwenig Magensäure und Verdauungssäfte, um die Nahrung aufzuschlüsseln.

Unser Organismus regelt die Gesundheit und die Dichte unserer Knochen durch das dynamische Gleichgewicht von Osteoblasten und Osteoklasten.

Das sind Zellen, die entweder Knochenmasse aufbauen oder abbauen. Dazu brauchen die knochenbildenden Osteoblasten elektrische und mechanische Impulse durch Bewegung und muskuläre Belastung sowie die entsprechenden Bausteine aus der Ernährung, um das von den Osteoklasten abgebaute Knochengewebe wieder zu ersetzen. Dabei spielt Kalzium eine wichtige Rolle. Um dieses Kalzium aber wirklich optimal in das Knochengerüst einbauen zu können, braucht es unbedingt einige weitere Maßnahmen:

- Eine ausreichende Magnesiumversorgung. Magnesium ist notwendig, um das Vitamin D zu aktivieren. Magnesium hilft auch dabei, der Übersäuerung der Knochen entgegenzuwirken.
- Kieselsäure (Silizium) als Kittsubstanz für die Flexibilität der Knochen. Die beste bioverfügbare Form ist die fermentierte Braunhirse.
- Vitamin D fördert die Kalziumaufnahme im Darm und bewirkt den Kalziumeinbau in die Knochen.
- Eine tägliche „Ration" Sonnenlicht ist absolut notwendig, um Vitamin D zu aktivieren.
- Kalziumreiche Kost ist ein „Muss" für gesunde Knochen: Broccoli, Fenchel, Grünkohl, Lauch, Nüsse und Sesamsamen, Hülsenfrüchte, Haferflocken und Vollkornprodukte, Bierhefe sowie lange oder speziell fermentierte Sojabohnenprodukte wie Tempeh, Natto oder Miso.

Es gibt eine Reihe von Risikofaktoren, die bekanntermaßen bei Osteoporose genannt werden:

- genetische Disposition (Osteoporose in der Familie)
- Kalziumarme Ernährung
- Phosphatreiche Ernährung (Colagetränke, Räucherwaren, „Wiener" oder „Frankfurter" Würstchen, sonstige phosphatreiche Wurst)
- Pasteurisierte bzw. homogenisierte Kuhmilch und Kuhmilchprodukte. Entgegen weit verbreiteter Meinung sind diese Nahrungsmittel nicht zur Vorbeugung oder Therapie von Osteoporose geeignet. Kuhmilch enthält neben dem Kaseineiweiß große Mengen an Phosphaten, die in Reaktion mit der menschlichen Magensäure 50-70 Prozent des Kalziums unresorbierbar machen. Außerdem entstehen Säuren, die der Körper mit dem Kalzium aus den Knochen puffern muss.

Pasteurisierte und homogenisierte Kuhmilch zählt also zu den Kalziumräubern!

- Seit einiger Zeit werden von bestimmten milliardenschweren Zweigen der Lebensmittelindustrie Soja-Produkte wie Tofu, Sojamilch, Soja-Joghurt, Soja-Würstchen, Soja-Hamburger und viele andere Zubereitungen als gesundheitsfördernd propagiert. Ich rate von diesen Produkten definitiv ab. Lesen Sie weiter hinten in diesem Buch über Sojaprodukte! Sie verhindern neben anderen schädlichen Wirkungen über Oxalate und Phytate die Aufnahme von Mineralstoffen wie Kalzium, Zink und Eisen. Es ist leicht zu begreifen, dass ein Mangel an den genannten Mineralien dann zum Knochenschwund beitragen kann. Außerdem traten bei häufigem Sojaverzehr über eine längere Zeit zahlreiche Fälle auf, wo sich der Spiegel des Parathormons auf schwindelerregende Höhen (250,0 bis 270,0) gesteigert hatte. Normale Werte bewegen sich zwischen 12,0 bis 72,0. Eine Funktion des Parathormons – eines Hormons der Nebenschilddrüse – ist es, bei Bedarf Kalzium aus den Knochen in das Blut abzugeben, wenn dort der Kalziumspiegel zu gering ist.
- Genussgifte wie Alkohol oder Nikotin
- Konzentrierte Kohlenhydrate wie Zucker oder Weißmehlprodukte, in jeglicher Form
- Weizen- bzw. Glutenunverträglichkeit
- Seltene Sonnenlichtbestrahlung (UVB-Mangel)
- Bewegungsmangel
- Übersäuerung (Azidose), die mit dem Kalzium aus den Knochen gepuffert, d. h. ausbalanciert werden muss
- Medikamentöse Behandlung mit Glukokortikoiden über einen längeren Zeitraum
- Medikamentöse Behandlung mit Arzneimitteln bei Epilepsie
- Medikamentöse Behandlung mit Schilddrüsenhormonen nach den Wechseljahren
- Cholesterinsenker. Cholesterin ist ein Grundbaustein für Sexualhormone, die wiederum auch für Knochenwachstum verantwortlich sind. Cholesterinsenkende Arzneien tragen also zu osteoporotischen Veränderungen bei.
- Unbehandelte Schilddrüsenüberfunktion
- Rheumatoide Arthritis

- Diabetes Mellitus
- Bluthochdruck
- „Stille" Entzündung (silent inflammation) ist ein wichtiger Anlass für den Organismus, Cortisol zu produzieren. Auch ein unstabiler Blutzucker- und in der Folge unstabiler Insulinspiegel stimuliert erhöhte Cortisolausschüttung. Mediziner wissen, dass chronisch erhöhte Cortisolwerte zu teils massiven Knochenmasseverlust führen können.
- Eine Überproduktion von so genannten „schlechten" Eicosanoiden, (besonders PGE2) durch hochglykämische Nahrungsmittel, Mangel an langkettigen Omega-3-Fettsäuren sowie Omega-6-Überschuss trägt zum Verlust an Knochendichte bei.
- Morbus Crohn
- Wechseljahre und Postmenopause
- Untergewicht
- Unterfunktion der Geschlechtsdrüsen
- erhöhte Homocysteinwerte. So zeigten Untersuchungen bei japanischen Frauen nach den Wechseljahren folgendes: Frauen mit besonders hohen Verlusten an Knochenmasse hatten eine entsprechend hohe Wahrscheinlichkeit auch einen genetischen Enzym-Defekt (MTHFR) aufzuweisen. Dieses Enzym ist notwendig, um Homocystein zu verstoffwechseln. Die Frauen in dieser Studie hatten ein stark erhöhtes Risiko Osteoporose zu entwickeln, es sei denn, sie folgten einem Plan, durch Ernährung und Supplementierung mit den entsprechenden B-Vitaminen, den Homocysteinspiegel zu senken.

Aufschlussreich ist an der oben aufgeführten Liste der Risikofaktoren auch der enge Zusammenhang von Gefäßerkrankungen und Osteoporose. Gefäße und Knochen werden beide durch einen erhöhten Homocysteingehalt im Blut geschädigt und führen dann zu den beschriebenen Krankheitsbildern.

Dass hohe Homocysteinwerte das Risiko für Osteoporose und Knochenbrüche steigern, zeigen drei große Studien aus den Niederlanden und den USA. In experimentellen Untersuchungen wurde nachgewiesen, dass Homocystein die Bildung von Kollagen-Quervernetzungen beeinträchtigen kann, wodurch sich die Stabilität des Knochens verringert. Das konnten niederländische Mediziner mit Ergebnissen aus der noch laufenden "Rotterdam-Studie" und der "Longitudinal Aging Study Amsterdam" bestätigen. Bei rund 2.400 Studien-Teilnehmern über 55 Jahren wurden die Homocysteinwerte in Blutproben ermittelt. In der Beobachtungszeit von drei bis acht Jahren erlitten 191 Teilnehmer aus dieser Studiengruppe Knochenbrüche. Rund die Hälfte der Fälle ereigneten sich bei Teilnehmern mit den höchsten Homocysteinwerten, Unterschiede zwischen Männern und Frauen gab es dabei nicht. Ähnliche Ergebnisse zeigt die nordamerikanische "Framingham-Studie". Bei rund 2.000 Teilnehmern über 59 Jahren bestimmte man die Homocysteinwerte und sammelte bis zu 15 Jahre lang alle Daten über Hüftknochenbrüche. Männer erlitten in dieser Zeit 41, Frauen 146 Frakturen. Auch hier traten Knochenbrüche bei hohen Homocysteinwerten deutlich häufiger auf. Männer hatten dann ein fast viermal höheres Risiko für einen Hüftgelenksbruch. Senkt man also die Homocysteinwerte, so kann man Osteoporose bzw. dadurch bedingten Knochenbrüchen vorbeugen.

Eine Studie kalifornischer Mediziner zeigt, dass bei Frauen mit geringen Werten an Vitamin B 12 sich die Rate des Knochenverlustes im Vergleich zu Frauen mit einer guten Versorgung erhöht. Dabei wurde die Knochen-Mineraldichte von 83 Frauen im Alter ab 65 Jahren im Rahmen einer Osteoporose-Studie untersucht. Zu Beginn der Studie wurden bei allen Frauen Blutproben genommen und die Werte von Vitamin B 12 bestimmt. Bei den Teilnehmerinnen wurde außerdem die Knochen-Mineraldichte an den Hüftknochen jeweils nach zwei, nach dreieinhalb und nach knapp sechs Jahren gemessen. Frauen mit den niedrigsten Werten an Vitamin B 12 hatten einen jährlichen Knochenverlust von 1,6 Prozent im gesamten Hüftknochen- Bereich. Bei Frauen, die gut mit Vitamin B 12 versorgt waren, sank die Knochen-Mineraldichte in den Hüftknochen dagegen nur um 0,2 Prozent. Ähnliche Ergebnisse zeigten sich, wenn einzelne Hüftregionen untersucht wurden. Eine gute Versorgung mit Vitamin B 12 kann demnach Frakturen im Hüftbereich vorbeugen.

Eine niederländische und eine amerikanische Forschergruppe haben jetzt im „New England Journal of Medicine" eine Verbindung von Homocystein zur Osteoporose bzw. zur Häufigkeit von Frakturen hergestellt. Joyce B. J. van Meurs und die Co-Autoren von der Abteilung für Interne Medizin am

„Erasmus Medical Center in Rotterdam" haben insgesamt 2.406 Probanden im Alter über 55 Jahren jahrelang auf knochenabbaubedingte Brüche beobachtet. Gleichzeitig wurden die Homocysteinkonzentrationen bestimmt. Insgesamt konnte sich das Autorenteam auf 11.253 Patienten-Jahre als Datenmaterial stützen. In dem Journal (13. Mai 2004; Vol 350, No 20) berichteten sie über eine enge Korrelation: Pro Erhöhung der „Hcy"-Plasmakonzentration um eine Standardabweichung stieg das Frakturrisiko um den Faktor 1,4. In der Kohorte mit den höchsten Werten betrug dieser Faktor gar 1,9.

In der zweiten Studie ergaben sich für Dr. Robert R. McLean und die Co-Autoren von der „Harvard Medical School" (Boston) ähnliche Ergebnisse bei der Untersuchung von 825 Männern und 1.174 Frauen im Alter zwischen 59 und 91 Jahren. Die Blutproben stammten aus den Jahren 1979 bis 1982. Die Männer wurden median 12,3 Jahre lang, die Frauen 15 Jahre lang beobachtet.

Insgesamt kam es bei den Männern zu 41 Hüftgelenksfrakturen, unter den Frauen zu 146. Wiederum unterschied sich die Häufigkeit solcher Brüche deutlich zwischen den einzelnen Gruppen: Bei den Männern hatten jene mit den höchsten Homocysteinwerten 8,14 mal öfter derartige Frakturen (im Vergleich zu der Personengruppe mit den niedrigsten Homocysteinwerten; durchschnittliche Konzentration: 13,4 Mikromol/Liter). Bei den Frauen war dieser Unterschied mit dem Faktor 16,57 noch auffallender (durchschnittliche Konzentration: 12,1 Mikromol pro Liter).

Heilpraktiker und Naturheilärzte stellen immer häufiger fest, dass eine hohe Belastung mit Umwelt-Toxinen parallel zu vermehrtem Auftreten von Osteoporose auftritt. Auch die Schwere des Knochenschwundes ist abhängig von der Giftbelastung. Untersucht man die Knochen und das Bindegewebe mit Methoden, die diese Toxine entdecken können, so findet man erschreckend hohe Belastungen an toxischen Metallen wie Quecksilber, Cadmium, Blei, Nickel, Palladium-Silber-Legierungen sowie an chemischen Substanzen wie Dioxin, PVC, Benzol und anderen Petrochemikalien, um nur einige der Neurotoxine zu nennen. Das Blut und die Gefäße in und um die Knochen sind ebenfalls hochbelastet mit Giftablagerungen. Diese toxischen Substanzen verändern den Stoffwechsel und damit das Knochengewebe und erzeugen eine chronische Entzündung. Auch die nervale Versorgung von Muskeln und Bindegewebe leidet unter Schwermetallen, die im Körper wie kleine Antennen ständig störende, elektrische Impulse senden. Die Folge ist eine anhaltende, eingeschränkte Funktionsfähigkeit der befallenen Zellen und Gewebe. Eine Ausleitung und Entgiftung gepaart mit den anderen weiter unten beschriebenen Maßnahmen sind sehr erfolgreich, um das Fortschreiten der Osteoporose zu stoppen und die Knochen anzuregen, wieder kräftiger und stabiler zu werden.

Was können Sie tun, wenn Sie an Osteoporose erkrankt sind oder um das Risiko, an Osteoporose zu erkranken, so gering wie möglich zu halten?

entgiften statt vergiften

- Beginnen Sie mit Biologo-Detox die Schwermetalle, Petro-Chemikalien, Lösungsmittel, Insektizide, Pestizide und andere chemischen Toxine auszuleiten!
- Lassen Sie sich von einem dafür ausgebildeten Arzt oder Heilpraktiker auf Umweltgifte untersuchen und ergreifen Sie Maßnahmen zur Reduzierung von Toxinen aus Ihrer täglichen Umwelt!
- Lassen Sie sich von einem dafür ausgebildeten Zahnarzt auf Infektionen an Zähnen, toten Zähnen mit Wurzelfüllungen, auf Zahnherde und Herde im Kieferknochen testen!
- Schimmel- und Hefepilze mit ihren Pilzsporen sind oft die Basis für die Überreizung Ihres Immunsystems. Sorgen Sie dafür, dass alle Brutstätte für Pilze aus Ihrer Umgebung entfernt werden: Komposteimer, feuchte Stellen hinter Schränken oder anderen schwer zugänglichen Plätzen, Blumentöpfe usw.
- Identifizieren und vermeiden Sie die wichtigsten Lebensmittelallergene!
- Vermeiden Sie Kuhmilch, Weizen, Zucker und alle raffinierten bzw. konzentrierten Kohlenhydrate!

- Testen Sie Ihren Homocysteinspiegel. Bei einem Hcy-Wert höher als 8 versorgen Sie sich mit Vitamin B 6, B 12 und Folsäure mit täglich einer Kapsel „Synervit" (siehe Produktempfehlungen).
- Nutzen Sie die Kraft von Vektor-NADH (s. Produktempfehlungen).
- Bewegen Sie sich! Belasten Sie Ihre Knochen regelmäßig! Die alte Weisheit „Wer rastet, der rostet" kann übersetzt werden in „Was nicht belastet wird, verkümmert". Trampolinspringen (siehe Produktempfehlungen), Yoga, Gymnastik oder jegliche Form von Bewegung wie Herz-Kreislauftraining, Schwimmen, Joggen oder Muskelaufbautraining mit oder ohne Geräte ist nicht nur sinnvoll, sondern absolut notwendig. Die Fitnessgeräte mit einer Vibrationsplatte (Fitvibe, Powerplate etc.) sind hervorragend für den Knochenaufbau.
- Ernähren Sie sich in ausgewogenem Verhältnis von Eiweiß – Kohlenhydrate – Fett von 30-40-30, Damit reduzieren Sie die Bildung von „schlechten" Eicosanoiden wie PEG2, die wiederum zum Verlust der Knochenmasse beitragen.
- Stärken Sie Ihre Darmflora, um Ihre Versorgung mit allen Nährstoffen sicherzustellen und eine gute Barriere gegen Giftstoffe aufzubauen! Nehmen Sie regelmäßig oder als Kur „Nature's Biotics" (siehe unter Präparate und Produktempfehlungen)!
- Vermeiden Sie Soja-Produkte wie Tofu, Sojamilch, Soja-Joghurt, Soja-Burger, Soja-Würstchen und Soja-Aufstriche sowie Sojaöl und Sojamehl.
- Nehmen Sie ein gutes Vitamin D Präparat!
- Nehmen Sie Super K mit K2 (siehe Produktempfehlungen)!
- Die Braunhirse ist ein äußerst wichtiger Lieferant für Kieselsäure (Siliziumdioxid) und stellt eine wichtige Ursubstanz für den Organismus dar. Silizium ergänzt mit seiner Elastizität die Festigkeit des Kalziums.
- Da uns in unserer Ernährung fast keine Quellen für langkettige Omega-3-Fettsäuren zur Verfügung stehen wie unbelasteter Hochseefisch oder Gehirn von Tieren aus biologischer Zucht, empfehle ich pharmazeutisch reines Fischöl wie in „Vektor RxOmega" zur Reduzierung von „stiller Entzündung" und den „schlechten" Eicosanoiden wie PGE2. Außerdem empfehle ich ein hochwertiges kaltgepresstes Olivenöl, Kokosöl in VCO-Qualität (siehe unter Präparate und Produkt-

empfehlungen), während ich von den Pflanzenölen mit hohem Omega-6-Anteil wie Sonnenblumen-, Distel-, Sojaöl sowie allen Margarinen oder pflanzlichen Koch- und Bratfetten dringend abrate.
- Aus medizinischer Sicht lässt sich kein plausibler Grund erkennen der eine Cholesterinsenkung - außer bei chronischen Werten über 350-400 mg /dl - rechtfertigen würde. Cholesterin ist eine wichtige Grundsubstanz für alle Zellen des Körpers, auch für Vitamin D. Cholesterin schützt vor Muskel- und Skelettabbau, Herz-Kreislauf-Schäden und Krebs.

Sie sind nicht depressiv – Sie sind vergiftet

Depression ist ein vielschichtiges Krankheitsbild, das unsere westliche Welt fast wie eine Epidemie heimsucht. Die Weltgesundheitsorganisation WHO rechnet damit, dass Erkrankungen des Geistes oder der Seele wie Depressionen und Schizophrenie zur größten Gesundheitsstörung dieses Jahrhunderts werden. Jeder zehnte Mensch auf dieser Erde leidet zurzeit an einer solchen Erkrankung und 25 Prozent der Menschen werden mindestens einmal im Laufe ihres Lebens an der eigenen Seele erfahren, was diese Krankheit bedeutet. Depressionen werden heute zehnmal so häufig diagnostiziert wie noch in den fünfziger Jahren. Das Ausmaß reicht von leichteren depressiven Verstimmungen bis hin zu massiven Depressionen sowie manisch-depressivem Erkrankungen, die nicht selten im Suizid enden. Bei den 15-24-Jährigen sind Suizide auf Grund von Depressionen die zweithäufigste (!) Todesursache.

Anton N. (22) war kein pflegeleichtes Kind, wie mir seine Mutter anvertraute. Er war eher introvertiert und hatte manchmal Eingebungen und Ideen, die so gar nicht ins Weltbild der kleinen niederbayrischen Kleinstadt passten. Die Familie hatte sich mit dem manchmal sonderbaren Verhalten des durchaus sanftmütigen, jungen Mannes arrangiert. Doch kurz nach dem Schulende im Gymnasium, begann er Stimmen zu hören und depressiv zu werden. Fehlender Antrieb und Lebensangst plagten ihn. Er kam in die Praxis mit einem Berg von Fragen und Zweifeln, mit denen er sich beschäftigte. Sein Blut und seine Gehirnzellen zeigten bei der quantenphysikalischen Austestung eine massive Belastung mit Silber-Amalgam und anderen Neurotoxinen. Mit 17 hatte er die ersten zwei Amalgamfüllungen bekommen. Die Mutter hatte während der Schwangerschaft noch ihre Amalgamfüllungen, die sie an Anton, ihr erstes Kind vermutlich weitergab.
Die Entgiftung mit Biologo-Detox und einige begleitende Maßnahmen entlastete schon innerhalb von 3 Monaten Anton derart, dass er neuen Mutes in eine eigene Wohnung zog, anfing zu studieren und einen zuversichtlichen Eindruck bei der zweiten Konsultation hinterließ. Stimmen hatte er seit Wochen nicht mehr gehört.

Eins ist allen gemeinsam. Depressionen nehmen Lebenslust, Lebenskraft und Lebensqualität. Die Ursachen von Gemütserkrankungen sind breit gefächert. Viele Depressionen werden von genetischen Dispositionen, sozialem Umfeld, persönlicher Lebensgeschichte und momentaner Lebenssituation geprägt oder ausgelöst.

Depression ist eine behindernde Störung, die sowohl die physische als auch die physische Aktivität stark beeinflusst und oft das normale Leben einer Person total verändert. Die Symptome sind mannigfaltig, wie zum Beispiel:

- Freudlosigkeit
- Interesselosigkeit (auch in vormals geliebte Tätigkeiten)
- Verschlechterte Konzentrationsfähigkeit
- Schlechtes Erinnerungsvermögen
- Schlaflosigkeit oder gestörter Schlaf
- Irritierbarkeit und/oder Unruhe
- Verlangsamte Handlungen und/oder Denkfähigkeit
- Veränderter Appetit
- Suchtverhalten (Nahrung und/oder Benehmen)
- Zwanghaftes Grübeln
- Genereller Pessimismus
- Schuld- und/oder Angstgefühle
- Libidoverlust
- Suizidgedanken

Bedauerlicherweise wird bei der Diagnose und Behandlung dieser Erkrankungen selten der biochemische Status und/oder der Vergiftungsgrad erhoben. Die möglichen Auslöser, die verstärkenden Faktoren und die zusätzlichen Belastungen über Umwelttoxine oder die Ernährung werden dabei übersehen: Blutzuckerschwankungen, Nahrungsmittelallergien, Unverträglichkeiten mit Weizen-Gluten oder Kuhmilch, Mängel an essentiellen Fettsäuren, Vitaminen, Mineralien und Spurenelementen. Mehr als jedes andere Organ in unserem Körper ist unser Gehirn auf eine ständige Versorgung mit Nährstoffen aus Lebensmitteln, Luft und Wasser angewiesen. Wird dieser Fluss auch nur kurz unterbrochen, leiden die Gehirnfunktionen.

Auch der Elektrosmog durch hochfrequente Strahlenbelastungen spielt eine zunehmende Rolle bei Depressionen. Gerade die allgegenwärtige Anwendung von Mobiltelefonen sowie die schnurlosen Telefone zu Hause und in der Arbeit wirken wie ständige Störsender auf das sensible Zusammenspiel von Nervenzellen. Die Übertragungsrate unserer Zellen untereinander wird von elektromagnetischen Wellen „bombardiert", die teilweise mehrere Millionen Mal stärker sind als ihre Eigenfrequenz. Hier von „ungefährlichen" Frequenzen zu sprechen, wie uns die Elektroindustrie weismachen will, ist grotesk. Metalle im Körper verstärken die Strahlung um ein Vielfaches. Metalle wirken im Körper wie Millionen kleinster Antennen. Sie nehmen Strahlungen auf und geben sie wie ein Störsender ab.

Sybille L. war in ihrem Leben immer gefordert und liebte genau diese Herausforderung. Doch seit sie nach einem Unfall drei Monate in ihrer Arbeit aussetzen musste, kam sie nicht mehr „richtig in die Gänge", wie sie es beschrieb. Sie schleppte sich morgens nur mühsam aus dem Bett, hinterfragte häufig den Sinn des Lebens und hatte an ihrem Leben nicht mehr den Spaß wie früher. Trotzdem hatte sie aus ihrem Bauch heraus eine Ahnung, dass es nicht nur die Psyche war, der es hier an etwas mangelte. Der Bluttest ihrer Fette ergab ein Verhältnis von Triglyceriden zu HDL von 3,8 und einen Homocysteinspiegel von 19,8. Sie nahm für 4 Monate Synervit und die ersten 5 Wochen 10 g Vektor RxOmega, später 5 g Vektor RxOmega. Außerdem nahm sie für zwei Monate das Coenzym Vektor-NADH (bei allen empfohlenen Produkten sie auch Kapitel Produkte und Bezugsquellen) in einer Dosierung von 10 mg. Der Kontroll-Test zeigte einen TG/HDL-Quotienten von 1,6, und einen Hcy-Wert von 9,6. Die beste Erfolgskontrolle aber war ihre Grundstimmung. Sie fühlte sich wieder „wie früher".

Die Zunahme von psychischen Erkrankungen hat viele Ärzte, Psychologen und Heilpraktiker veranlasst nach Ursachen außerhalb der engen Grenzen der bisherigen Ursachenfindung zu suchen. Man wurde fündig: Mangel an bestimmten Nährstoffen, z.B. langkettigen Omega-3-Fettsäuren oder B-Vitaminen wie auch die Vergiftungen mit Umweltgiften spielen eine zunehmend größere Rolle bei Depressionen, Schizophrenie, Verhaltensstörungen oder Ängsten.

Schwermetalle wie Quecksilber oder Blei wirken nicht nur auf den Körper. Sie verändern auch die Persönlichkeit des Menschen. Sie beeinflussen unsere Emotionen, unser Denken und unser Verhalten. Die Leitfähigkeit des Gewebes und der Nerven wird verändert. Die Aufnahme und Weiterleitung von Frequenzen aus unserer Umgebung, wie auch unserer innersten Informationen werden über die veränderte Leitfähigkeit dieser Zellen und Gewebe anders wahrgenommen. Damit ändert sich der Mensch. Er agiert wie in Zeitlupe oder wie im Zeitraffer und sieht sich wie in den Zerrspiegeln der Jahrmarktbuden: seelisch verändert als depressiv, aggressiv, gehemmt, gierig oder überdreht, hysterisch oder egoistisch. Eine der Auswirkungen von Quecksilber auf die Psyche bei Jugendlichen ist die übertriebene Schüchternheit. Schwermetalle verändern die Psyche und den Charakter. Viele Menschen berichten davon, dass sie sich erst nach einer Ausleitung der toxischen Metalle „wiedergefunden" haben. Sie hatten vorher keine augenscheinlichen Symptome, sondern fühlten sich einfach nur wie „neben sich". Einen Leitsatz in der Naturheilkunde kann man so zusammenfassen: „Wenn ein Syndrom rein psychisch erscheint, sollte man nach der körperlichen Ursache suchen."

Das epidemische Ausmaß der Verhaltenstörungen unserer Kinder ist ein gutes Beispiel für die Wahrheit dieser Devise. Hyperaktivität, Rhett-Syndrom, Asperger Syndrom, Autismus, hohes Aggressionspotential, Depressionen, Psychosen werden inzwischen von vielen Umweltmedizinern in Zusammenhang mit Vergiftungen gebracht. Sicherlich gibt es auch andere Einflüsse, die dazu beitragen. Jeder weiß, dass es alle diese Krankheitsbilder schon vor der Toxinbelastung moderner Gesellschaften gab. Aber es gab sie nicht in diesem umgreifenden Ausmaß wie in jüngster Zeit. Der Beweis dafür ist leicht erbracht. Lindern Sie die Toxinbelastung und leiten Sie die Gifte aus und diese jungen Menschen erholen sich und werden wieder zu friedlicheren, lebensfrohen und gesunden Menschen. Autistische Kinder haben eine viel geringere Fähigkeit Quecksilber auszuscheiden, was man an der niedrigen HG-Konzentration bei Haar-Analysen festgestellt hat. Die größten Erfolge bei der Behandlung von Autismus werden in jüngster Zeit mit der Mobilisierung und Ausleitung von toxischen Metallen erreicht. Ähnliches gilt für alle oben genannte Krankheitsbilder.

Interessant ist in diesem Zusammenhang auch eine wissenschaftliche Untersuchung aus den siebziger Jahren. Man fand bei Mördern und Gewaltverbrechern (z.B. Charly Manson) schwere Belastungen mit Schwermetallen bei gleichzeitigem Defizit an wichtigen Spurenelementen. Schwermetalle verdrängen Enzyme und Mineralien von den Andockstellen an den Zellen und stören damit den normalen Stoffwechsel. Man nannte diese psychischen Störungen nach dem dominanten Schwermetall „mangan-manganese-madness". Eine zweigleisige Therapie mit Entgiftung und Substitution normalisierte die Hirnfunktionen dieser gestörten Menschen.

Sucht man bei Depressionen oder Schizophrenie nach verdächtigen Zeichen im Stoffwechsel, stößt man oft auch auf einen Mangel an den B-Vitaminen: B 6, B 12 und Folsäure. Wie ich in meinen anderen Büchern beschrieben habe, sind bei Gemütserkrankungen häufig zwei weitere Nährstoffe im Mangel: langkettige Omega-3-Fettsäuren als Bausteine für Serotonin, sowie Vektor-NADH, das die Produktion von verschiedenen Neurotransmittern wie zum Beispiel Dopamin, Noradrenalin und Serotonin anregt. Vor 5 Jahren erregte der Lipid-Forscher David Horrobin mit seinen Studienergebnissen über Therapieversuche hohe Aufmerksamkeit. Bei manischer Depression und anderen bipolaren Erkrankungen gab er den Patienten täglich 2000 mg EPA aus Fischöl. Bei vielen Patienten erreichte er damit nicht nur eine Verbesserung, sondern sogar Heilung.

Seit in den sechziger Jahren zunehmend klinisch zuverlässige Aufzeichnungen bei der Folsäurebestimmung gemacht wurden, kann die schon früher gemachte Beobachtung eines Zusammenhangs zwischen Formen der Depression und megaloblastischer Anämie erklärt werden. Tatsächlich sind Depression und Folsäure eng miteinander verknüpft. Zahlreiche Untersuchungen haben gezeigt, dass eine schlechte Folsäureversorgung mit Depression assoziiert ist, und das unabhängig vom Alter. Mindestens ein Drittel der Depressiven hat einen Folsäuremangel. Die Depression und deren Schweregrad sowie die Dauer der Erkrankung ist eng mit der intrazellulären Verfügbarkeit von Folsäure verbunden. Dabei kann ein schwerer B-12 Mangel oft nicht mit den üblichen Blutmarkern nachgewiesen werden (vergrößertes MCV, Hypersegmentation der weißen Blutkörperchen).

In einer Studie mit 213 depressiven Patienten am „Boston Massachusetts General Hospital" sprachen diejenigen Patienten mit niedrigem Folsäurespiegel auf Antidepressiva weniger gut an. Dieselben Patienten hatten auch verstärkt tiefe Depressionen. Andere Patienten, die mit schwerer Depression, Schizophrenie oder Borderline-Syndrom diagnostiziert wurden, wiesen auch definitiv Folsäuremangel auf. Ihnen wurde zusammen mit ihrer Standard-Medikation auch Folsäure verordnet. Die Wirkung der Medikamente war wesentlich besser als ohne die zusätzliche Gabe von Folsäure. Patienten mit von vornherein höherem Folsäurespiegel sprechen auf die Therapie mit einem Antidepressivum deutlich besser an.

In einer Studie wiesen mehr als die Hälfte (52 %) der teilnehmenden Frauen einen erhöhten Homocysteinwert und niedrige Folsäurespiegel auf. In einer anderen Studie fand man bei einer signifikanten Zahl von Patienten mit Schizophrenie zwar erhöhte Hcy-Werte, aber keine Mängel an Folsäure oder Vitamin B 12. Hier zeigt sich, dass der Homocysteinspiegel oft ein besserer Indikator für Vitamin B-Mangel ist als konventionelle Bluttests. Bei 193 Patienten mit diagnostizierter Schizophrenie zeigte sich im Schnitt ein Hcy-Wert von 16,3 im Vergleich zur Kontrollgruppe von 762 Teilnehmern mit einem Durchschnitts-Wert von 10,6.

Die drei B-Vitamine unterstützen die Umwandlung von Homocystein. Dadurch entsteht mehr SAMe, was wiederum dazu beiträgt, dass das Gehirn besser funktioniert. Forschungen zeigen, dass SAMe (siehe auch Kapitel Produkte und Bezugsquellen) allein schon ein sehr wirksames Antidepressivum ist. Bei zweiwöchiger Gabe von SAMe (400 mg oral täglich, steigt die Konzentration im Liquor (Rückenmarksflüssigkeit) deutlich an. In mehreren Studien und einer Metaanalyse wurde gezeigt, dass SAMe dem Placebo signifikant überlegen und in der Wirksamkeit sogar mit den klassischen trizyklischen Antidepressiva vergleichbar ist. Die B-Vitamine helfen aber auch durch den Vorgang der Methylierung, dass die chemische Balance im Gehirn aufrechterhalten wird, indem Methylgruppen so bewegt werden, dass neue Substanzen je nach Bedarf gebildet werden können.
Die drei Vitamine B6, B12 und Folsäure tragen also durch zwei Wirkmechanismen zur Behandlung von Depressionen und Schizophrenie bei:

- Methylierung von Homocystein und damit Erhöhung von SAMe als gehirnaktive Substanz
- Erhöhung des Folsäurespiegels im Blut

Was Sie tun können, um das Risiko, an Depressionen oder Schizophrenie zu erkranken, so gering wie möglich zu halten.

entgiften statt vergiften

- Beginnen Sie mit Biologo-Detox die Schwermetalle, Petro-Chemikalien, Lösungsmittel, Insektizide, Pestizide und andere chemischen Toxine auszuleiten!
- Lassen Sie sich von einem dafür ausgebildeten Arzt oder Heilpraktiker auf Umweltgifte untersuchen und ergreifen Sie Maßnahmen zur Reduzierung von Toxinen aus Ihrer täglichen Umwelt!
- Lassen Sie sich von einem dafür ausgebildeten Zahnarzt auf Infektionen an Zähnen, toten Zähnen mit Wurzelfüllungen, auf Zahnherde und Herde im Kieferknochen testen!
- Schimmel- und Hefepilze mit ihren Pilzsporen sind eine Belastung und führen zur Schwächung Ihres Immunsystems. Sorgen Sie dafür, dass alle Brutstätten für Pilze aus Ihrer Umgebung entfernt werden: Komposteimer, Blumentöpfe usw.
- Identifizieren und vermeiden Sie die wichtigsten Lebensmittelallergene!
- Vermeiden Sie Kuhmilch, Weizen, Zucker und alle raffinierten bzw. konzentrierten Kohlenhydrate!
- Testen Sie Ihren Homocysteinspiegel. Bei einem Hcy-Wert höher als 8 versorgen Sie sich mit Vitamin B 6, B 12 und Folsäure mit täglich einer Kapsel „Synervit" (siehe Produktempfehlungen).
- Versorgen Sie sich mit ausreichenden Mengen an pharmazeutisch reinen langkettigen Omega-3-Fettsäuren aus Fischöl (bei allen empfohlenen Produkten siehe auch die Kapitel Produkte und Bezugsquellen). Hier sei noch einmal betont, dass die kurzkettigen Omega-3-Fettsäuren aus Pflanzenölen (Leinöl usw.) die langkettigen Omega-3-Fettsäuren nicht ersetzen können.
- Nehmen Sie täglich Vektor-NADH (s. Produktempfehlungen).
- Üben Sie Kontrolle über Ihren Insulinspiegel aus und bewahren

Sie sich einen konstanten Blutzuckerspiegel, indem Sie ausbalancierte Mahlzeiten zu sich nehmen mit genügend Eiweiß, niederglykämischen Kohlenhydraten und den oben erwähnten guten Fetten!
- Stärken Sie Ihre Darmflora, um Ihre Versorgung mit allen Nährstoffen sicherzustellen und eine gute Barriere gegen Giftstoffe aufzubauen! Nehmen Sie regelmäßig oder als Kur „Nature's Biotics"!
- Bringen Sie Ihren Kreislauf in Schwung: Cayenne-Tinktur, Bewegung, Bürsten, Heiß-Kalt-Duschen und ähnliche Aktivitäten!
- Gehen Sie ans Licht (Tageslicht oder therapeutische Lichtquellen), bewegen Sie sich an der frischen Luft!
- Nehmen Sie das Präparat SAMe (s. Bezugsquellen)!
- Lassen Sie Ihren Schlafplatz, Ihren Arbeitsplatz und Plätze, an denen Sie sich viel aufhalten, auf Elektrosmog untersuchen (siehe auch Adressliste Elektrobiologen)! Entfernen Sie Elektrogeräte aus Ihrem Schlafzimmer, schnurlose Telefone mit DECT oder GAP Standard aus der Wohnung und Mikrowellenherde aus der Küche! Elektromagnetische Belastungen weichen die Blut-Gehirn-Schranke auf, so dass neben anderen Funktionsstörungen auch vermehrt Giftstoffe und Schwermetalle ins Gehirn gelangen können, die Ihre Gehirnfunktionen stark stören können.

Sie haben kein Prostata-Problem – Sie sind vergiftet

Die Prostata ist das Organ, das im Urogenitalttrakt des Mannes am anfälligsten für Erkrankungen ist. Insbesondere sind es drei Erkrankungen, die in der Prostata auftreten: die Prostatitis (die Entzündung der Prostata) die gutartige und die bösartige Prostata Hyperplasie (Vergrößerung der Prostata). Die Prostatahyperplasie (BPH) wird gutartig genannt, um sie von der bösartigen, kanzerösen Vergrößerung zu unterscheiden. Trotzdem ist sie alles andere als gutartig. Obwohl auch Männer in ihren Zwanzigern schon eine vergrößerte Prostata haben können, tritt dieses Krankheitsbild meistens erst im Alter auf. Man schätzt, dass die Hälfte aller Männer, wenn sie das 60. Lebensjahr erreicht haben, eine Prostatavergrößerung entwickelt haben. Im Alter von 70 sind es bereits 75 % und im Alter von 85 steigt der statistische Wert auf circa 90 %.

Falls die Prostata nach außen wächst, spüren die meisten Männer gar nichts oder nur sehr wenig. Die Ausnahme ist, wenn sich die Vorsteherdrüse nach oben ausdehnt und damit auf die Blase drückt. Schwillt die Prostata nach innen, so drückt sie die Harnröhre zusammen. Wenn dies passiert, spürt der Mann sehr deutlich, dass er ein Problem hat. Angefangen vom Nachlassen des Drucks und einen verzögerten Beginn beim Wasserlassen bis hin zum schwachen Tröpfeln, dem wiederkehrenden Anhalten des Strahls beim Urinieren, dem Vor- und Nachtröpfeln sowie der erhöhten Frequenz und Dringlichkeit zeichnet sich die Symptomatik einer sich immer mehr vergrößerten Prostata ab. Viele Männer jenseits der 60 müssen mindestens einmal nachts aufstehen, um die Blase zu entleeren. Die meisten dieser Symptome werden von den Männern eher als lästig oder unangenehm empfunden. Gefährlich für die Gesundheit wird es aber, wenn sich diese Symptomatik verstärkt, z.B. bei der inkompletten Leerung und dem Verbleib einer Restharnmenge in der Blase. Dadurch erhöht sich die Gefahr von Bakterienbildung und einer Infektion von Blase und Harnröhre. Noch massiver und ein absoluter Notfall ist der so genannte Harnverhalt, bei dem überhaupt keine Entleerung der Blase stattfinden kann. Der Rückstau in die Niere kann auch dort zu Erkrankungen führen.

Während die Entzündung der Prostata meistens durch eine Bakterieninfektion ausgelöst wird, wird die Vergrößerung der Prostata von der Schulmedizin mit der altersbedingt verminderten Testosteronherstellung und dem Anstieg von Prolaktin und Estradiol (ein Hormon aus der Gruppe der Östrogene) erklärt. Beide tragen dazu bei, die Produktion von Dihydro-Testosteron in der Prostata zu erhöhen. Diese besondere Form des Testosterons löst eine Überproduktion von Prostatazellen aus, die dann als gutartiges Wachstum der Prostata (benigne Prostata-Hyperplasie) bezeichnet wird. Oft wird dem Patienten sein Leiden mit den schwammigen Überbegriffen „normale Alterserscheinung", Zivilisationserkrankung oder dem Lebenswandel erklärt. Die Aussicht die Ursache dieser Erkrankung zu finden und warum sie zur Normalität geworden ist, werden durch beide Aussagen abgeschmettert. Es wird nicht weiter nachgeforscht, was die Begriffe Zivilisationserkrankungen und Lebenswandel wirklich bedeuten. Neben der hormonellen Umstellung und seinen Auswirkungen auf die Prostata spielen auch Vergiftungen mit Umwelttoxinen eine große Rolle.

Für Dieter D. (54) kam die Diagnose seines Arztes in seinem ganzen Ausmaß sehr überraschend. Er bemerkte zwar schon seit zwei Jahren, dass sein Harnstrahl etwas nachgelassen hatte. Er hatte sich auch daran gewöhnt, in der Nacht einmal aufzustehen und zur Toilette zu gehen. Bei einer Routineuntersuchung stellte sein Arzt jedoch fest, dass seine Prostata stark vergrößert war. Sein PSA Wert wurde mit 28 gemessen. Sein Arzt riet ihm zu einer sofortigen Operation.
Dieter D. wollte erst einmal nach alternativen Möglichkeiten Ausschau halten, bevor er sich unters Messer legen würde. Die quantenphysikalischen Austestung zeigte Belastungen von Kadmium, Silberamalgam, Petrochemikalien sowie Nahrungsmittelunverträglichkeiten gegen Weizen, Kaffee und Kuhmilch. Außerdem testete der Herpes Virus positiv. Dieter D. war fest entschlossen, sich an alle vorgeschlagenen Maßnahmen zu halten. Er ließ seine geliebten Milchkaffee's völlig weg, ebenso Zucker, Brot und Nudeln und damit die konzentrierten Kohlenhydrate. Biologo-Detox benutzte er sowohl zur oralen Einnahme wie auch zu Einläufen, die er alle zwei Tage, am Wochenende sogar jeden Tag machte. Er kombinierte die Einläufe jeweils mit einem heißen Sitzbad.
Der PSA-Wert reduzierte sich innerhalb von nur sechs Wochen auf die Hälfte. Auch die andere Symptomatik verbesserte sich zusehends. Nachts musste er nicht mehr aufstehen, es sei denn, er hatte am Abend zu viel Tee oder Wasser getrunken. Nach weiteren sechs Wochen hatte

> sich der PSA-Wert auf 5,5 reduziert. Dieter D. hatte außerdem sechs Kilo abgespeckt. Sein Arzt stellte bei einer weiteren Untersuchung fest, dass die Prostata sich verkleinert hatte und erheblich weicher geworden war. Dieter D. ist zuversichtlich, dass sein eingeschlagener Weg seine Prostata retten wird. Er nimmt weiterhin regelmäßig Biologo-Detox ein.

Das Repertoire der Schulmedizin beläuft sich auf ein paar Medikamente, welche die Symptome für eine Zeit lang lindern können, wenn man bereit ist einige unangenehme Vergiftungserscheinungen - in der Medizinsprache als Nebenwirkungen verharmlost - in Kauf zu nehmen. Die anderen Möglichkeiten, die von der Schulmedizin ins Feld geführt werden, sind allesamt chirurgische Eingriffe, die entweder die Prostata abschälen oder die Harnröhre erweitern um damit den Harnfluss wiederherzustellen. Beide Eingriffe bergen immer ein gewisses Risiko für Verletzungen beziehungsweise Vernarbungen und damit für eingeschränkte Sexualität oder sogar Impotenz.

Bisher von der Schulmedizin völlig unbeachtet ist die Tatsache, dass die Prostata wie ein Schwamm die ganze Bandbreite von Neurotoxinen aufsaugt und speichert. Untersucht man das Prostatagewebe sowohl von gutartigen Hyperplasien wie auch von Prostatakarzinomen, so findet man eine stark erhöhte Ansammlung von Schwermetallen und chemischen Toxinen. Bei quantenphysikalischen Austestungen ergeben sich regelmäßig massive Belastungen mit Quecksilber, Blei, Kadmium und anderen Schwermetallen. Es zeigen sich auch häufig virale und bakterielle Belastungen mit den entsprechenden Zerfallsgiften dieser Erreger.

Eine weitere Ursache für den blockierten Energie- und Blutfluss sind elektromagnetische Strahlungen, die über die Handys in den Hosentaschen oder direkt am Gürtel getragen im direkten Umfeld auf die Prostata einwirken. Die Prostata ist - wie viele andere Organe auch - von einer guten Durchblutung abhängig. Dafür sorgen Bewegung und Sport sowie regelmäßige sexuelle Betätigung. Auch ein gutes Beckenbodentraining, heiße Sitzbäder oder Wechselbäder (Heiß-Kalt), Massagen und Einreibungen im Bereich der Prostata (Beckenboden) können die Durchblutung im Unterleib fördern und damit zum Abtransport der angesammelten Toxine beitragen.

Was Sie tun können, um das Risiko, an Prostata-Hyperplasie oder Prostatakarzinom zu erkranken, so gering wie möglich zu halten.

entgiften statt vergiften

- Beginnen Sie mit Biologo-Detox die Schwermetalle, Petro-Chemikalien, Lösungsmittel, Insektizide, Pestizide und andere chemischen Toxine auszuleiten!
- Machen Sie so oft es geht einen Einlauf mit Biologo-Detox (3 volle Pipetten auf 1 Liter lauwarmes Wasser). Behalten Sie die Flüssigkeit im Mastdarmbereich für mindestens 15 Minuten!
- Lassen Sie sich von einem dafür ausgebildeten Arzt oder Heilpraktiker auf Umweltgifte untersuchen und ergreifen Sie Maßnahmen zur Reduzierung von Toxinen aus Ihrer täglichen Umwelt!
- Lassen Sie sich von einem dafür ausgebildeten Zahnarzt auf Infektionen an Zähnen, toten Zähnen mit Wurzelfüllungen, auf Zahnherde und Herde im Kieferknochen testen!
- Schimmel- und Hefepilze mit ihren Pilzsporen sind eine Belastung und führen zur Schwächung Ihres Immunsystems. Sorgen Sie dafür, dass alle Brutstätten für Pilze aus Ihrer Umgebung entfernt werden: Komposteimer, Blumentöpfe usw.
- Vermeiden Sie Kuhmilch, Weizen, Zucker und alle raffinierten bzw. konzentrierten Kohlenhydrate!
- Testen Sie Ihren Homocysteinspiegel. Bei einem Hcy-Wert höher als 8 versorgen Sie sich mit Vitamin B 6, B 12 und Folsäure mit täglich einer Kapsel „Synervit" (siehe Produktempfehlungen).
- Versorgen Sie sich mit ausreichenden Mengen an pharmazeutisch reinen langkettigen Omega-3-Fettsäuren aus Fischöl (bei allen empfohlenen Produkten siehe auch die Kapitel Produkte und Bezugsquellen). Hier sei noch einmal betont, dass die kurzkettigen Omega-3-Fettsäuren aus Pflanzenölen (Leinöl usw.) die langkettigen Omega-3-Fettsäuren nicht ersetzen können.
- Üben Sie Kontrolle über Ihren Insulinspiegel aus und bewahren Sie sich einen konstanten Blutzuckerspiegel, indem Sie ausbalancierte

Mahlzeiten zu sich nehmen mit genügend Eiweiß, niederglykämischen Kohlenhydraten und guten Ölen: Fischöl, Olivenöl, Kokosöl !
- Stärken Sie Ihre Darmflora, um Ihre Versorgung mit allen Nährstoffen sicherzustellen und eine gute Barriere gegen Giftstoffe aufzubauen! Nehmen Sie regelmäßig oder als Kur „Nature's Biotics"!
- Nutzen Sie die Kraft eines guten Anti-Aging-Produktes wie Tri-S-Zym-PhytoG (s. Produktempfehlungen).
- Bringen Sie Ihren Kreislauf in Schwung: Cayenne-Tinktur, Bewegung, Bürsten, Heiße Sitzbäder, Heiß-Kalt-Bäder, Massagen, Beckenbodentraining und ähnliche Aktivitäten!
- Tragen Sie Ihr Handy nicht in der Hosentasche oder am Gürtel! Schalten Sie es so oft wie möglich aus! Lassen Sie Ihren Schlafplatz, Ihren Arbeitsplatz und Plätze, an denen Sie sich viel aufhalten, auf Elektrosmog untersuchen (siehe auch Adressliste Elektrobiologen)! Entfernen Sie Elektrogeräte aus Ihrem Schlafzimmer, schnurlose Telefone mit DECT oder GAP Standard aus der Wohnung und Mikrowellenherde aus der Küche!

Teil 4: Produkte

Meine Empfehlungen

Hier folgen alphabetisch angeordnet die Produkte, die ich selbst seit Jahren in meiner Praxis ausgetestet und mit Erfolg eingesetzt habe. Daran angehängt sind zwei Produkte, die der Herausgeber dieses Buches für besonders empfehlenswert hält.

Vektor-AHCC, der Pilzextrakt

Was ist Vektor-AHCC?
Vektor-AHCC ist ein Monosaccharid, gemischt mit dem Wirk-Booster Lactalbon (siehe auch 7. Revolution), das aus dem Mycelium (Wurzelwerk) einer Heilpilz-Mischung hergestellt wird. Diese Pilze werden auf einem Extrakt aus fermentierten, geschroteten Reisschalen gezüchtet und sind somit vollkommen frei von möglichen Umweltbelastungen.

Vektor-AHCC enthält teilweise acetyliertes a-Glucan, eine Substanz, die das Abwehrsystem stärkt. Vektor-AHCC hat ein Molekulargewicht von nur 5000 Dalton, während das Molekulargewicht der meisten Pilzextrakte bei einigen hunderttausend Dalton liegt. Durch das besonders geringe Molekulargewicht wird der menschliche Organismus in die Lage versetzt, alle verfügbaren Wirkstoffe zu resorbieren und zu verwerten. Damit ist die Wirksamkeit enorm erhöht und das Immunsystem gestärkt. Das bedeutet, dass die weißen Blutkörperchen die hochwirksamen Substanzen in Vektor-AHCC direkt assimilieren und somit umgehend den Kampf gegen entartete Zellen, z. B. in Tumoren, aufnehmen. Inzwischen wird Vektor-AHCC bei der Behandlung der gravierendsten Krankheiten unserer Zeit eingesetzt, z. B. Krebs, Herzerkrankungen, Hepatitis und AIDS.

Aus welchen Gründen ist Vektor-AHCC so vielseitig?
Vektor-AHCC wirkt gezielt anregend und stärkend auf das "Epizentrum" des Körpers, das Immunsystem. Eine besondere Rolle spielen dabei die natürlichen Killerzellen (NK). Wenn die NK-Zellen richtig aktiviert sind,

eliminieren sie besonders effizient Eindringlinge aller Art. Sie machen ca. 15 % der weißen Blutkörperchen aus. Die Aktivitätsrate der NK-Zellen ist ein ausgezeichneter Indikator, eine Prognose bei Krebs- oder AIDS-Patienten zu erstellen.

Forschungen haben gezeigt, dass Vektor-AHCC die NK-Zellen-Aktivität massiv anregt (in Einzelfällen bis zu 800 %).

Vektor-AHCC erhöht auch die Produktion der Zytokine, die die Zellabwehr anregen. Es steigert die Anzahl von T-Lymphozyten um bis zu 200 %. Ferner steht fest, dass Vektor-AHCC die Population von Makrophagen erhöht (bis auf doppelte Stärke) und die Entstehung einer immunosuppressiven Substanz verhindert, die das Tumorwachstum begünstigt.

Vektor-AHCC hat sich als besonders wirksam bei Krebs in Leber, Lunge, Magen, Darm, Brust, Schilddrüse, Eierstöcken, Hoden, Zunge, Nieren und Bauchspeicheldrüse erwiesen. Die Ergebnisse schwanken zwischen Reduzierung der Tumormasse, Aufhalten des Tumorwachstums und der Metastasenbildung im Körper und einer klaren Steigerung der Lebensqualität und der Lebenserwartung.

Wer sollte Vektor-AHCC verwenden?

- Menschen mit so genannten unheilbaren Krankheiten
- Menschen, die an Krebs, Hepatitis oder AIDS leiden
- Menschen mit Diabetes, Herzschwäche, Bluthochdruck oder Autoimmunerkrankungen, die die Nebenwirkungen der chemischen Medikamente reduzieren und das Krankheitsbild entscheidend verbessern können
- Menschen mit chronischen Schmerzen
- Menschen mit Schmerzen aufgrund von Arthritis, Verletzungen, Fibromyalgie
- Menschen, die regelmäßig Steroide oder NSAIDs verwenden, um ihre Beschwerden zu lindern und die schädlichen Nebenwirkungen der anderen Medikamente zu minimieren
- Frauen mit Zervikaldysplasie sowie Männer mit erhöhtem PSA-Werten, das auf Prostataerkrankungen hinweist
- Menschen mit chronischen Infektionen
- Menschen, die mit Candida, Staphylokokkus, Parasitenbefall, Herpes oder anderen virusbedingten Krankheiten infiziert sind

- Menschen, die schädlichen Umwelteinflüssen vermehrt ausgesetzt sind
- Menschen, die bei ihrer Arbeit toxischen Chemikalien ausgesetzt sind
- Menschen, die einen ungesunden Lebensstil pflegen: rauchen, übermäßig viel trinken, riskante sexuelle Praktiken ausleben, etc.
- Menschen mit erhöhter Infektionsanfälligkeit
- Menschen, die Jahr ein, Jahr aus viel mit Krankheitserregern in Berührung kommen

Anwendung und Dosierung von Vektor-AHCC
Vektor-AHCC ist ein Naturprodukt, das zur Kategorie der Nahrungsmittel zählt. Auch in sehr hoher Dosierung (LD 50 >12,500 mg/kg) ist es vollkommen ungefährlich. Zur Behandlung chronischer Krankheiten jedweder Art ist es empfehlenswert, mit einer Anfangsdosis von 3 g pro Tag für die Dauer von zwei Wochen zu beginnen. Natürlich hängt die Dosierung auch von der Schwere der jeweiligen Erkrankung ab. Nach zwei Wochen ist normalerweise eine messbare Verbesserung eingetreten. Bei so genannten unheilbaren Krankheiten sollte die Tagesdosis von 3 g für einen Zeitraum von mindestens 3 Monaten beibehalten werden.

VEKTOR-NATTOKINASE, FREUND VON HERZ UND GEFÄSSEN

Was ist Vektor-Nattokinase?
Vektor-Nattokinase besteht aus dem Milchpeptid Lactalbon, das ein natürlicher Wirkverstärker (Booster) ist und einem außergewöhnlichen, heilenden Enzym: Nattokinase. Dieses Enzym wird aus dem traditionell zubereiteten, japanischen Sojaprodukt „Natto" gewonnen. Natto ist eines der wenigen Sojaprodukte, bei denen die negativen Eigenschaften der Sojabohne durch die lange Fermentation beseitigt wurden. Das spezifische Enzym dieser Nahrungszubereitung „Nattokinase" hat die Fähigkeit Verklumpungen des Blutes aufzulösen, ohne die mannigfachen Nebenwirkungen wie bei Aspirin oder Coumadin (Warfarin). Vektor-Nattokinase ist ein völlig allergenfreies Präparat und wird seit vielen Jahren erfolgreich eingesetzt bei Krankheiten wie Herz-Kreislauf-Erkrankungen, Angina

pectoris, Bluthochdruck, „restless legs", „Einschlafen" von Händen und Füßen, Wundheilungsverzögerung, Muskelschmerzen und Verlust von Konzentrations- und Gedächtnisleistung.

- Vektor-Nattokinase verhindert Herzinfarkt, Schlaganfall, Lungenembolie und Blutgerinnsel in den Beinen.
- Vektor-Nattokinase verdünnt das Blut und verbessert die Blutzirkulation.
- Vektor-Nattokinase verbessert die Sauerstoffzufuhr und damit die Körperenergie.
- Vektor-Nattokinase verbessert die Nährstoffversorgung.
- Vektor-Nattokinase senkt den Blutdruck (systolisch und diastolisch).
- Vektor-Nattokinase verringert den Venenstau.
- Vektor-Nattokinase reduziert Krampfadern.
- Vektor-Nattokinase verbessert das Sehen.
- Vektor-Nattokinase verbessert die Knochendichte.
- Vektor-Nattokinase reduziert Gelenkschmerzen bei Osteoarthritis und Rheuma.
- Vektor-Nattokinase wirkt bei Migräne und gefäßbedingten Kopfschmerzen.
- Vektor-Nattokinase verringert Muskel- und Gelenkschmerzen bei körperlicher Überanstrengung.
- Vektor-Nattokinase unterstützt die Behandlung von chronischen Erkrankungen, die ja immer im Zusammenhang mit mangelnder Blutzirkulation stehen.

Wichtig: Wer zur Einnahme von Vektor-Nattokinase auch Blutdruck senkende Medizin einnimmt, sollte seinen Blutdruck genau beobachten (lassen) und dann dementsprechend die Medikation absetzen oder reduzieren. Vektor-Nattokinase kann den Blutdruck, auch den zu geringen, bei entsprechender Entgiftung in wenigen Wochen normalisieren.

BIOLOGO-DETOX
DIE OPTIMALE ENTGIFTUNG

Was ist Biologo-Detox?
Biologo-Detox ist die einzigartige, neuartige Entgiftungsmethode, die von Dr. Tim Ray entwickelt wurde.

Das Produkt ist ausführlich beschrieben im Teil 2 dieses Buches. Dort gibt es auch Details zu allen verwendeten Zutaten. Wo Sie Biologo-Detox bekommen, erfahren Sie bei den Bezugsquellen.

CAYENNE FÜR DAS BLUT

Was ist Cayenne?
Cayennepfeffer ist ein Nachtschattengewächs. Sein Hauptwirkstoff Capsaicin ist für die typischen Effekte auf Herz-Kreislauf, Verdauung und den gesamten Stoffwechsel verantwortlich.
Die charakteristische Hitzeentwicklung des Cayennepfeffers wird in Hitzeeinheiten (heat units = H.U.) gerechnet. Viele Chili- oder Cayennepulver aus den Gewürzregalen haben durchschnittlich 20 000 – 40 000 H.U., während Cayenne mit Heilwirkung mindestens 100 000 H.U. haben sollte.

Wie wirkt Cayenne?
- Cayenne ist unter den Kräutern das wirksamste Heilmittel, um den Blutfluss zu steigern und Blut zu bewegen. Nichts wirkt schneller, nichts wirkt effektiver auf die Blutzirkulation.
- Cayenne erweitert die Gefäße.
- Cayenne wirkt – auf längere Zeit genommen – der Verklumpung (Aggregation) der Blutplättchen entgegen.
- Cayenne stimuliert die Verdauung und wird deshalb bei Appetitlosigkeit, Übelkeit, Magenverstimmung, Völlegefühl und Blähungen eingesetzt (Gastroenteritis).

- Besonders hilfreich ist Cayenne bei der Verdauungssymptomatik, wenn sie mit Kälteerscheinungen, Energiemangel, Blässe und Durchfall einhergeht.
- Cayenne vertreibt Kälte, wärmt und kann bei jeder Form von Erkältung und Energiemangel verwendet werden.
- Cayenne ist das Notfallmittel für Angina Pectoris oder Herzstillstand. Cayenne sollte als Tinktur immer griffbereit sein.
- Cayenne stimuliert Schwitzen und hilft bei den ersten Anzeichen einer Erkältung oder eines grippalen Infekts wie Frösteln, Muskel- und Gliederschmerzen, Niesen, Aversion gegen Kälte und leichtem Fieber.
- Cayenne hilft bei Rheuma und einer Symptomatik, die von chronischen, wandernden oder statischen Schmerzen in Muskeln oder Gelenken geprägt ist (Myalgie, Arthrose oder Arthritis) und durch Zugluft, Kälte oder Feuchtigkeit verstärkt wird.
- Cayenne heilt Heiserkeit, Tonsillitis, Laryngitis, Pharyngitis.
- Cayenne stimuliert Wundheilung. Bei Schnitten, Hautabschürfungen wirkt Cayenne Wunder. Die Heilung verläuft schnell und meist ohne Vernarbung.

Anwendung und Dosierung:
Beginnen Sie mit 1 Tropfen Cayenne-Tinktur oder 1 Messerspitze Cayenne-Pulver direkt auf die Zunge gegeben, drei bis fünfmal täglich.
Steigern Sie die Dosierung auf 5 bis 10 Tropfen oder 1/4 Teelöffel in Tee oder Wasser fünf bis zehnmal täglich.
Schwere Erkrankungen brauchen auch massivere Dosierungen. Für Altersdemenz, Depressionen, Gedächtnis- und Konzentrationsstörungen, Herz-Kreislauf-Erkrankungen kann man von der konzentrierten Tinktur 20-30 Tropfen in warmen Tee oder Wasser drei- bis fünfmal täglich einrühren und schluckweise trinken.
Wichtig: Achten Sie unbedingt auf ein Cayenne-Präparat aus unbelasteten Rohstoffen! Die Länder, in denen Cayenne natürlicherweise wächst, haben oftmals einen sehr unverantwortlichen Umgang mit Umweltgiften.

Kokosfett in VCO-Qualität

Was ist VCO?
Dieses hier beschriebene native Kokosfett ist mit den bisher bekannten Qualitäten nicht zu vergleichen. VCO bedeutet „Virgin Coconut Oil". Dieses Öl ist schonend ohne Chemie aus frischen, biologisch angebauten Kokosnüssen hergestellt und enthält daher alle natürlichen Bestandteile in reinster Qualität:

- Natürliche Konservierungsstoffe der Frucht, die eine 3-5-jährige Lagerfähigkeit ermöglichen, ohne ranzig zu werden.
- Laurinsäure (ca. 50 %), die antiviral, antibakteriell, antiparasitär und antifungal wirkt, also gegen Viren, Bakterien, Parasiten und Pilze.
- Weitere 20-24 Prozent an Kaprin-, Capryl- und Capronsäure sorgen dafür, dass der Anteil an kurz- und mittelkettigen Fettsäuren fast 75 Prozent beträgt.

Kokosöl in dieser Qualität hat viele außerordentlich gute Auswirkungen auf den Stoffwechsel und die Gesundheit. VCO trägt nicht zur Bildung von Fettgewebe bei, da es nach der Verdauung direkt zur Leber geht und dort sofort in Energie umgesetzt wird. VCO braucht keine Galle und keine Bauchspeichelenzyme zum Aufbrechen und zur Verdauung und schont damit beide Organe bzw. deren Säfte. Das ist nicht nur für Menschen mit Galle- und Pankreasproblemen wichtig, sondern auch für ältere Menschen, deren Organfunktionen im Alter oft nur noch eingeschränkt arbeiten.

Wenn man in seiner täglichen Nahrungsaufnahme die anderen Fette und Öle durch Kokosöl ersetzt, werden wertvolle Enzyme gespart, der Stoffwechsel angeregt, damit mehr Kalorien verbrannt und Übergewicht abgebaut. Bis zu vier zusätzliche Esslöffel VCO täglich tragen also auf natürlichste Weise zu Gewichtsverlust bei. VCO baut dabei gleichzeitig Muskelmasse auf und ist somit auch bei untergewichtigen Menschen geeignet.

VCO wird also ähnlich wie Kohlenhydrate schnell in Energie umgesetzt, ohne den Blutzuckerspiegel zu verändern. Ein stabiler Blutzuckerspiegel ist nicht nur für Diabetiker, sondern auch für sämtliche Gehirntätigkeiten von unschätzbarem Wert.

Auch bei Schilddrüsenunterfunktion kann VCO Wunder wirken. Da der Stoffwechsel angeregt wird, wird die Köpertemperatur etwas erhöht und die pessimistische Grundstimmung hellt sich auf. Die oftmals mit einer Unterfunktion einhergehende Unfähigkeit abzunehmen, verliert sich und weicht einer konstanten, natürlichen Gewichtsabnahme.

Hier noch einmal die gesundheitsfördernden Wirkungen von naturbelassenem Kokosöl:

- antiviral, antibakteriell, antiparasitär, antifungal
- fördert Gewichtsabnahme bei Übergewicht
- stärkt die Schilddrüsenfunktion, besonders bei Unterfunktion
- schont die Bauchspeicheldrüse
- hilft der Leber bei Alkoholschaden
- regt den Stoffwechsel an
- stärkt das Immunsystem
- verhindert Entzündungen
- hilft gegen Osteoporose
- reguliert den Blutzucker nicht nur bei Diabetikern
- ist unterstützend bei Gallenblasenleiden
- vermindert den Hunger auf Süßes
- fördert die Verdauung
- hilft bei Hauterkrankungen wie Ekzemen, Hautreizungen und Entzündungen, Wundheilung (äußerlich)
- beugt Hautkrebs, Falten und Altersflecken vor (äußerlich)

Anwendung und Dosierung:
VCO kann jedes Fett oder Öl in der Küche ersetzen: Zum Kochen, Backen, Braten verwenden oder löffelweise zu sich nehmen. Ingesamt kann man als Erwachsener täglich 3-4 Esslöffel (ca. 40 g) VCO zu sich nehmen.
Zum Auftragen auf die Haut oder ins Haar in der Handfläche anwärmen. VCO ist bis 24°C hart und wird bei höheren Temperaturen flüssig.

Vektor-NADH, der moderne Energielieferant

Was ist Vektor-NADH?
Vektor-NADH besteht aus dem Milchpeptid Lactalbon, das ein natürlicher Wirkverstärker (Booster) ist, und dem wenig bekannten und außerordentlich kompliziert aufgebautem Co-Enzym NADH, das bestimmte biochemische Vorgänge beschleunigt bzw. erst ermöglicht. NADH ist für viele vitale Abläufe im Gehirn und im Körper verantwortlich, wie zum Beispiel ein gutes Gedächtnis, geistige Wachheit und die Fähigkeit, Entscheidungen zu treffen. Zusätzlich kann NADH die sexuelle Aktivität beflügeln, die Stimmung aufhellen, die Körperkraft steigern und generell die Lebenskraft erhöhen.

Folgende Bereiche werden durch Vektor-NADH positiv beeinflusst:

- Durchhaltevermögen und Ausdauer – sowohl physisch wie psychisch
- Regulation des Blutdrucks und der zellulären Reproduktion
- Stärkung des Immunsystems
- Fähigkeit, beschädigte DNS zu reparieren (Schäden an der DNS können zu degenerativen Krankheiten führen)
- Fähigkeit, geschädigte oder «ausgebrannte» Zellen schneller und effektiver zu reparieren
- Gedächtnis und psychisches Wohlbefinden – insbesondere Depression, da Vektor-NADH die Produktion von Neurotransmittern für die Reizweiterleitung stimuliert
- Vektor-NADH hilft Patienten mit chronischem Müdigkeitssyndrom
- Vektor-NADH zeigt sehr gute Ergebnisse bei Parkinson- und Alzheimer-Patienten.

Anwendung und Dosierung:
Vektor-NADH wird üblicherweise mit 20 mg täglich dosiert. In den ersten Wochen kann aber auch noch höher dosiert werden, um ein Defizit zu korrigieren. Wichtig ist auch zu wissen, dass NADH selbst in höherer Dosierung nicht toxisch ist und zusammen mit anderen Präparaten und Medikamenten eingenommen werden kann. Mit unerwünschten Wechselwirkungen ist nicht zu rechnen.
Achtung: Es wird am Markt viel billiges NADH angeboten, oft auch als NAD-Hefe. Diese Billig-Produkte kann ich nicht empfehlen. Ich rate

meinen Patienten ausschliesslich zu Vektor-NADH (siehe auch Bezugsquellen).

NATURE'S BIOTICS FÜR DIE VERDAUUNG

Was ist Nature's Biotics?
Nature's Biotics enthält ebenfalls SOD (Super Oxid Dismutase), ein kraftvolles Enzym und Antioxidans. Die SBO´s werden in Puderform „schlafend" gehalten und werden erst aktiv, wenn sie mit Flüssigkeit „geweckt" werden.

Wenn die SBO´s in Nature's Biotics eingenommen werden, bewegen sie sich vom Magen in den Darmtrakt und bilden Kolonien, die sich in der Darmwand verankern. Innerhalb einer kurzen Zeit umfasst diese Besiedelung der Darmwand den gesamten Darmtrakt.

Die SBO´s wandeln Eiweiß für die Zellen um und helfen dabei gleichzeitig, die Zellen von toxischem Abfall zu befreien, wodurch alle Zellfunktionen stark gefördert werden.
1. Die SBO´s produzieren spezifische Proteine, die als Antigene fungieren. Diese wiederum stimulieren das Immunsystem, riesige Mengen an Antikörpern zu produzieren. Diese stark vergrößerte Antikörper-Produktion vervielfältigt die Fähigkeit des Immunsystems, Krankheiten und Leiden abzuwehren oder zu bekämpfen, die sich im Körper entwickelt haben. Das erklärt die erstaunliche Fähigkeit von Nature's Biotics bei der Heilung verschiedenster Krankheitsbilder. Diese immunstimulierende Wirkung der SBO´s beruht auf drei verschiedenen Aktionen:

Aktion 1. Stimulierung der körpereigenen, natürlichen Alpha-Interferon Produktion
Sobald die SBO´s im Darmtrakt fest etabliert sind, regen sie die körpereigene Produktion von Alpha-Interferon an. Alpha-Interferon ist ein höchst wichtiges Polypeptid- ein Molekül in Form von Eiweiß-, das ein Schlüsselregulator des menschlichen Immunsystems ist.

SBO´s können die Produktion von 16 der zwanzig verschiedenen Unterarten von Alpha-Interferon anregen. Sie sind nicht-toxisch und haben keinerlei schädliche Nebenwirkungen.
Dadurch lässt sich die große Wirksamkeit bei der Behandlung auch schwerer, chronisch degenerativer Krankheiten wie chronischem Müdigkeitssyndrom, viralem Herpes, Hepatitis B und C erklären.

Aktion 2: Anregung der Produktion von B-Lymphozyten und verwandten Antikörpern.
Diese Antikörper sind insofern einzigartig, weil sie nicht „vorprogrammiert" sind, z.B. nur eine bestimmte Entzündung oder ganz bestimmte Fremdkörper anzugreifen. Stattdessen werden riesige Mengen dieser unspezifischen Antikörper produziert und in Reserve gehalten. Wenn nun eine Infektion stattfindet oder ein Fremdkörper in den Körper eindringt, „prägt" das Immunsystem augenblicklich dieses Reservoir ansonsten inaktiver Antikörper mit der präzisen Information. Dank dieser Milliarden zusätzlicher Antikörper kann der menschliche Organismus wesentlich sicherer vor eindringenden Erregern geschützt werden.

Aktion 3: Laktoferrin-Ergänzung für den menschlichen Körper
Lactoferrin ist ein eisenbindendes Protein, das im Körper spezifisch zur Eisengewinnung aus der Nahrung genutzt wird. Es transportiert das Eisen durch den Magen zu den speziellen Rezeptoren an den Epithelzellen des Dünndarms, wo es resorbiert wird.

Oft ist der Lactoferrinspiegel im menschlichen Körper aus verschiedenen Gründen nicht hoch genug. Viele Menschen haben Probleme damit, Eisen, das sie mit der Nahrung aufnehmen, richtig zu assimilieren. Das führt zu einem Eisenmangel, obwohl genügend Eisen in der täglichen Ernährung vorhanden ist.

An Lactoferrin gebundenes Eisen ist zu 95% für den Körper assimilierbar und ist für schädliche Organismen in dieser Form nicht nutzbar. Man schlägt also mit genügend Lactoferrin zwei Fliegen mit einer Klappe: Man gibt dem Körper genügend Eisen und entzieht den schädlichen Organismen dieses wichtige Element für ihr Wachstum.

Zusammenfassend lässt sich sagen, dass Nature's Biotics ein hervorragendes Mittel für die Herstellung der gesunden Darmflora ist.

- Es siedelt freundliche Bakterienstämme im Darm an und
- verbessert damit die Aufnahme von Makro- und Mikronährstoffen.
- Es geht gegen schädliche Erreger und Mikroorganismen im Darm extrem aggressiv und effektiv vor.
- Es stärkt das Immunsystem durch Anregung der Alpha-Interferon-Produktion, durch Bereitstellung unspezifischer Antikörperreserven und durch die Laktoferrin-Produktion.

Anwendung und Dosierung:
Nature's Biotics muss möglichst nüchtern mit kaltem oder lauwarmen Wasser eingenommen werden. Es ist darauf zu achten, dass für 30 Minuten keine Nahrung und keine heißen Getränke eingenommen werden. Man beginnt mit einer oder zwei Kapseln täglich, erhöht in der zweiten Woche auf 2 mal 2 Kapseln. In der dritten Woche kann dann auf 3 mal 2 Kapseln erhöht werden. Diese Dosierung wird bis zum deutlichen Abklingen der Beschwerden beibehalten.

PowerQuickZap, der Alleskönner

Was ist der PowerQuickZap?
„Alles in Ordnung?" fragt man seine Freunde in der Hoffnung, dass es ihnen gut geht. Unser Organismus profitiert von einer geometrischen Anordnung und der Einheit des Gewebes. Diese wiederum kann durch eine gesunde, harmonische Lebensweise gefördert werden. Dazu gehört gesunde Ernährung, reines Wasser, ausreichende Bewegung, ein unterstützendes soziales Umfeld und generell ein Leben im Einklang mit den eigenen, inneren Werten, das sich demzufolge in Lebensfreude, Kraft, Kreativität, Gelassenheit, Humor und Präsenz äußert. Werden diese Eigenschaften aktualisiert und im täglichen Dasein gelebt, stärken sie nachweislich das Immunsystem, indem sie im Gewebe wieder Harmonie, Ordnung und Einheit erzeugen. Die Kraft entsteht aus der einheitlichen Ausrichtung der energetischen Kraftlinien, die sich addieren, anstatt sich – wie ein Plus

und Minus - aufzuheben. Einem so kraftvollen Immunsystem stehen die meisten Erreger machtlos gegenüber. Nur eine Attacke aggressivster Erreger gelingt es mitunter, ein starkes Immunsystem zu überwinden.

Der PowerQuickZap hilft durch die Homogenisierung der molekularen Zellstrukturen, diese Einheit und Ordnung wieder herstellen. Das Gerät sendet Vibrationen auf drei spezifischen Grundfrequenzen mit entsprechendem Obertonspektrum, die eine gleichmäßige, gesunde Anordnung der Moleküle bewirken. Als Folge werden die Erreger aus dem Gewebe, aus den Nervenzellen und sogar aus der DNS vertrieben, da keine Zwischenräume mehr zwischen den Molekülen vorhanden sind.

Neben der erfolgreichen Behandlung gegen jede Form von Erregern weist der PowerQuickZap noch eine zweite wichtige Komponente auf. Er erhöht die eigene Bioenergie, die man in Bovis-Einheiten messen kann, schon in der kürzesten Behandlungszeit (3 Minuten) und verkürzt damit die Regenerationszeit des Patienten erheblich. Eine Reinfektion wird bei bereits gestärkter Körperenergie erschwert. Kurz gesagt stärkt der PowerQuickZap die körpereigenen Kräfte, während die körperfremden Energien ausgeleitet werden.

Ich empfehle, den PowerQuickZap bei Entzündungen, bei Erschöpfung und Infektionen einzusetzen. Betrachtet man noch einmal die Ursachen für Krankheiten – Nährstoff – und Sauerstoffmangel beziehungsweise Entzündung und Infektion -, so kann man ahnen, welche Revolution die Erfindung des PowerQuickZap und der Profiausführung Powertube auf dem Gebiet der Behandlung, Heilung und Vorbeugung von Krankheiten ist.

Der PowerQuickZap ermöglicht eine nebenwirkungsfreie, kostengünstige, schnelle Behandlungsweise von Infektionen, die auf der Zellebene, Nervenebene bis hin zur Ebene der DNS, also der ererbten Blaupause von Krankheitsinformationen der Vorfahren, wirkt.

Der PowerQuickZap ist aus meinem Praxisalltag nicht mehr wegzudenken.

VEKTOR RxOMEGA FISCHÖL, DIE BIO-HILFE

Was sind langkettige Omega-3-Fettsäuren?
Die langkettigen Omega-3-Fettsäuren sind für unser Gehirn, unser Nervensystem, den Blutkreislauf und die Zellwände essentiell. Ein Mangel an diesen Fettsäuren wirkt sich in vielfältigen Krankheitsbildern aus:

- Alzheimer, Parkinson, Aufmerksamkeits-Defizit-Syndrom (ADS) oder Hyperaktivität, Depressionen, Konzentrations- und Schlafstörungen
- Unser Herz und die Gefäße reagieren auf eine Mangelversorgung mit Arteriosklerose oder Entzündungen
- Generell alle Entzündungen im Körper
- Spezifische Symptome bei Frauen: den Monatszyklen, der Menopause, der Schwangerschaft

Die Kriterien für dieses besonders hochwertige Fischöl sind:
- Keine Rückstände von Schadstoffen (weniger als 10 Teile pro Milliarde), das ist 50-mal purer als das reinste bis dahin bekannte Produkt.
- Konzentration der langkettigen Omega-3-Fettsäuren auf mindestens 60 % durch Entfernung eines Großteils an gesättigtem Fett. Die höchste Konzentration von herkömmlichen Fischölen beträgt 30 %.
- Das Verhältnis von Arachidonsäure zu EPA ist kleiner als 0,04. Arachidonsäure ist der Faktor, den es zu reduzieren gilt, um die Bildung von „schlechten" Eicosanoiden zu verhindern.

Was bewirkt die Einnahme von Vektor RxOmega Fischöl?
- Leistungssteigerung und größere Energiereserven. „Gute" Eicosanoide bringen vermehrt Sauerstoff zu den Organen wie Gehirn, Herz und Muskeln.
- Gesteigerte Dopaminbildung sorgt für höhere Konzentration, Erinnerungsvermögen, Kreativität und Lebenslust.
- Appetit und Lust auf Kohlenhydrate nimmt ab. Mit weniger „schlechten" Eicosanoiden, welche die Insulinbildung stimulieren, nimmt das Verlangen nach süßen wie salzigen Kohlenhydraten sowie nach Zwischenmahlzeiten ab.

- Keratin wird durch Eicosanoide kontrolliert. „Gute" Eicosanoide verbessern das Wachstum von Fingernägeln und Haaren.
- „Schlechte" Eicosanoide behindern den Wasserfluss und verdichten damit die Exkremente. Eicosanoid-Balance zeigt sich am Stuhlgang, der zwar fest ist, aber leicht genug, um im Wasser zu schwimmen.
- Ausgeglichene Balance der Eicosanoide zeigt sich auch an vermindertem Schlafbedürfnis und daran, dass man sich nach dem Aufwachen munter fühlt.
- Trockene Haut und Hautausschläge können durch zu viele „schlechte" Eicosanoide ausgelöst werden, während „gute" Eicosanoide entzündungshemmend sind und die Kollagenbildung stimulieren. „Gute" Eicosanoide tragen dazu bei, dass sich eine kranke, entzündete oder strapazierte Haut wieder regeneriert.

Anwendung und Dosierung:
1. Man macht einen Bluttest und bestimmt den Quotienten aus Triglyceriden und HDL-Wert (in vielen Apotheken in wenigen Minuten erhältlich).
2. Ist der Quotient kleiner als 2, nimmt man 2,5 g langkettige pharmazeutisch reine Omega-3-Fettsäuren ein. Ist der Quotient zwischen 2 und 3 nimmt man 5g der langkettigen Omega-3-Fettsäuren. Liegt der Quotient höher als 3, nimmt man 7,5 g Omega-3-Fettsäuren. Die Einnahmedauer beträgt mindestens 30 Tage. Durch einen nochmaligen Bluttest kann man am Ende eines Monats sehr gut die Fortschritte erkennen. Die Dosierung des Fischöls wird erst bei einem Quotienten zwischen 1 und 1,5 reduziert und sollte sich mit der Zeit auf eine Erhaltungsdosis von zirka 2,5 g Fischöl (Vektor RxOmega) einpendeln.

SYNERVIT, DER HOMOCYSTEINSENKER

Was ist Synervit
Über dieses einmalige Produkt, das in seiner Dosierung und Zusammensetzung Patentschutz genießt, haben Sie schon viel in meinem letzten Buch „Das Dreieck des Lebens" gelesen. Auch in diesem Buch sind wichtige Informationen aus diesem Buch zitiert. Im Appendix B finden Sie noch einmal eine Zusammenfassung der wichtigsten Fakten über Homocystein. Synervit ist vom Status her eine bilanzierte Diät, also ein Produkt, das dauerhaft angewendet werden kann und soll, um Ernährungsmängel auszugleichen. Synervit wurde so konzipiert, dass durch eine bestimmte Kombination von drei B-Vitaminen (B6, B12 und Folsäure) exakt die Mängel ausgeglichen werden, die für den Anstieg des Homocysteinwertes im Blut verantwortlich sind. Synervit ist für mich der Homocystein-Senker schlechthin und das Präparat erster Wahl, wenn man sich vor zu hohen Homocystein-Werten wirkungsvoll und dennoch ohne Nebenwirkungen schützen will.

Synervit ist nach allen bisherigen wissenschaftlichen Erkenntnissen bei folgenden Gesundheitsproblemen einzusetzen, da all diese Krankheiten in einem engen Zusammenhang mit erhöhten Homocysteinwerten stehen:

- Beschleunigter **Alterungsprozess**
- **Alkoholismus** (mit der erhöhten Gefahr von Entzugserscheinungen)
- Morbus **Alzheimer**
- **Anämie** (wenn sie mit Vitamin-B–Mangel in Zusammenhang steht)
- **Angina pectoris** (Herzenge durch verstopfte Herzkranzgefäße)
- **Arthritis** (Osteoarthritis und rheumatoide Arthritis)
- **Arteriosklerose (Arteriosklerose)**
- **Autoimmunerkrankungen** (wie insulinabhängiger Diabetes, Spondylitis, Rheumatoide Arthritis, Schilddrüsenunterfunktion, Hashimoto)
- **Brustkrebs**
- **Chronisches Müdigkeitssyndrom** (CFS)
- **Morbus Crohn**
- **Colitis ulcerosa** (mit Hcy-Wert über 40)
- **Demenz** (Altersschwachsinn)

- **Depressionen** (besonders bei Frauen)
- **Diabetes** (Insulinabhängig und -unabhängig)
- **Dickdarmkrebs**
- **Down Syndrom** (Mütter von Trisomie 23–Kindern weisen hohe Hcy-Werte auf, während die Kinder niedrige Hcy-Werte haben)
- **Epilepsie** (bei Kindern wie Erwachsenen)
- **Erektionsstörung**
- **Fehlgeburten**
- **Fibromyalgie** (besonders mit CFS)
- **Folsäure Mangel** (kann zu Anämie, Angstzuständen, schlechtem Gedächtnis, Magenschmerzen, Depressionen und Schwangerschaftskomplikationen führen)
- **Geburtsdefekte** (Hasenscharte, Frühgeburten, Harnleiterdefekte, Herzfehler)
- **Gedächtnisverlust** im Alter
- **Gefäßspasmus**, sowohl cerebral (mit Folge eines Gehirnschlags) wie auch coronal (mit Folge eines Infarktes oder Arrhythmien)
- **Gehirnschrumpfung** (bei „normalen, gesunden" älteren Menschen)
- **Generelle Krebserkrankungen** (Dickdarm, Schilddrüse, Haut)
- **Geistige Behinderung**
- **Gluthation-Mangel** der Leber, des Gehirns oder generell (beschleunigt den Alterungsprozess und den Beginn von Morbus Alzheimer, schädigt die Leber, erhöht die Gefahr von stressbedingtem Magengeschwür. Außerdem steht Gluthation-Mangel im Zusammenhang mit Schlafstörungen, Katarakt, Allergien, Suchtverhalten, Aids und Krebserkrankungen von Lunge, Prostata, Haut, Blase und Leber)
- **Herzfehler**, die schon als Geburtsanomalie vorliegen
- **Herzinfarkt**
- **HIV Infektion und AIDS**. Diese Erkrankungen werden durch erhöhte-Homocysteinwerte beschleunigt bzw. verschlechtert
- **Leberzirrhose, Leberfibrose** (inklusive alkoholischen Ursprungs)
- **Leukämie**
- **Lungenembolie**
- **Migräne**
- **Nierenversagen**, chronische Nierenschwäche (Dialyse-Patienten)
- **Östrogenmangel**
- **Osteoporose**

- **Parkinson**
- **Polycystische Eierstöcke**
- **Postmenopausensyndrom**
- **Psoriasis**
- **Rheumatoide Arthritis**
- **Schilddrüsenkrebs**
- **Schilddrüsenstörungen** (Thyroiditis, Hypothyroidismus, Hashimoto)
- **Schilddrüsenunterfunktion**, speziell die Autoimmunerkrankung-Hashimoto
- **Schizophrenie**
- **Schlaf-Apneu** im Zusammenhang mit Herz-Kreislauf–Erkrankungen
- **Schlaganfall**
- **Schwangerschaftsprobleme** (Fehlgeburt, Präeclampsie, Gestose, Frühgeburt usw.)
- **Thrombose**
- **Unfruchtbarkeit** durch reduzierte Spermabeweglichkeit (Motilität)
- **Vitamin B 6-Mangel** wirkt sich aus mit Depressionen, Nervosität, Energiemangel, Ödeme, Nierensteine, Hyperaktivität
- **Vitamin B 12-Mangel** wirkt sich aus mit Ekzemen, Ängsten, Energiemangel, Haarausfall, Anämie, Asthma
- **Zöliakie**

Anwendung und Dosierung:
Täglich eine Kapsel mit der Synervit-Kombination von 50 Milligramm (mg) Vitamin B 6, 500 Mikrogramm (μg) Folsäure sowie 500 Mikrogramm (μg) Vitamin B 12.

SUPER K MIT K2, EIN VITAMIN-WUNDER

Was ist Vitamin K?
Das K im Namen dieses Vitamins steht für Koagulation, das heißt für die Fähigkeit des Blutes, bei Verletzungen zu gerinnen und die Wunde zu verschließen. Manche Wissenschaftler nennen es das „vergessene" Vitamin, da viele seiner wichtigen Funktionen übersehen werden. Vitamin K ist ein fettlösliches Vitamin und existiert in drei verschiedenen Formen: K1 (Phylloquinone) kommt natürlicherweise in Pflanzen vor. K2 (menaquinone) wird von Darmbakterien gebildet und K3 (menadione) ist die toxische Variante, die künstlich hergestellt wird. K3 produziert viele freie Radikale und ist zur Einnahme nicht empfehlenswert.
Die heilenden Eigenschaften dieses Vitamins findet man in einer alten japanischen Nahrung, dem Natto. Natto ist eines der lange fermentierten Sojaprodukte. Sein Vitamin K-Gehalt übersteigt bei weitem die Konzentration von Vitamin K aus grünem Blattgemüse.

K2 als effektivste Form des Vitamin K ist essentiell für einige wichtige Bereiche der Gesundheit:

- K2 verhindert den Verlust an Knochendichte und damit auch Knochenbrüche. K2 ist ein absolut notwendiges Präparat zur Verhinderung und Behandlung von Osteoporose
- K2 verhindert Arteriosklerose, indem es arteriosklerotische Plaques unterdrückt, aber auch die Verdickung der Intima, der inneren Gefäßwand, hemmt.
- K2 hemmt das Wachstum von Tumorzellen bei Lungenkrebs.

Anwendung und Dosierung:
Gegenanzeigen: Wer blutverdünnende Medikamente einnimmt, sollte sich mit seinem behandelnden Arzt oder Heilpraktiker absprechen. Die Dosis von 100 Mikrogramm sollte auf keinen Fall überschritten werden. Stillende Mütter oder Schwangere sollten kein Vitamin K einnehmen.

VEKTOR-LYCOPIN, DIE RHEUMAREVOLUTION

Was ist Vektor-Lycopin?
Der Begriff „Vektor" kommt aus dem Lateinischen und heißt so viel wie „Träger" oder „Fahrer". Er hat in Mathematik und Physik eine lange Tradition. In der Geometrie bezeichnet er eine Klasse von Pfeilen gleicher Länge und gleicher Richtung. In Physik und Technik bezieht sich der Ausdruck normalerweise auf einen geometrischen Vektor. Beispiele dafür sind Geschwindigkeit, Impuls, Kraft und Beschleunigung.

Die Medizin kennt ebenfalls den Begriff des Vektors. Wenn etwa eine Substanz oder ein Organismus eine Krankheit überträgt, ist er ein Vektor. Zu den leistungsstärksten Vektoren gehören die Eiweiß- und Zuckerverbindungen der Milch.

Ein spezieller Milch-Vektor zur besseren Verwertung von entzündungshemmenden Wirkstoffen ist ein Lactalbuminhydrolysat mit dem Namen Lactalbon. Lactalbon ist ein natürlicher Bestandteil der Rohmilch. Man kann Lactalbon auch als Super-Laktose bezeichnen, denn er ist ein ganz besonderer Wirkstoff-Verstärker, der, wie Studien zeigen, die Bioaktivität von natürlichen, pflanzlichen Wirkstoffen erhöht. Kombiniert man Lactalbon mit Lycopin, einer Substanz aus der Tomate, und Süßholzwurzel-Extrakt, verstärken sie sich zu einer außergewöhnlich heilenden Kombination. Das so entstandene Vektor-Lycopin, das es als bilanzierte Diät in jeder Apotheke und im Versand (s. Bezugsquellen) gibt, ist plötzlich in der Lage, Entzündungen abzubauen und Schmerzen zu beseitigen. Liegt eine Symptomatik mit Entzündung und Schmerz vor ist es eine ideale Ergänzung zu Biologo-Detox.

Durch Studien belegt kommt man zu folgendem Resumee: Durch die Kombination der natürlichen Super-Laktose Lactalbon und des Tomatenfarbstoffes Lycopin entsteht eine neue, wirksame und nebenwirkungsfreie Rheuma-Hilfe, die bei akuten Gelenkentzündungen einschließlich Gicht, bei chronischen Arthritiden, insbesonders der rheumatoiden Arthritis, bei Morbus Bechterew und anderen entzündlich-rheumatischen Wirbelsäulenerkrankungen sowie bei Reizzuständen degenerativer Gelenk- und Wirbelsäulenerkrankungen segens- und hilfreich eingesetzt werden kann.

Revolutionär ist aber nicht nur, dass Vektor-Lycopin Entzündungen und Schmerz abbaut und so für einen Wiederaufbau bzw. eine Regeneration von Knorpelmasse und Gelenken sorgt. Mindestens ebenso bahnbrechend ist, dass durch die Einnahme von Vektor-Lycopin die Einnahme von toxischen und dadurch nebenwirkungsreichen Rheuma-Medikamenten nach und nach erheblich reduziert werden kann. Mit der Reduzierung dieser Medikamente können bei Millionen Rheumakranken endlich auch so folgenschwere Vergiftungserscheinungen – fälschlicherweise als Nebenwirkungen verharmlost – wie etwa Gastritis, Nierenschäden, Blähungen, Verdauungsprobleme und Störungen des Immunsystems abgemildert oder ganz vermieden werden. In der Kombination mit Biologo-Detox können bereits bestehende Toxinbelastungen durch die Rheumamedikamente abgebaut werden.

Menschen mit einer Unverträglichkeit gegenüber Milchzucker dürfen Vektor-Lycopin mit Lactalbon aus nahe liegenden Gründen nicht verwenden. Generell wird diese Einschränkung auch für Milcheiweiß-Allergiker ausgesprochen. Wobei jedoch betont werden muss, dass sich im Labor bei Milchallergien sogar eine Hyposensibilisierung mittels Lactalbuminhydrolysat erzielen ließ, weil das Immunsystem „umtrainiert" wird und seine Reaktionsmuster gegenüber Milchproteinen umstellt. Zudem sollte man wissen: Viele Patienten, die auf Milch und Milchprodukte reagieren, reagieren auf veränderte Moleküle aus pasteurisierter und homogenisierter Milch bzw auf Umweltbelastungen in der Milch.

Angst vor dem berüchtigten Rinderwahnsinn BSE muss man bei Lactalbon auch nicht haben. Denn die für diese Krankheit verantwortlichen Prionen sind, um es plastisch zu sagen, einfach zu dick. Sie haben ungefähr das 20-fache Mol- Gewicht der Super-Laktose, so dass sie nicht durch die winzigen biochemischen Membranen im Körper der Kuh passen und durch die die Milch „gefiltert" wird, um das Kalb zu schützen. Milch ist ein sauberes Naturprodukt. Deswegen kann auch Lactalbon keine Prionen enthalten.

Wer sollte Vektor Lycopin verwenden?
Süßholzwurzel wirkt entzündungshemmend, Lycopin entzündungshemmend und antioxidativ, und mit Lactalbon wird diesen beiden Nahrungsmitteln

eine gleichsam natürliche Milchverbindung mitgegeben, die ihnen zur richtigen Durchschlagskraft verhilft und daher den Begriff Vektor-Lycopin erst sinnfällig macht. Vektor-Lycopin eignet sich daher als Nahrungszusatz vor allem bei Menschen, die unter entzündlichem Rheuma leiden. Dazu zählt vor allem die Arthritis. Aufgrund ihres antioxidativen und zellschützenden Potenzials kommt es aber auch für Arthrose- und Gichtpatienten in Frage. In Studien, die am Universitätsklinikum Schleswig-Holstein gemacht wurden, schreiben die Experten des Instituts für experimentelle und klinische Pharmakologie und Toxikologie: Krankheitsbilder, die mit Vektor-Lycopin behandelt werden sollten, sind akute Gelenkentzündungen einschließlich Gichtanfall, chronische Arthritiden, insbesondere rheumatoide Arthritis (chronische Polyarthritis), Morbus Bechterew (Spondylitis ankylosans) und andere entzündlich-rheumatische Wirbelsäulenerkrankungen sowie Reizzustände bei degenerativen Gelenk- und Wirbelsäulenerkrankungen. Die Fachleute sprechen auch folgende Empfehlung aus: „Die Behandlung mit Vektor-Lycopin sollte zusätzlich zur Basistherapie und zusätzlich zur Therapie mit nichtsteroidalen Antiphlogistika (NSA) mit dem Ziel erfolgen, die Dosis der gegebenen NSA-Medikamente dauerhaft herabzusetzen."

Anwendung und Dosierung von Vektor-Lycopin
Die normale und für die Dauereinnahme geeignete Dosis pro Tag liegt bei 2 Kapseln. Die Kapseln sollten vor einer Mahlzeit mit etwas Flüssigkeit verzehrt werden. Die Dosierung kann bei akuten Beschwerden auf bis zu 4 Kapseln pro Tag gesteigert werden.

POLYTAMIN, DIE PILLE
FÜR BESSERES HÖREN UND GEGEN TINNITUS

Was ist Polytamin?
Polytamin ist ein in Deutschland entwickeltes, in dieser Form einmaliges Produkt zum Schutz vor Altersschwerhörigkeit sowie zur Verbesserung bzw. zur Stärkung der Hörfähigkeit. Die Vitalstoffmischung mit Magnesium, Zink, Mangan, Vitamin A, Vitamin B1, Vitamin B2, Vitamin B3, Vitamin B5, Vitamin B6, Folsäure, Vitamin D und Vitamin E hat sich zudem in vielen Fällen bei Tinnitus (Ohrensausen) in Kombination mit dem regelmässigen Einsatz von Biologo-Detox als sinnvoll und erfolgreich erwiesen.

Die Altersschwerhörigkeit ist eine bei fast jedem Menschen im fünften Lebensjahrzehnt beginnende, allmählich fortschreitende und meist beidseitige Abnahme des Hörvermögens. Man spricht von einer Altersschwerhörigkeit, wenn bei älteren Menschen keine klar erkennbare Ursache (z.B. Otosklerose) für Schwerhörigkeit gefunden werden kann.

Die Altersschwerhörigkeit wird zum einen durch einen natürlichen Abbau der Hörfunktionen bedingt. Folgende Ohrabschnitte sind betroffen:
- Das Innenohr mit seinen Haarzellen
- Der Hörnerv (Nervus cochlearis)
- Die weiterverarbeitenden Systeme im Gehirn (Hörbahn)

Zum anderen spielen aber auch folgende Faktoren eine Rolle:
- Herz-, Kreislauf- und Stoffwechselerkrankungen
- Umwelteinflüsse (z.B. Gifte), die über einen längeren Zeitraum auf den Organismus einwirken

Bei akuten Hörproblemen ist daher stets eine regelmässige oder wiederholte Entgiftung mit Biologo-Detox notwendig. Zur Vermeidung von Mangelerscheinungen empfiehlt sich zur regelmässigen und möglichst dauerhaften Einnahme das Spezialprodukt Polytamin, um das Hörvermögen zu erhalten und den Einsatz eines Hörgerätes so lange wie möglich hinauszuzögern.

Polytamin mit seinen Vitalstoffen ist aber auch bei einem akuten Tinnitus zu empfehlen. Das wird klar, wenn man etwas mehr über dieses Krankheitsgeschehen weiß. Etwa 10 bis 20 % der Bevölkerung sind von Tinnitus dauerhaft betroffen, knapp 40 % stellt zumindest einmal im Leben ein derartiges Ohrgeräusch fest. Etwa ein Drittel aller älteren Menschen gibt an, ständig Ohrgeräusche wahrzunehmen. Der Beginn der Krankheit liegt typischerweise zwischen dem 40. und 50. Lebensjahr, Frauen und Männer sind gleichermaßen betroffen. Besonders in den letzten Jahrzehnten ist die Anzahl der Tinnituspatienten laut Meinung einiger Autoren in den westlichen Industrieländern sehr stark angestiegen. Man spricht daher in Deutschland mitunter von einer Volkskrankheit. Ob die Zahl der Erkrankungen allerdings tatsächlich angestiegen ist, oder ob sich lediglich die Zahl der Patienten erhöht hat, die ärztliche Hilfe suchen, ist umstritten.

Nach dem Zeitraum der Wahrnehmung eines Tinnitus werden im deutschsprachigen Raum in der Regel drei Phasen unterschieden:
- akuter Tinnitus (bis 3 Monate)
- subakuter Tinnitus (bis 6 Monate)
- chronischer Tinnitus (über 6 Monate)

Einige Quellen geben den akuten Tinnitus auch bis 12 Monate und den chronischen Tinnitus ab 12 Monate an. Bislang gibt es keine genaue wissenschaftliche Grundlage für die Einteilung in zwei bzw. drei Phasen. Sie richtet sich lediglich nach Erfahrungswerten. Hierdurch erklären sich die unterschiedlichen Angaben.
In der akuten und subakuten Phase kommt es vergleichsweise häufig zu einer spontanen Heilung oder Besserung der Symptome. Je länger der Tinnitus besteht umso höher ist jedoch die Wahrscheinlichkeit, dass er auch dauerhaft bestehen bleibt.

Außerdem kann zwischen
- objektivem Tinnitus, welcher auch von anderen Personen als der Betroffenen gehört werden kann und
- subjektivem Tinnitus, der nur vom Erkrankten wahrgenommen wird, unterschieden werden.

In Hörtests wurde kein Zusammenhang zwischen objektiv feststellbarer Stärke des Tinnitus und dem subjektiven Empfinden des Leidens festgestellt. Es gibt also Menschen, die sehr laute Ohrgeräusche haben, aber offenbar relativ gut damit umgehen können.

Alle schulmedizinisch empfohlenen Behandlungen von chronischem Tinnitus sind umstritten. So bemängeln Mediziner insbesondere den langfristigen Einsatz durchblutungsfördernder Medikamente. Nicht minder kontrovers diskutiert werden Tinnitustherapien mit Substanzen, die in den Neurotransmitter-Haushalt eingreifen.

Die früher bei schwerem, chronischen Tinnitus durchgeführte Durchtrennung des Nervus acusticuss wird wegen der niedrigen Erfolgswahrscheinlichkeit nicht mehr durchgeführt. Die Tatsache, dass eine Unterbrechung des Hörnerven einem großen Teil der Patienten keine Linderung brachte, könnte ein Zeichen dafür sein, dass die Ursache des chronischen Tinnitus nicht allein im Innenohr liegt, sondern auch mit einer Vergiftung im Organismus bzw. mit einem Mangel an bestimmten Vitalstoffen zusammenhängt. Auf dieser Sichtweise beruht auch die Empfehlung einer wiederholten Entgiftungskur mit Biologo-Detox und der regelmässigen Verwendung des Präparates Polytamin.

Wer sollte Polytamin verwenden?
o Menschen, die an Ihrem Arbeitsplatz dauerhaft Lärm ausgesetzt sind
o Menschen, die sich vor Altersschwerhörigkeit schützen wollen
o Menschen mit akuter Alterschwerhörigkeit
o Menschen mit einer chronischen Altersschwerhörigkeit
o Menschen, die zu Ohrentzündungen neigen
o Menschen mit Tinnitus in allen Stadien
o Menschen, die einen Hörsturz erlitten haben
o Menschen mit allgemeinen Durchblutungsstörungen
o Menschen, die rauchen und daher schlechter durchblutete Ohren haben

Anwendung und Dosierung von Polytamin
Polytamin ist ein Nahrungsergänzungsmittel. Die empfohlene und optimale Einnahmemenge liegt bei einer Kapsel täglich. Am wirksamsten ist Polytamin in Kombination mit einer regelmäßigen Entgiftung durch Biologo-Detox, daher ist es ratsam, Polytamin auch schon ab Beginn der Entgiftung einzusetzen. Höhere Dosierungen von Polytamin sind nicht gefährlich, sollten jedoch nicht verwendet werden, da sich die Wirkung des Präparates dadurch nicht verbessert.

VEKTOR-RESVERATROL

Der Stoff aus dem Rotwein, der die Zellen verjüngt
Vektor-Resveratrol ist bekannt geworden als der rote Farbstoff der Weintraube und wurde 1940 erstmals identifiziert. Die genaue chemische Bezeichnung: Trans-3,4,5-trihydroxystilbene, ein aromatischer Kohlenwasserstoff aus der Gruppe der pflanzlichen Polyphenole. Das sind sekundäre Pflanzenstoffe, die mittels eines chemischen Schlüssels auf Zellebene das Protein Sirtuin aktivieren und damit direkt den Schutz vor Freien Radikalen ermöglichen. Sie verstärken außerdem die Wirkung entzündungshemmender Enzyme, vor allem Cyclooxygenase, das Schlüssel-Enzymn für die Synthese von Prostaglandinen (Gewebehormone).

Die Wirkweise des Vektor-Resveratrol ist noch nicht lange bekannt, 2002 wurde sie von den Harvard-Professoren David Sinclair und Lenny Guarente entdeckt. Mithilfe von Vektor-Resveratrol wird den Zellen eine Kalorienreduktion vorgetäuscht, es wird ihnen suggeriert, es herrsche Nahrungsknappheit. Das versetzt, wie beschrieben, den Körper in eine Art leichten Winterschlaf, sodass er die nötige Ruhe hat, geschädigte Zellen zu reparieren – die bisher einzige experimentell nachgewiesene Methode zur Lebensverlängerung! Zusätzlich wird durch gedrosselten Energieumsatz die Zahl der freien Radikalen herabgesetzt. Mit anderen Worten: Es wird die Abwehr gestärkt und gleichzeitig der Angreifer geschwächt – ein Doppelschlag!

Auf diese Weise bewirkt Vektor-Resveratrol eine Verlangsamung des Zell-Alterungsprozesses und schützt die Gefäße, verringert das Risiko von Gefäßerkrankungen, senkt den Cholesterinspiegel und verhindert das Wachstum von Krebszellen. Zusätzlich stärkt Vektor-Resveratrol Herz, Knochen und Muskeln und hilft gegen Diabetes.

Polyphenole gibt es in vielen Pflanzen, sie sind dort die Abfänger der freien Radikalen, deren Entstehung vor allem durch die Einwirkung von UV-Strahlung gefördert wird. Mit ihrer „Arbeit" schützen sie die Pflanzen unter anderem vor Pilzbefall und Bakterien, sie sind der wichtigste Teil des pflanzeneigenen Immunsystems. Vektor-Resveratrol, das wirksamste aller bekannten Polyphenole, ist vor allem enthalten in Blaubeeren,

Himbeeren und Erdbeeren, ebenso in Kakao und dunkler Schokolade, Olivenöl und Orangenschalen, bestimmten Pinienarten, grünem Tee, Erdnüssen und in der Lilie. In der japanischen und ayurvedischen Medizin (Darakchasava) wird es schon seit Jahrtausenden genutzt. Die „Lieblingspfl anze" des Vektor-Resveratrol ist aber der Wein, vor allem der rote, und hier speziell die Trauben des Pinot Noir.

Der Fokus der Wissenschaft liegt bei Vektor-Resveratrol in seiner erwiesenen Fähigkeit, die Zellalterung zu verlangsamen. Zahlreiche Laborversuche mit Zellkulturen haben dies nachgewiesen. Studienergebnisse mit Menschen liegen bislang noch nicht vor, denn um hier valide Aussagen zu erzielen, bedarf es der Dauer eines Menschenlebens. Hochrechnungen von Experimenten mit niederen Lebewesen und Zellkulturen sprechen jedoch eindeutig dafür, dass Vektor-Resveratrol beim Menschen ähnliche Wirkung erzielt – Lebensverlängerung bis zu 30 Prozent. Dafür sprechen im übrigen auch die Studien an Populationen mit „Superalten" wie auf Okinawa.

Der derzeitige Popularitätsschub des Rotweins ist deshalb durchaus berechtigt. In Frankreich gibt es bereits „Vinotherapien", bei denen in Wellness-Zentren mit den Wirkstoffen des Rotweins gearbeitet wird. Doch ob das sinnvoll ist, wage ich zu bezweifeln, denn um die für ein Anti-Aging täglich notwendige Menge Vektor-Resveratrol aufzunehmen, muss man 10 Liter Rotwein trinken. Da ist es doch viel einfacher, den Bedarf mit 2 Kapseln Vektor-Resveratrol täglich abzudecken. 2 Kapseln statt 10 Liter Wein und trotzdem all die guten Wirkungen – wie ist das möglich. Die Antwort lautet, durch das Vektor-Prinzip.

„Der Jugend wird oft der Vorwurf gemacht, sie glaube, daß die Welt mit ihr erst anfange. Aber das Alter glaubt noch öfter, daß mit ihm die Welt aufhöre."
Friedrich Hebbel (1813-1863), deutscher Dramatiker

Hier einige Stimmen zur Wirksamkeit und Sinnhaftigkeit des neuen Anti-Aging-Mittels:

Mehr Zeit, geschädigte Zellen zu reparieren
Prof. Dr. Joachim Schröder von der Uni Freiburg weiß aus Erfahrung: „Das Geheimnis von Vektor-Resveratrol ist, dass die chemische Substanz die gleichen Prozesse auslöst wie eine Niedrig-Kalorien-Diät, bei der etwa 20 Prozent weniger an Kalorien als notwendig eingenommen werden. Die Folge einer solchen Diät ist, dass der Organismus auf Sparflamme geht und die Zellen länger leben. Der Körper hat dadurch mehr Zeit, geschädigte Zellen zu reparieren. Der Alterungsprozess wird verzögert."

Die spektakulärste Anti-Aging-Substanz
Dr. med. Bernd Kleine-Gunk, Chefarzt für Gynäkologie an der Euromed-Clinic in Fürth, ist überzeugt: „Eine der vielfältigen Wirkungen von Vektor-Resveratrol ist hoch spezifisch für diese Substanz und sorgt vor allem in der Anti-Aging-Medizin für Aufsehen. Vektor-Resveratrol hat auf unterschiedliche Organismen die gleiche lebensverlängernde Wirkung wie eine anhaltende Kalorienrestriktion (Calorie restriction, CR). Es zählt somit zu den CR-Mimetika."

Erstaunlich vielfältig in der Wirkung
Dr. Ulrich Förstermann, Leiter des Instituts für Pharmakologie der Universität Mainz, sagt: „Ich finde es erstaunlich, dass Vektor-Resveratrol so viele Gene reguliert, so auch im Bereich Diabetes. Erhöhte Vektor-Resveratrol-Konzentrationen schützen damit wahrscheinlich vor Thrombose, Bluthochdruck und Arteriosklerose."

Es werden wesentliche Enzyme aktiviert

David Sinclair, Professor an der Harvard Medical School, USA, sagt: „Es wurden bislang mehr als zwanzig Gene identifiziert, die für ein langes Leben verantwortlich sind. Diejenigen, an denen ich arbeite, heißen Sirtuine. Sie bilden sozusagen die Baupläne für Enzyme, die ebenfalls Sirtuine heißen. Substanzen wie Vektor-Resveratrol machen diese Enzyme aktiver, vor allem das „SIRT1", das als Wächter der Zelle funktioniert."

David Sinclair ist übrigens einer der Entdecker der Wirkweise von Vektor-Resveratrol.

Teil 5: Bezugsquellen/Adressen

Wo Sie welches Produkt bekommen

Einige der erwähnten Produkte, die ich in meiner Praxis einsetze und empfehle, kommen aus dem Ausland – vor allem aus den USA, wo ich aus der Vielfalt der dortigen Hersteller die meines Wissens qualitativ besten Produkte ausgewählt habe. Aus verschiedenen Gründen sind diese – oder in Qualität und Konzentration vergleichbaren – Produkte nicht auf dem europäischen Markt zu erhalten. Manche Produkte sind einzigartig wie etwa Biologo-Detox und werden nur von einer Firma hergestellt. Um dennoch gewährleisten zu können, dass Sie jedes in diesem Buch genannte Produkt unproblematisch beziehen können, gebe ich dieselbe Bezugsadresse für viele dieser Produkte an. Die in Salzburg benannte Bezugsadresse ist die eines Spezial-Versands für amerikanische Produkte. Das Unternehmen liefert via England gegen Rechnung direkt ins Haus. Dieser Weg ist meiner Erfahrung nach der einfachste (preiswerte 0180-Nummer, 6 Cent pro Anruf). Was mir auch wichtig ist: Die Produkte Polytamin und Tri-S-Zym-Phytogeriatrikum sind Empfehlungen des Herausgebers, der beide Produkte in der Praxis hat testen lassen.

- *Biologo-Detox:*
  Über die Firma Long Life und Biologo Distribution – siehe Bezugsadressen unter diesem Kapitel.
  Gut zu wissen: Nur Biologo Distribution liefert Biologo-Detox und 14 weitere und neue Produkte zur Ergänzung einer Entgiftung auch außerhalb Deutschlands aus.
  Wichtiger Hinweis: Sollten Sie das Produkt von einer anderen Quelle angeboten bekommen (z. B. Apotheke, Internet-Anbieter auf e-bay, Versandhandel), handelt es sich gesichert um eine Fälschung, denn Biologo-Detox ist ein geschütztes Exklusiv-Produkt.

- *Cayenne Tinktur:*
  Über die Firma Long Life – siehe Bezugsadressen unter diesem Kapitel.

- *Hoer-dich-gesund-CDs:*
  Im Internet unter www.hoer-dich-gesund.com.

- *Kokosöl (VCO):*
  Ölmühle Solling, info@oelmuehle-solling.de, Tel: 05531 120557.

- *Lach-CD:*
  Lach-Meditationen, CD von Tom Draeger, tomdraeger@snafu.de, sonst im Buchhandel nachfragen oder im Internet recherchieren.

- *Nalgene:*
  Trinkwasserflaschen „wide mouth", Sportgeschäfte.

- *Nature's Biotics:*
  Über die Firma Long Life – siehe Bezugsadressen unter diesem Kapitel.

- *PowerQuickZap:*
  Über die Firma Long Life – siehe Bezugsadressen unter diesem Kapitel.

- *Polytamin:*
  Über die Firma Long Life – siehe Bezugsadressen unter diesem Kapitel oder in jeder Apotheke.
  Es gibt zwei Packungsgrößen: 90 Kapseln (PZN-NR. 4838349) und 30 Kapseln (PZN-Nr. 4838355).

- *SAMe:*
  Über die Firma Long Life – siehe Bezugsadressen unter diesem Kapitel.

- *Super K mit K2:*
  Über die Firma Long Life – siehe Bezugsadressen unter diesem Kapitel.

- *Synervit:*
  Über die Firma Long Life – siehe Bezugsadressen unter diesem Kapitel oder in jeder Apotheke.
  Es gibt zwei Packungsgrößen: 30 Kapseln (PZN-Nr. 2220898) und 90 Kapseln (PZN-Nr. 2220906).

- **Trampolin:**
  Treffpunkt Natur, Tel: 089 20232417.

- **Vektor-AHCC (Active Hexose Correlated Compound):**
  Über die Firma Long Life – siehe Bezugsadressen unter diesem Kapitel.

- **Vektor-Lycopin:**
  Über die Firma Long Life – siehe Bezugsadressen unter diesem Kapitel oder in jeder Apotheke.
  Es gibt zwei Packungsgrößen: 180 Kapseln (PZN-Nr. 4776878) und 90 Kapseln (PZN-Nr. 3814246).

- **Vektor-NADH:**
  Über die Firma Long Life – siehe Bezugsadressen unter diesem Kapitel oder in jeder Apotheke.
  Es gibt zwei Packungsgrößen: 30 Tabletten (PZN-Nr. 7418636) und 90 Tabletten (PZN-Nr. 7418642).

- **Vektor-Nattokinase:**
  Über die Firma Long Life – siehe Bezugsadressen unter diesem Kapitel.

- **Vektor-Resveratrol:**
  Über die Firma Long Life – siehe Bezugsadressen unter diesem Kapitel oder in jeder Apotheke.

- **Vektor RxOmega:**
  Über die Firma Long Life – siehe Bezugsadressen unter diesem Kapitel.

- **Wasser:**
  St. Leonardswasser; in vielen Reformhäusern, Naturkostläden, Getränkehändlern.

- **Wasserfilter:**
  PROVITEC, Trinkwasseraufbereitungstechnologie GmbH, Raiffeisenstraße 26, D-94110 Wegscheid, Tel: +49 - (0)8546 - 97 39 0, Fax: +49 - (0)8546 - 97 39 19, info@provitec.de, www.provitec.de.

BEZUGSADRESSEN

- **Firma Long Life**

    Bestelltelefon: (Montag-Donnerstag 8-17 Uhr, Freitag 8-13 Uhr)
    International: +49 180 277 73 45
    aus Deutschland: 0180 277 73 45
    aus Österreich: 0810 001 270
    Bestell-Fax
    aus Deutschland: 0180 109 29 27
    aus Österreich: 0810 001 280

    Schriftliche Bestellungen bitte an:
    Bestellservice LL-Produkte
    Postfach 35
    5017 Salzburg
    Österreich
    Im Internet:
    www.LL-Euro.com

- **Firma Biologo Distribution**

    Bestelltelefon: (Montag-Freitag 8-17 Uhr)
    International: +49 180 5901 235
    Aus Deutschland: 0180 5901 235
    Bestell-Fax
    International: +49 180 173 7777
    aus Deutschland: 0180 173 7777

    Schriftliche Bestellungen bitte an:
    Biologo Distribution
    Postfach PRIHR 135
    33901 Klatovy
    Tschechien
    Im Internet:
    www.Biologo-Detox.com

Wichtige Adressen

Umwelt

- IGEF, Elektrosmogtestung und Beratung www.elektrosmog.com
- Institut für Baubiologie & Ökologie (IBN), Holzham 25, D-83115 Neubeuern, Tel.: 08035/2039, E-mail: institut@baubiologie-ibn.de Internet: www.baubiologie-ibn.de
- Verband der deutschen Baubiologen VDE (www.baubiologie.net) und den Verband Baubiologie VB (www.verband-baubiologie.de) unter der Schirmherrschaft des Institutes für Baubiologie und Oekologie Neubeuern. Baubiologie regional unter www.baubiologie-regional.de
- Messgeräte für Elektrosmog: www.gigahertz-solutions.de
- Strahlungswerte (SAR) für Handy: www.handywerte.de

Therapieeinrichtungen

- INK-Institut für Neurobiologie nach Dr. Klinghardt GmbH, Planckstr. 56, 70184 Stuttgart, Tel: 0711-806087-0

- Informationen zu den verschiedenen Testverfahren ("Oberon Hunter", „Metascan", „Biologische Vital Analyse") sowie Terminvereinbarungen zur Austestung, Diagnose und Behandlung können unter folgender e-mail Adresse angefragt werden:
mail@uwekarstaedt.de
Besuchen Sie auch die Webseite des Heilpraktikers Uwe Karstädt unter: www.uwekarstaedt.de

APPENDIX A :

Symptome einer chronischen Schwermetallvergiftung

Die folgende Aufstellung ist aus dem Handbuch zu „Chronic mercury toxicity, new hope against an endemic Disease" („chronische Quecksilbervergiftung, neue Hoffnung gegen eine endemische Krankheit") von H.L. und Betty Queen. Diese Liste wurde bereits 1996 von der National DAMS, einer nicht kommerziellen Organisation in Albuquerque, USA, zur Warnung vor gesundheitlichen Gefahren im Zusammenhang mit Amalgamfüllungen erstellt.

Zentrales Nervensystem	Systemische Effekte
• Verwirrung • Angst und Nervosität, oft mit Atemnot • Unruhe • Übertriebene Reaktion auf Reize • Furcht • emotionale Instabilität, z.B. Mangel an Selbstkontrolle, • Verlust von Selbstvertrauen • Unentschiedenheit, Zweifel • Schüchternheit, Ängstlichkeit, Verlegenheit • Verlust des Erinnerungsvermögens • Schwierigkeiten bei der Konzentration • Schläfrigkeit, Lethargie • Mentale Depression, Mutlosigkeit • Verschlossenheit • Selbstmordtendenzen	• Chronische Kopfschmerzen • Allergien • Ernsthafte Hauterkrankungen • Unerklärbare Reaktivität • Störungen der Schilddrüse • Zu niedrige Körpertemperatur • Kalte, klamme Haut, vor allem an Händen und Füßen • Sehr starkes Schwitzen mit häufigem Nachtschweiß • Unerklärbare sensorische Symptome, Schmerzen inbegriffen • Unerklärbare Anämie, G-6-PD-Mangel • Chronische Nierenerkrankung, nephrotisches Syndrom, Dialyse-Patient/in • Niereninfektion • Nebennierenerkrankung • Allgemeine Erschöpfung

- Manische Depression
- Taubheit und Prickeln der Hände, Füße, Finger, Zehen oder Lippen
- Fortschreitende Muskelschwächung bis zur Lähmung
- Ataxie
- Zittern/ Beben der Hände, Füße, Lippen, Augenlider oder Zunge
- Schwierigkeiten bei der Koordinierung
- Myoneuraler Übertragungsfehler ähnlich der Myastenia Gravis
- Erkrankung der motorischen Neuronen (ALS)
- Multiple Sklerose

Erkrankungen des Kopfes, Nackens, Störungen im Mundraum

- Zahnfleischbluten
- Alveolarer Knochenschwund
- Lockere Zähne
- Übermäßiger Speichelfluss
- Mundgeruch
- Metallischer Geschmack
- Gefühl von Brennen mit Prickeln der Lippen, des Gesichts
- Pigmentierung des Gewebes (Amalgam-Tätowierung des Zahnfleisches)
- Leukoplakie
- Stomatitis

- Appetitverlust mit oder ohne Gewichtsabnahme
- Gewichtsverlust
- Hypoglykämie

Immunulogisch

- Wiederholte Infektionen: viral, fungal, mykobakteriell, Candida und andere Hefepilzinfektionen
- Krebs
- Autoimmun-Erkrankungen: Arthritis, Lupus erythematodes, Multiple Sklerose, Sklerodermie, Amyothrophische Sklerose (ALS), Unterfunktion der Schilddrüse (Hashimoto)

Auswirkungen auf den Magen-/Darmtrakt

- Nahrungsmittel-unverträglichkeiten, Magenkrämpfe, Colitis, Divertikulitis oder andere Magen-Darmbeschwerden
- Chronische Diarrhoe
- Verstopfung

Kardio-vaskuläre Auswirkungen

- Herzrhythmus-Störungen,
- Charakteristische Befunde auf dem EKG, abnorme Änderungen im S-T Segment und/oder niedriger erweiterer P-Welle

• Geschwürentstehung am Zahnfleisch, Gaumen, an der Zunge • Akuter Schwindelanfall, chronischer Vertigo • Tinnitus Klingeln im Ohr • Hörschwierigkeiten • Beeinträchtigung des Sprach- und Hörvermögens • Glaukom, eingeschränktes Sehen in der Dämmerung	• Unerklärbare, erhöhte Triglyceride im Serum • Unerklärbarer, erhöhter Cholesterinspiegel • Abnormer Blutdruck, entweder hoch oder niedrig

APPENDIX B

Wichtige Fakten zum Thema Homocystein

Homocystein ist eine schwefelhaltige Aminosäure. Aminosäuren sind die Bausteine, aus denen Proteine zusammengesetzt sind. Homocystein kommt üblicherweise im menschlichen Blut in kleiner oder großer Konzentration vor und entsteht beim Stoffwechsel als Metabolit der Aminosäure Methionin. Die so genannte Methylierung ist einer der fundamentalen Lebensprozesse, bei dem bestimmte Methylgruppen von anderen Molekülen weggenommen oder ihnen hinzugefügt werden. Auf diese Weise bildet der Körper die Substanzen, die er braucht, oder er zersetzt diejenigen, die er nicht benötigt. Kurz gesagt, er transformiert biochemische Substanzen. Der Vorgang der Methylierung findet in jeder Sekunde in unserem Körper milliardenfach statt.

Ein gesunder Organismus bemüht sich, Homocystein durch eine andere Methylgruppe wieder zu Methionin zurückzuverwandeln. In weiteren Schritten entsteht dann entweder S-Adenosyl-Methionin, kurz SAMe genannt, oder über die Zwischensubstanz Cystein mit Hilfe eines weiteren Enzyms der bedeutende Radikalenfänger Glutathion. SAMe und Gluthation sind sehr wertvoll als natürliche Substanzen im Körper, können aber auch sehr wirkungsvoll als Nahrungsergänzungen eingenommen werden.

Beides, SAMe und Gluthation, sind lebenswichtige und heilende Substanzen. SAMe wirkt gegen Depressionen oder Arthritis und schützt die Leber, während Gluthation eine starke Entgiftungssubstanz und ein wichtiges Antioxidans ist. Wird Homocystein nur ungenügend umgebaut, mangelt es dementsprechend an SAMe und Glutathion. Ein erhöhter Homocysteinspiegel bedeutet also nicht nur, dass die toxische Wirkung des Homocysteins auf die Gefäße ansteigt, sondern auch immer, dass die heilenden und schützenden Funktionen von SAMe und Glutathion abnehmen. Für diese Stoffwechselvorgänge der Methylierung braucht der Organismus drei Substanzen als Coenzyme: B 12, B 6 und Folsäure.

Ein erhöhter Homocysteinspiegel im Blut hat im Grunde nur zwei mögliche Ursachen. Bei einem Drittel der Menschen, die einen erhöhten Hcy-Wert aufweisen, sind die Gene dafür verantwortlich, während der Rest der hohen Werte – immerhin fast 70 Prozent – durch Mangelversorgung mit den erwähnten B-Vitaminen verursacht wird.

Eine weitere Rolle spielt das Alter der Patienten. Bei den zwei Dritteln der Menschen mit Vitaminmangel steigt die Kurve des Hcy-Wertes steil an, wenn die Betroffenen älter als 40 Jahre sind. Bei Patienten, die über 70 Jahre alt sind und diese Problematik aufweisen, ist der Homocysteinspiegel am höchsten, wobei mehr Männer als Frauen zur Risikogruppe gehören.

Die Entdeckung der Bedeutung von Homocystein als wichtiger Indikator für eine Vielzahl von Krankheiten verdanken wir Dr. McCully. 1968 erforschte er eine seltene genetische Krankheit, die Hyperhomocysteinurie, auf Deutsch: zu viel Homocystein im Urin. Kindern mit dieser Erkrankung mangelt es an dem Enzym, welches die toxische Substanz Homocystein wieder in eine harmlose Substanz umwandelt. Dadurch haben diese Kinder einen extrem hohen Hcy-Wert bei interessanterweise unauffälligen Cholesterinwerten. Diese Patienten leiden an schwerer Arteriosklerose und sind oft schon in jungen Jahren von einem Herzinfarkt oder einem Schlaganfall betroffen. Der Zusammenhang der erheblichen Homocysteinbelastung und den auftretenden Gefäßveränderungen mit den entsprechenden Krankheitsbildern ist eigentlich offensichtlich. Trotzdem begegnete man der Schlussfolgerung, dass Homocystein den gesamten Symptomenkomplex auslöst, nur skeptisch. Wie so oft bei bahnbrechenden neuen Einsichten war auch Dr. McCully mit viel Widerstand seitens der etablierten Wissenschaft konfrontiert. Erst 1992 wurden seine Theorien in einigen groß angelegten Studien mit 14 000 Ärzten als Studienteilnehmer bestätigt: Je höher der Hcy-Wert, umso höher ist der Risikofaktor für die oben genannten Erkrankungen, vergleichbar mit ständig erhöhten Insulinwerten oder starkem Zigarettenkonsum.

Risikofaktor	Erhöhtes Herzinfarktrisiko
Gesund (ohne Risikofaktor)	1
Eine Packung Zigaretten täglich	4 mal so hoch
Erhöhter Homocysteinwert (über 15)	4 mal so hoch

Da Homocystein eine toxische Substanz ist, ist es dessen Menge in unserem Blut, die den Unterschied ausmacht, ob wir daran erkranken oder gesund bleiben. Der Hcy-Wert ist ein präziser Indikator für ein erhöhtes Krankheitsrisiko. Er kann aber auch deutliche Hinweise geben, ob wir schnell altern, wie es um unseren Vitamin B-Status steht, wie gut unser Immunsystem funktioniert und wie problemlos unser Gehirn arbeitet.

Wie wirkt Homocystein im Blut?

In der Geschichte der Medizin gibt es einige schwere Krankheiten, die über eine lange Zeit als mysteriöse Stoffwechselerkrankungen geführt wurden. Skorbut galt als ansteckende Viruserkrankung. Ganze Schiffsbesatzungen, Polarexpeditionen und fast die Hälfte aller Kreuzfahrer starben an den Folgen von Skorbut. Behandlungen mit den – aus heutiger Sicht – giftigsten Medikamenten waren nicht nur unsinnig, sondern auch völlig erfolglos. Erfolgreich dagegen entpuppte sich eine einfache Ernährungsumstellung auf Vitamin-C-haltige Nahrungsmittel. Aßen die erkrankten Seeleute ein paar Früchte oder tranken den Saft von Zitrusfrüchten, verschwanden die fürchterlichen, todbringenden Symptome wie durch Wunderhand in nur wenigen Tagen. Skorbut ist also eine Mangelerkrankung, ausgelöst durch ein Defizit an Vitamin C. Einer einfacher Diagnose folgt eine einfache Behandlung.
Ähnliches lässt sich von anderen Krankheitsbildern berichten, zum Beispiel der perniziösen Anämie, an der nahezu alle der daran Erkrankten verstarben. Auch dieses Krankheitsbild wurde mit völlig untauglichen Medikamenten – Arsen und seinen Salzen, Strychnin, Eisen und vielen weiteren – behandelt. Bis zu dem Zeitpunkt, als ein paar Ärzte entdeckten, was fehlt: Vitamin B 12 und Folsäure. Dr. Murphy, Dr. Shipple und Dr. Minot erforschten den Zusammenhang von perniziöser Anämie und Ernährung und schickten die Kranken fortan einfach zum Metzger. Rohe Leber - reich an den zwei B-Vitaminen - lautete das Rezept, und davon zwei Esslöffel täglich. Für ihre Entdeckung ernteten die Ärzte allerdings keine Anerkennung, sondern heftige Kritik und wurden unter die Quacksalber eingereiht.

Es gab noch eine andere auf Vitaminmangel zurückzuführende Krankheit: Pellagra. Sie kam in bestimmten Regionen, z. B. im Süd-Westen der USA

vor. Auch hier dachte man an eine schwere Viruserkrankung, bis dem Chirurg Dr. Goldberger der Zusammenhang zwischen Pellagra und dem Mangel an frischem grünem Gemüse auffiel. Bierhefe entpuppte sich als großartiges Heilmittel. Die entscheidende Substanz in dieser Bierhefe, die zur Heilung von Pellagra beitrug, war Vitamin B 3 (Niacin). Einer einfachen Diagnose folgt eine einfache Behandlung.
Beriberi ist eine weitere Stoffwechselstörung, die auf den Mangel eines einzigen Vitamins hinweist: Vitamin B 1 (Thiamin). Wird das Vitamin zugeführt, verschwindet diese Erkrankung.

Im medizinischen Bereich haben es neue Erkenntnisse und alternative Methoden besonders schwer. Wer zu neuen Ufern aufbrechen will und gegen Trägheit und eingefahrene Denkgewohnheiten vorgeht, trifft oft auf erbitternden Widerstand und herablassende Arroganz – und dies, obwohl jeder, der auch nur einen kurzen Blick in die Medizingeschichte wirft, sofort erkennen kann, dass wesentliche Fortschritte in der ärztlichen Kunst sich oft genug nur im Gegensatz zur etablierten Meinung machen ließen. Im Grunde ist die Medizin ständig aufgefordert, ihre Theorien und Therapien unter immer wieder neuen Aspekten zu betrachten und oftmals als Konsequenz mit überkommenen Richtlinien und Thesen zu brechen.

Ursachen für Mangelerkrankungen

Auch heutzutage sind viele Erkrankungen durch Mangelerscheinungen ausgelöst, geprägt oder gefördert. So ist der Folsäuremangel in Europa und Nordamerika der häufigste Vitaminmangel überhaupt. Das erscheint bei dem Überangebot an Nahrungsmitteln erst einmal nicht plausibel. Wie kommt es, dass der moderne Mensch der Überflussgesellschaft am reich gedeckten Tisch „verhungert"?

- Nahrungsmittel beinhalten nur noch 20-30 Prozent der Vitamine und Mineralien wie noch vor einigen Jahrzehnten. Unsere Böden verarmen immer mehr. Die Züchtungen der Lebensmittel gehen eher in Richtung Masse statt Klasse. So sind oft Produkte auf dem Markt, die nur noch einen Bruchteil ihrer ursprünglichen Nährstoffe enthalten.

- Verfrühte Ernte und lange Lagerzeiten von Gemüse und Obst tragen zu einem verminderten Nährstoffgehalt bei. Obst wird fast ausschließlich im unreifen Zustand geerntet, damit ist der Reifungsprozess unterbunden, der auch durch „Nachreifung" - weg vom Baum oder Strauch - nicht mehr nachgeholt werden kann. Für das meiste Obst ersetzt der Begriff „Nachreifung" nur den weniger schmeichelhaften Begriff „Fäulnis", das aber mehr den Tatsachen entspricht.
- Viele essentielle Nährstoffe werden durch Zubereitung in der Küche verändert oder abgetötet. Erhitzt man Vitamine und Enzyme, so gehen sie verloren. Kochen, Backen, Braten, Frittieren oder die Zubereitung in der Mikrowelle zerstören die Vitalkraft eines vormals lebendigen Nahrungsmittels. Nach so einer Behandlung ist der Vitamingehalt auf ein Minimum geschrumpft.
- Dem steht die moderne Nahrungsmittelverarbeitung in nichts nach. Fertigprodukten, haltbar gemachten Speisen und Getränken – auch Säften aus dem Reformhaus oder Naturkostladen – sind die Lebensfunken in Form von Enzymen entzogen. Sie würden sonst zu schnell gären. Fast-Food, Fertigsuppen und ähnliches „Designer-Food" stehen in einer Reihe der nährstoffarmen bzw. toten Nahrungsmittel.
- Vor dem 2. Weltkrieg waren die meisten Nahrungsmittel „Vollwert", was soviel bedeutet wie „ganzheitlich" oder „als Ganzes" verspeist. Lebensmittel wurden erst in der Küche verarbeitet und nicht von der Lebensmittelindustrie. Zum Beispiel wurde das volle Korn auch als Vollkorn gekocht oder gebacken. Da aber der Weizenkeim anfällig und so die Haltbarkeit des Mehls und der Backwaren eingeschränkt ist, begann man diesen lebenswichtigen Teil des Korns zu entfernen. Damit verschwand auch ein Großteil der B-Vitamine und des Vitamin E. Beide sind für die Herz-Kreislauf-Funktion unerlässlich. Der Beginn des Ernährungs-Suizides auf nationaler Ebene nahm seinen Lauf. Mit dem Verschwinden dieser Vitamine begann der rasante Aufstieg von Arteriosklerose, Herzversagen und Schlaganfall als Killerkrankheit Nummer 1, da sowohl der antioxidative Schutz des Vitamin E fehlte, wie auch Homocystein nur ungenügend abgebaut bzw. umgebaut wurde.
- Aber auch in der Naturkostecke stehen Produkte, die zwar nicht noch zusätzlich mit Pestiziden und chemischen Aroma- und Farbstoffen

vergiftet werden, aber trotzdem nicht sehr lebendig sind und zu einem Mangel an Vitalstoffen beitragen. So werden die Öle bei gequetschten Körnern (Getreideflocken) ranzig, der Gehalt an Vitaminen und Enzymen in Fertigprodukten geht gegen Null.
- Manche essentiellen Nährstoffe sind aus unserem Speiseplan verschwunden. Beispielsweise die langkettigen Omega-3-Fettsäuren, die in den wilden Vorgängern unserer Haustiere noch zu 30% vorhanden waren, heute in Rind, Schwein, Schaf so gut wie nicht mehr zu finden. Auch das tierische Gehirn ist - spätestens nach dem BSE-Skandal - als gute Quelle für langkettige Omega-3-Fettsäuren von den Speisekarten verschwunden. Man könnte diese Fette durch den Verzehr von Hochseefisch wie Thunfisch, Makrelen, Lachs, Sardinen oder Hering ausgleichen. Bedauerlicherweise kann der Verzehr von Hochseefisch zur Deckung der Omega-3-Fettsäuren nur bedingt empfohlen werden, da der Fisch zu sehr mit Schwermetallen belastet ist. Selbst die WHO (Weltgesundheitsorganisation) rät wegen dieser Belastung nur noch zu <u>einer</u> Hochseefisch-Mahlzeit <u>pro Monat</u>.
- Mangelerscheinungen treten auch bei Menschen auf, die aufgrund bestimmter Diäten oder selbst gewählter Ernährungsrichtlinien bestimmte Nahrungsmittel nicht essen. So werden manchmal aus ethischen oder moralischen Gründen oder auch „weil es gesund ist" vegetarische oder veganische (ohne tierische Produkte, also auch ohne Eier und Milch) Lebensweisen gewählt. Dabei kommt es oft zu einem Defizit an langkettigen Omega-3-Fettsäuren, da diese <u>nicht</u> über die Zufuhr von kurzkettigen Omega-3-Fettsäuren aus Pflanzen (beispielsweise Leinöl oder Perilla-Öl) ersetzt werden können. Die Werbung bestimmter Firmen, die diese pflanzlichen Öle vertreiben, möchte uns das allerdings gerne glauben machen. Ins Gewicht fällt bei dieser Ernährung auch der häufig auftretende Mangel an Vitamin B 12, das in Fleisch, Fisch, Innereien, Eiern und fermentierten Milchprodukten wie Joghurt oder Kefir vorkommt. Hierbei ist zu erwähnen, dass das Vitamin B 12 aus Meeresalgen unterschiedlich zum B 12 aus tierischen Quellen ist und daher einen Mangel <u>nicht</u> ausgleichen kann. Bei Veganern sind die Bakterien im distalen Dünndarm die einzige – aber ungenügende – Vitamin B-12-Quelle. Veganer weisen als Folge dieses Mangels erhöhte Homocysteinwerte auf. Das wiederum

erhöht das Risiko für Arteriosklerose, Herz-Kreislauf-Erkrankungen und viele weitere Krankheiten. Einige Zahlen mögen dies verdeutlichen: In einer neueren Studie hatten Veganer einen um mehr als 50% höheren Wert (15,8), Vegetarier einen um 30% höheren Wert (13,2) als die Gruppe, die auch tierisches Eiweiß verzehrte. Die Serumwerte von Vitamin B 12 lagen durchschnittlich bei der Vergleichsgruppe bei 344.7 pmol/l, bei den Vegetariern bei 214.8 pmol/l und bei den Veganern bei 140.1 pmol/l. Die Ärzte schätzten 78% der Veganer und 26% der Vegetarier als Vitamin B 12-mangelernährt ein.

- Ein weiteres Hindernis für die ausreichende Aufnahme von Nährstoffen sind im Körper der Menschen zu finden: Verklebte Darmzotten, mangelnde Durchblutung oder zu dicke Zellmembranen verhindern die Absorption. Beim Vitamin B 12 braucht es erst eine Verbindung mit dem intrinsischem Faktor (IF), der in der Magenschleimhaut hergestellt wird, um in adäquater Menge aufgenommen zu werden.

Ursachen für einen erhöhten Homocysteinwert

Es gibt zwei Ursachen für erhöhte Homocysteinwerte.
1. Ein *genetischer Defekt,* mit dem wir möglicherweise geboren werden und auf den wir erst mal keinen Einfluss haben.
2. Unsere *Lebensweise,* die wir uns aneignen und die wir auch wieder ändern können.

Der *genetische Defekt:* Jeder von uns erbt Stärken und Schwächen. Auf biochemischer Ebene bedeutet das oft, dass bestimmte Enzyme besser arbeiten als andere, je nach genetischer Prägung. Man kann die ererbten Schwächen nicht ändern. Dennoch ist es möglich, die Fähigkeit von Enzymen und deren Arbeit durch Bereitstellung bestimmter Cofaktoren so zu stärken, dass sie – in den Grenzen ihrer Möglichkeiten – optimal funktionieren. Oft sind diese Cofaktoren Vitamine und Mineralstoffe. Wenn Kinder mit Hyperhomocysteinurie ausreichende Mengen Vitamin B 6 zu sich nehmen, können sie mit dieser fatalen Krankheit viel besser leben. Vitamin B 6 ist der Cofaktor für das Enzym, welches Homocystein umbaut und damit den Hcy-Wert im Blut senkt.

Während die genetisch bedingte Hyperhomocysteinämie bei Kindern selten ist, kommt eine andere genetische Schwäche relativ häufig vor. Hierbei funktioniert ein Enzym mit dem komplizierten Namen Methylen-Tetra-Hydrofolat-Reduktase oder MTHFR nicht optimal und erzeugt auf Grund dieser mangelnden Leistung einen hohen Hcy-Wert. Die Cofaktoren für dieses Enzym sind die Vitamine der B-Gruppe: B 12, B 6 und Folsäure. Ungefähr 10-15% der Menschen leben mit dieser Enzymschwäche. Wer sie hat, braucht höhere Mengen dieser drei B-Vitamine als andere Menschen.

Es ist am einfachsten, den Hcy-Wert mit einem Bluttest zu bestimmen und dann bei einem erhöhten Wert die spezielle Kombination bestimmter B-Vitamin-Mengen, wie im Homocysteinsenker „Synervit" (siehe Produktinformationen), zu sich zu nehmen. Aber auch wer Verwandte ersten und zweiten Grades hat, die an einer der folgenden Krankheiten leiden oder litten, sollte die Möglichkeit eines MTHFR Defizits erwägen:

- Herzerkrankung, besonders vor dem 50sten Lebensjahr
- Schlaganfall
- Alzheimer
- Thrombose oder Blutverklumpung
- Krebs
- schwere Depressionen (speziell bei Frauen)
- hohe Hcy-Werte

Außer genetischen Schwächen bei der Umwandlung von Homocystein gibt es einige andere Faktoren, die den Homocysteinspiegel erhöhen. Sie haben mit Ihrer Lebensweise zu tun. Dazu gehört auch: Ihr Geschlecht, Ihr Alter und welche Krankheiten sich bei Ihnen entwickelt haben.

Der bedeutendste Faktor ist – wie so oft – unsere Ernährung. Der Mangel an den drei B-Vitaminen ist eine augenscheinliche Ursache. In einem späteren Kapitel gehe ich auf diesen Mangel und seine Behebung näher ein. Ein weiterer Faktor, der oft übersehen wird, aber nicht minder wichtig ist, steht mit unseren Ernährungsgewohnheiten von hochglykämischen Nahrungsmitteln im Zusammenhang. Vor allem der Überhang an Zucker, Brot, Nudeln und anderen Getreideprodukten, Kartoffeln in allen Variationen, sowie Alkohol führt zu einem erhöhten Blutzuckerspiegel mit übersteigerter Insulinreaktion.

Dr. Siegfried Gallistl, Graz, entdeckte den Zusammenhang von erhöhten Insulinwerten und erhöhtem Homocysteingehalt bei einer Studie mit 84 Kindern und Erwachsenen. Erhöhte Insulinwerte im Blut (Hyperinsulinämie) gelten bei vielen Wissenschaftlern und Ernährungsberatern als eine bedeutende Ursache vieler Krankheiten. Mit dem Verständnis der katastrophalen Auswirkungen hoher Homocysteinwerte auf die Gesundheit werden auch die Folgen eines erhöhten Insulinspiegels verständlich.

APPENDIX C:

Die richtige und effektive Leberreinigung

Die Reinigung der Leber von Gallensteinen ist sehr hilfreich und sollte periodisch immer wieder durchgeführt werden. Die Leberreinigung ist eine hervorragende Ergänzung zur Entgiftung mit Biologo-Detox, da sie das Entgiftungsorgan Leber von Altlasten befreit. Das Vorgehen ist sehr einfach, schmerzlos und kostengünstig.

Materialbedarf pro Person:

- 2-3 Grapefruits (190 ml Saft)
- 125 ml Olivenöl (kalt gepresst)
- 40 g (4 EL) Bittersalz (Magnesiumsulfat)
- Biologo-Detox nach Ray/Dann

Vorteilhaft ist, wenn der Körper nach einer Behandlungsserie durch den PowerQuickZap oder die Powertube erregerfrei ist. Außerdem sollte die Leberreinigung in der Zeit des abnehmenden Mondes stattfinden.

Man geht folgendermaßen vor.

- 4 Esslöffel Bittersalz in 8 dl Wasser auflösen und kühl (nicht kalt) stellen.
- Ab 14.00 Uhr nichts mehr essen und trinken.
- Um 18.00 + 20.00 Uhr: je 2 dl Bittersalzlösung trinken (Flasche zuvor schütteln).
- 21.00 Uhr: Grapefruits auspressen und dem Fruchtsaft (ca. 190 ml ohne Fruchtfleisch) 125 ml Olivenöl beifügen, gut schütteln und kühl stellen.
- 21.45 Uhr: Bereiten Sie alles vor, um zu Bett zu gehen, Toilette erledigen und den Wecker auf 6.00 oder 7.00 Uhr stellen.
- 22.00 Uhr: Mischung Grapefruitsaft-Olivenöl nochmals gut schütteln und rasch trinken. Nehmen Sie dazu 4 volle Pipetten Biologo-Detox (ca. 120 Tropfen). Wichtig: Sofort danach ins Bett und mind. 20 Minuten regungslos auf dem Rücken liegen bleiben und einschlafen. Mit diesem Getränk können Sie zusammen ein natürliches Schlafmittel wie Ornithin einnehmen (nicht unbedingt erforderlich).

- Beim Aufwachen 2 dl Bittersalzlösung trinken. Ab jetzt wird der Toilettengang häufig nötig sein. Der Darm wird bei belasteten Neulingen Unmengen an grünen und braunen Gallensteinen ausscheiden, Es kann sich um grünes Gries handeln oder um große Steine. Die Gallensteine sind nicht hart.
- Wichtig: 2 Stunden nach dem Aufstehen die letzten 2 dl Bittersalzlösung trinken. Die Ausscheidung der Steine kann sich über etwa 3 Stunden erstrecken, häufiger Toilettengang am Vorabend ist kein Grund zur Besorgnis.
- 10.00 Uhr: Erstes leichtes Frühstück einnehmen.

Das Leberreinigungsprogramm sollte alle Monate so lange wiederholt werden, bis keine Steine mehr ausgeschieden werden, dann ca. 1x pro Jahr als Prävention.

APPENDIX D:

Anleitung zu mehr Gesundheit und Vitalität

In diesem Buch haben Sie eine Vielzahl von Informationen bekommen, die alle außerordentlich wertvoll für Ihre Gesundheit sind. Man kann sie in drei verschiedene Kategorien aufgliedern:
1. Maßnahmen zur Entgiftung von Toxinen
2. Maßnahmen zur Prävention durch gesunde Lebensführung
3. Maßnahmen zur Prävention durch Behebung von Mangelzuständen

Jede dieser Maßnahmen kann Ihre Gesundheit außerordentlich verbessern. Dennoch mögen Sie vielleicht erst einmal überwältigt sein und sich fragen, wo Sie am besten anfangen sollen. Was sind die wichtigsten Schritte und was kann ich sofort tun? Hier ist eine Zusammenfassung und ein möglicher Plan, den Sie nach Ihrem Gutdünken, Ihrer eigenen körperlichen Verfassung und Ihren individuellen Bedürfnissen anpassen.

Die ersten zwei Schritte:

- Beginnen Sie mit Biologo-Detox die Schwermetalle, Petro-Chemikalien, Lösungsmittel, Insektizide, Pestizide und andere chemischen Toxine auszuleiten!
- Lassen Sie sich von einem dafür ausgebildeten Zahnarzt auf Infektionen an Zähnen, toten Zähnen mit Wurzelfüllungen, auf Zahnherde und Herde im Kieferknochen testen!

Die weiteren Schritte sind hier in verschiedene Bereiche aufgeteilt. Am besten suchen Sie sich aus jedem Bereich ein paar Punkte heraus, die Sie sofort umsetzen können. Setzen Sie andere Punkte, die etwas längere Planung brauchen, auf eine andere Liste.

1. Das Programm für einen „schmalen" Geldbeutel, aber nicht nur dafür!

Ernährung
- Lassen Sie alle Weißmehlprodukte weg! Schränken Sie auch den Verzehr von Körnern und Getreideprodukten (vor allem Weizenprodukte) ein oder lassen Sie diese konzentrierten Kohlenhydrate ganz weg! (Insulinkontrolle)
- Reduzieren Sie Ihren Kartoffelverzehr und den Verzehr von Lebensmitteln, die aus Kartoffeln (Chips, Kroketten etc.) gemacht sind! (Insulinkontrolle)
- Vermeiden Sie Zucker und zuckerhaltige Nahrungsmittel! (Insulinkontrolle und Toxinkontrolle)
- Vermeiden Sie künstliche Süßstoffe oder Nahrungsmittel, die Süßstoffe enthalten! (Toxinkontrolle)
- Trinken Sie jeden Tag 2-3 Liter frisches, sauberes, kohlensäurefreies Wasser! Trinken Sie nie mehr als 100 ml auf einmal!
- Trinken Sie zwischen den Mahlzeiten oder 20 Minuten vor den Mahlzeiten, aber nicht dazu oder in den 2 Stunden nach dem Essen!
- Verwenden Sie Cayenne und Curcuma beim Kochen! Nehmen Sie täglich mehrmals Cayenne, um den Kreislauf anzuregen!
- Essen Sie zu jeder vollen Mahlzeit eine Eiweißmenge, die in Gramm Ihrem Körpergewicht in Kilogramm entspricht! Z.B. ca. 60 g Fleisch oder Geflügel für 60 kg Körpergewicht. (ca.80 g für 80 kg)
- Lassen Sie Ihre Kohlenhydrate hauptsächlich aus Gemüse bestehen! Kartoffeln zählen nicht als Gemüse.
- Werfen Sie Ihr Haushaltssalz weg! Besorgen Sie sich ein vollwertiges Salz ohne Jodzusatz wie zum Beispiel ein Himalaya-Salz.
- Vermeiden Sie Fertiggerichte! Sie umgehen damit chemische Zusatzstoffe wie Geschmacksverstärker, Konservierungsstoffe, Farbstoffe, Zucker und Süßstoffe.

Küche und Haushalt:
- Vermeiden Sie Vergiftung durch Aluminium in Kochgeschirr und vermeiden Sie Backpulver, normales Kochsalz, Antacida, Antitranspirants, Deoroller und Alufolien! Sie enthalten alle Aluminium.
- Verwenden Sie keine Plastikfolien oder Plastikbehälter zum Aufbewahren von Nahrungsmitteln! Verwenden Sie Papier, Keramik, Glas oder Edelstahl!

- Entsorgen Sie Ihre Mikrowelle!
- Drehen Sie nachts die Sicherung für Ihr Schlafzimmer raus (oder kippen Sie den Sicherungsschalter)!
- Wenn Sie ein schnurlosen Telefon (DECT- oder GAP-Standard) haben, tauschen Sie es gegen ein Telefon mit Schnur aus!
- Führen Sie am Handy nur notwendige Gespräche und so kurz wie möglich! Beachten Sie beim Kauf Ihres nächsten Handys den möglichst geringsten SAR-Wert und erwerben Sie dieses Handy. Strahlungswerte auf dem neuesten Stand können jederzeit im Internet recherchiert werden (siehe Internet-Adressen)
Lebensführung
- Bewegen Sie sich! Machen Sie ein Kreislauftraining oder Intervalltraining (mindestens 30 Minuten täglich) sowie Übungen zum Muskelaufbau!
- Gehen Sie an die frische Luft und vertiefen Sie Ihre Atmung!
- Bringen Sie Ihren Kreislauf mit Heiß-Kalt-Duschen (7 x wechseln), Bürstenmassage, Einreibungen oder Massagen in Bewegung!
- Lachen Sie! Lachen ist die beste Medizin. (Siehe Lach-CD)
- Lieben Sie! Liebe ist Heilung.
- Schlafen Sie ausreichend!
- Setzen Sie sich wieder gezielt dem großen Heiler, unserem Sonnenlicht aus!
- Machen Sie regelmäßig eine Leber/Galle-Reinigung!

2. Ernährung:

- Halten Sie sich an die Empfehlungen unter den Punkten für den „schmalen" Geldbeutel!
- Verwenden Sie kaltgepresstes Olivenöl für Salate oder über fertig zubereitete Speisen und Kokosöl (ersatzweise Rapsöl) zum Kochen und Braten!
- Essen Sie Nahrungsmittel aus zertifiziertem biologischem Anbau oder artgerechter Haltung!
- Vermeiden Sie Sojaprodukte, außer traditionell gefertigten Produkten wie Sojasoße (Tamari, Shoyu usw.), Miso, Tempeh oder Natto!
- Vermeiden Sie Hochseefisch, außer auf Schwermetalle und andere Toxine überprüfte Sorten!

- Vermeiden Sie pasteurisierte und/oder homogenisierte Milch! Verwenden Sie Ziegen- oder Schafsmilchprodukte. Wenn Sie auf Kuhmilch nicht verzichten wollen, verwenden Sie Milch und Milchprodukte aus Rohmilch (Vorzugsmilch)!

3. Küche und Haushalt:

- Halten Sie sich an die Empfehlungen unter den Punkten für den „schmalen" Geldbeutel!
- Lassen Sie sich in Ihre Küche einen Wasserfilter einbauen, der Sie mit gereinigtem, fließenden und neu informierten Wasser versorgt!
- Entsorgen Sie Ihre Kochgeschirre aus Aluminium, Teflon oder anderen Beschichtungen aus synthetischem Material! Verwenden Sie Kochgeschirr aus Edelstahl, Glas, Ton oder Keramik!
- Lassen Sie Ihre Wohnung oder Ihr Haus von einem ausgebildeten Elektrobiologen auf Elektrosmog untersuchen und ergreifen Sie entsprechende Maßnahmen zur Reduzierung von Elektrosmog!

4. Lebensführung:

- Halten Sie sich an die Empfehlungen unter den Punkten für den „schmalen" Geldbeutel!
- Lassen Sie Ihr Gebiss (Zähne und Kieferknochen) von einem dafür ausgebildeten Zahnarzt auf Schwermetalle und Herde untersuchen und diese gegebenenfalls beseitigen, ausleiten bzw. entstören!
- Investieren Sie in einen PowerQuickZap oder Powertube und verwenden Sie das Gerät regelmäßig!

5. Nahrungsergänzungen:

- Die folgenden Nahrungsergänzungen sind immer völlig unbedenklich als Kuranwendung oder zur Dauereinnahme empfehlenswert. Sie haben keine negativen, aber viele positive Wechselwirkungen miteinander.

- Wenn Sie bereits eine bestimmte Erkrankung haben oder bestimmten Erkrankungen vorbeugen wollen, lesen Sie bitte das zugehörige Kapitel und halten Sie sich an die dort angegebenen Empfehlungen!
- Lassen Sie einen Bluttest machen und bestimmen den Quotienten aus Triglyceriden und HDL-Wert (in vielen Apotheken in wenigen Minuten erhältlich). Ist der Quotient kleiner als 2, nimmt man 2,5 g langkettige Omega-3-Fettsäuren ein. Ist der Quotient zwischen 2 und 3 nimmt man 5 g Omega-3-Fettsäuren. Liegt der Quotient höher als 3, nimmt man 7,5 g Omega-3-Fettsäuren. Die Einnahmedauer in dieser Dosierung beträgt mindestens 30 Tage. Durch einen nochmaligen Bluttest kann man am Ende eines Monats sehr gut die Fortschritte erkennen. Die Dosierung des Fischöls wird erst bei einem Quotienten zwischen 1 und 1,5 reduziert und sollte sich mit der Zeit auf eine Erhaltungsdosis von zirka 2,5 g Fischöl (diese Menge entspricht 4 Kapseln „Vektor RxOmega") einpendeln.
- Nehmen Sie für Ihren Kreislauf 5-10 x täglich 1-3 Tropfen Cayenne Tinktur!
- Stärken Sie Ihre Darmflora, um Ihre Versorgung mit allen Nährstoffen sicherzustellen und eine gute Barriere gegen Giftstoffe aufzubauen! Nehmen Sie regelmäßig oder als Kur „Nature's Biotics"!
- Die folgenden Nahrungsergänzungen sind bei Mangel an diesen Substanzen zur Wiederauffüllung gedacht, können aber auch über lange Zeit eingenommen werden. Sie haben, auch miteinander eingenommen, keine negativen Nebenwirkungen, aber viele positive Auswirkungen.
- Nehmen Sie Vektor-NADH!
- Nehmen Sie einhochwertiges, gepuffertes Vitamin C!
- Nehmen Sie ein hochwertiges Vitamin K („Super K mit K2")!
- Nehmen Sie ein hochwertiges Vitamin D!
- Nehmen Sie Synervit!
- Nehmen Sie bei Arthritis und Arthrose Vektor-Lycopin!

Ein Ausblick

Vielleicht sind Sie am Ende dieses Buches betroffen oder aufgewühlt ob des Zustandes der Welt, Ihrer näheren Umgebung oder Ihres eigenen Gesundheitszustandes. Ich habe in diesem Buch versucht, den Irrwitz unseres Gesundheitssystems und ihrer Handlanger aus Politik und Wirtschaft aufzuzeigen. In anderen Kapiteln habe ich für diejenigen unter Ihnen, die sich durch Wissen motivieren eine Vielzahl an – hoffentlich genügend – Fakten zusammengetragen, um dieses Bedürfnis zufriedenzustellen. Da in dem vorliegenden Buch die Themen Vergiftungen und Krankheiten einen so großen Raum einnehmen, mag es darüber hinwegtäuschen, dass mein tatsächlicher Fokus auf Heilung, Selbstheilung, Selbstverantwortung, Liebe und Freude liegt. Der Blick auf das Desaster in unserem Gesundheitssystem ist einzig und allein als Weckruf und als Motivation gedacht, Ihr Leben selbst in beide Hände zu nehmen und in Richtung Gesundheit und Gesundung zu lenken.

Wenn Sie sich also nach der Lektüre dieses Buches in einem pessimistischen Weltbild wiederfinden, mit Nabelschau und in der ständigen Beschäftigung mit Ihren physischen und psychischen Problemen, dann hat Sie meine wichtigste Botschaft bedauerlicherweise noch nicht erreicht. Ich sitze nicht mit im Boot mit Seelenkatarrh, Schwarzseherei und Hoffnungslosigkeit. Ganz das Gegenteil.

Das was Sie gerade in Ihrem Körper, Ihrer Seele und in Ihrem Umfeld erleben ist zuallererst das Produkt Ihrer bisherigen Lebenseinstellung. Die Frequenzen, die Sie durch Gedanken und Gefühle ausstrahlen werden Ihnen zurückgespiegelt. Wer Sie gerade sind, ist das Ergebnis Ihrer früheren Gedanken und Gefühle. Wer jedoch vergiftet ist, hat es schwerer als andere seine Gedanken und Gefühle zu ordnen. Dennoch, wer soll es tun, wenn nicht Sie selbst? Wählen Sie also mit Bedacht, ob sie sich gedanklich und gefühlsmäßig mit Vergiftung und Krankheit oder mit Entgiftung und Gesundheit beschäftigen wollen. Glückliche Gedanken und Gefühle führen zu einer glücklichen Biochemie. Eine glückliche Biochemie erzeugt ganz automatisch Vitalität, Kraft und Gesundung. Auch wenn Ihre Gewohnheiten Sie hartnäckig in die andere Richtung ziehen wollen. Richten Sie Ihren Blick auf das, wofür Sie dankbar sein können. Sie können lesen, ein Buch halten, atmen, denken, lachen...

Wir kommen alle mit einem unglaublichen Selbstheilungsprogramm auf die Welt. Dieses Programm ist bei jedem von uns fest installiert. Sie schneiden sich in den Finger und die Wunde heilt zusammen. Sie verletzen einen Nerv und anderen Nerven übernehmen die Funktion. Sie infizieren sich und Ihr Immunsystem entwickelt völlig selbstständig ein ausgeklügeltes Vorgehen, um mit der Infektion fertig zu werden. Entbürden Sie Ihren Körper von physiologischem Stress und er wird tun, wozu er erschaffen wurde: er heilt sich selbst.

Sie können dieses Buch betrachten als Antwort auf dringende Fragen, die Sie schon länger beschäftigen. In meinem Weltbild passiert nichts zufällig. Nehmen Sie also die Chance, die sich Ihnen bietet. Sie haben danach gefragt. Jetzt halten Sie die Antwort in den Händen. Mein Buch hat Sie hoffentlich aufgerüttelt und motiviert. Jetzt ist es an der Zeit zu handeln. Informieren Sie Ihre Mitmenschen über die Inhalte und über die Möglichkeiten zur Gesunderhaltung. Warnen möchte ich Sie vor dem Versumpfen in der Schlechtigkeit der Welt. Weder Sie noch Ihre Bekannten und Verwandten brauchen diese zusätzlichen, negativen Frequenzen in ihren Leben. Jedoch: Ihre Einsichten, Ihr Wissen und Ihre Motivation als Geschenk mit anderen zu teilen kann dazu beitragen, Ihre eigene Motivation aufrechtzuerhalten. Geben Sie sich selbst die Freude, anderen Menschen Ihre Erfahrungen, Ihre Gesundung und Ihre Dankbarkeit kundzutun. Ihre Liebe, Ihr Lachen und Ihre positive Lebenseinstellung ist das Beste, was sie Ihren Mitmenschen und damit letztlich sich selbst schenken können. Humor, Dankbarkeit und echtes Mitgefühl ist die beste Medizin. Ich danke Ihnen für Ihre Aufmerksamkeit.

Alles Gute
wünscht Ihnen

Uwe Karstädt

Quellenverzeichnis/Literaturverzeichnis

Alberts B, Bray D, Lewis J, Rff H, Roberts K, Watson JD. «Energy Conversion:

Angerstein, Joachim H., „Die Quark-Öl-Kur", Heyne Verlag, 1999

Batmanghelidy, F., „Wasser- die gesunde Lösung", VAK Verlag, Kirchzarten

Birkmayer, Georg, Prof, M.D., Ph.D., "NADH-Coenzym für das Gehirn", TITAN Verlag 1998

Birkmayer W, Horsey Kiewic O. «Der L-Dioxyphenolalalin (L-Dopa) Effekt bei der Parkinson-Akinese». Wien: Klein. Wochenschr. 1961; 73: 787-788.

Birkmayer JGD. «The New Therapeutic approach for improving dementia of the Alzheimer type.» Ann. Clin. Lab. Sci. 1996; 26: 1-9.

Biser, Sam, „Curing with Cayenne", The University of Natural Healing, Inc., 1997

Coon MJ. «Oxygen activation in the metabolism of lipids, drugs and carcinogens.» Nutr. Rev. 1978; 36:319-328.

Carson, Rolf „Zukunftschance Gesundheit" G.A. Ulmer Verlag, 2007

Cranton EM and Frankleton JP. «Free radical pathology in age-associated diseases: Treatment with EDTA chelation, nutrition and antioxidants.» J. Hol Med. 1984; 6: 6-36.

Duke WW. Soybean as a possible important source of allergy. TAllergy, 1934, 5,300-303.

Eastham EJ. Soy protein allergy. In Food Intolerance in Infancy: Allergology, Immunology and Gastroenterology. Robert n. Hamburger, ed. (NY, Raven Press, 1989),227.

Enig, Mary G.Ph.D. „Know Your Fats: Complete Primer for Understanding the Nutrition of Fats, Oils and Cholesterol"

ErdmanJW Jr, Fordyce EJ. Soy products and the human diet. AmT. Clin Nutr, 1989,49,5,725-737.

Fukuda K, Strauss SE, Hickie I et al. «The chronic fatique syndrome: a comprehensive approach to its definition and study.»

Goris, Eva, "Unser kläglich Brot", Droemer Verlag, 2007 Internal Medicine 1994: 212:953-959.

Grillparzer, Marion, „Glyx-Diät", GU, 2003

Guandalini S, Nocerino A. Soy protein intolerance. www.emedicine.com/ped/topic2128.htm.

Gutteridge JMC, Halliwell B. Antioxidans in Nutrition,
Halliwell B Gutteridge JMC. «Role of free radical catalytic metal ions in human disease: An overview»Methods Enzymol. 1990; 186: 1-85
Hartenbach, Walter, Prof. Dr. med., „Die Cholesterin-Lüge", Herbig, 2002
Health and Disease. Oxford: Oxford University Press, 1994.
Holford, Patrick & Dr. Braly, James, „The H-Faktor", Piatkus, 2003
Kaayla T.Daniel, PHD,CCN, „The whole soy story", the dark side of Amerika´s favourite health food, NT, New Trends Publishing, 2005
Kaufmann Doug A., with David Holland, M.D., „Infectious Diabetes: A cutting-Edge Approach to One of Amerika`s Fastest Growing Epidemics in Its Tracks"
Karstädt, Uwe, „Die 7 Revolutionen der Medizin", Titan Verlag, 2004
Karstädt, Uwe, "Das Dreieck des Lebens", Titan-Verlag, 2005
Köhler, Bodo, „Biophysikalische Informations-Therapie, Videel, 2003
Katie L. Stone et al., Low Serum Vitamin B-12 Levels Are Associated with Increased Hip Bone Loss in Older Women:A Prospective Study. In: The Journal of Clinical Endocrinology & Metabolism Vol. 89, No. 3, 1217-1221
Kaussner, Erwin, „Kristallines Salz- Elixier der Jugend", Eviva Verlag, 2001
Klentze, Michael, Dr., „Anti Aging, Die Macht der eigenen Hormone, Südwest, München, 2003
Kneipp, Sebastian: „So sollt ihr leben", Ehrenwirth Verlag, München 1983
Kraske, Eva-Maria: „Wie neugeboren durch Säure-Basen-Balance", GU, München
Lehninger, AL. Vitamins and Co-Enzymes, Biochemistry,2nd Ed.: 337-42: The John Hopkins University School of Medicine, New York: Worth Publishers Inc., 1975. Mitochondria and Chloroplasts.» Molekular Biology of the Cell , 3nd Edition: Garland Publishing Inc. 1994; 653-720.
Maes, Jürgen, Stress durch Strom und Strahlung Verlag Institut für Baubiologie und Oekologie Neubeuern, ISBN 3-923531-25-7,
Montignac, Michel, „Die Montignac-Methode", Artulen Verlag, 1999
Mutter, Dr. med. Joachim, "Amalgam-Risiko für die Menschheit", Fit fürs Leben Verlag, 2002
Petek-Dimmer, Anita "Kritische Analyse der Impfproblematik", Band 1&2, Verlag Aegis, Schweiz, 2005
Przuntek H. «Parenteral application of NADH in Parkinson´s disease: clinical improvement partially due to stimulation of endogenous levodopa biosynthesis».

J. Neural. Transm. 1996; 103:1187-1193.
Ravnskov Uffe, Dr. „The Cholesterol Myths: Exposing the Fallacy that Saturated Fat and Cholesterol Cause Heart Disease"
Rolle, Dominik F., „Elektrosmog", AT-Verlag, 2003
Scheiner, Dr. med. Hans Christoph & Ana," Mobilfunk, die verkaufte Gesundheit", Michaels-Verlag, 2006
Scheller, Ekkehard, Candidalismus, Ulmer-Verlag, 2006
Schürmann, Petra/ Freund, Gerhard, Dr.med., „Wieder Freude am Leben", Titan Verlag, 2003
Sears, Barry, Ph.D., "The Anti Aging Zone", Thorsons 1999
Sears, Barry, Ph.D., "Omega RX Zone": the miracle of high-dose fish oil, ReganBooks 2002
Seelig, Hans Peter, Prof. Dr. med./Meiners, Marion, „Laborwerte-Klar und verständlich", GU, 2000
Servan Schreiber, David, „Die neue Medizin der Emotionen, Stress, Angst, Depression: Gesund ohne Medikamente, Kunstmann Verlag, München, 2004
Simopoulos,A.P.J., „The Omega Diet", Robinson, 1998
Stoll,.A.L.W.E., „The Omega 3 Connection, The Groundbreaking Omega 3-Antidepression Diet and brain programm", Simon&Schuster, New York, 2001
Strunz, Ulrich, Dr.med.„Die Diät", Heyne Verlag, 2002
Strunz, Ulrich, Dr./Jopp, Andreas, „Die Vitamin Revolution, GU, 2003
Strunz, Ulrich, Dr./Jopp, Andreas, Mineralien, Heyne, 2003
Strunz, Ulrich, Dr./Jopp, Andreas, „Fit mit Fett", Heyne, 2002
Treutwein, Norbert, „Übersäuerung, Krank ohne Grund", Südwest,1996
Ulmer, G.A., Sich jung erhalten und gesund alt werden", G.A. Ulmer Verlag
Ulmer, G.A., „Wirksame Selbsthilfe bei Übersäuerung, Viren, Bakterien und Parasiten", G.A. Ulmer Verlag
Weston Price, Dr. „Nutrition an Physical Degeneration"
Worm, Nicolai: Syndrom X oder Ein Mammut auf dem Teller!, Hallwag Verlag, Bern und München
Worlitschek, Michael, „Der Säure-Basenhaushalt – Gesund durch Entsäuerung", Karl F. Haug Verlag, Heidelberg 1994

Quellen für Studien über Homocystein in englischer Sprache:

1. Bostom AG, Lathrop L. Hyperhomocysteinemia in end-stage renal disease: prevalence, etiology, and potential relationship to arteriosclerotic outcomes. Kidney Int 1997; 52: 10-20.

2. Herrmann W, Obeid R, Schorr H, Geisel J. Functional vitamin B12 deficiency and determination of holotranscobalamin in populations at risk. Clin Chem Lab Med 2003; 41: 1478-88.

3. Herrmann W, Schorr H, Geisel J, Riegel W. Homocysteine, cystathionine, methylmalonic acid and B-vitamins in patients with renal disease. Clin Chem Lab Med 2001; 39: 739-46.

4. Robinson K, Gupta A, Dennis V, Arheart K, Chaudhary D, Green R, et al. Hyperhomocysteinemia confers an independent increased risk of atherosclerosis in end-stage renal disease and is closely linked to plasma folate and pyridoxine concentrations. Circulation 1996; 94: 2743-8.

5. Chauveau P, Chadefaux B, Coude M, Aupetit J, Hannedouche T, Kamoun P, et al. Hyperhomocysteinemia, a risk factor for atherosclerosis in chronic uremic patients. Kidney Int 1993; 43 (Suppl 41): S72-7.

6. Moustapha A, Naso A, Nahlawi M, Gupta A, Arheart KL, Jacobsen DW, et al. Prospective study of hyperhomocysteinemia as an adverse cardiovascular risk factor in end-stage renal disease. Circulation 1998; 97: 138-41.

7. Samak MJ, Levey AS, Schoolwerth AC, Coresh J. Culleton B. Hamm LL, et al. Kidney disease as a risk factor for development of cardiovascular disease: a statement from the American Heart Association Councils on Kidney in Cardiovascular Disease, High Blood Pressure Research, Clinical Cardiology, and Epidemiology and Prevention. Circulation 2003; 108: 2154-69.

8. Bostom AG, Shemin D, Verhoef P, Nadeau MR, Jacques PF, Selhub J, et al. Elevated fasting total plasma homocysteine levels and cardiovascular disease outcomes in maintenance dialysis patients. A prospective study. Arterioscler Thromb Vasc Bio 1997; 17: 2554-8.

9. Mallamaci F, Zoccali C, Tripepi G, Fermo I, Benedetto FA, Cataliott A, et al. Hyperhomocysteinemia predicts cardiovascular outcomes in hemodialysis patients. Kidney Int 2002; 61: 609-14.

10. *Righetti M, Ferrario GM, Milani S, Serbelloni P, La Rosa L, Uccellini M*, et al. Effects of folic acid treatment on homocysteine levels and vascular disease in hemodialysis patients. Med ScMonit 2003; 9: Pl19-24.

11. *Sunder-Plassmann G, Fodinger M, Buchmayer H, Papagiannopoulos M, Wojcik J, Kletzmayr J*, et al. Effect of high dose folic acid therapy on hyperhomocysteinemia in hemodialysis patients: results of the Vienna multicenter study. J Am Soc Nephrol 200011: 1106-16.

12. *Baragetti I, Furiani S, Dorighet V, Corghi E, Bamonti Catena F*, et al. Effect of vitamin B12 on homocysteine plasma concentration in hemodialysis patients. Clin Nephrol 2004; 61: 161-2.

13. *Koyama K, Usami T, Takeuchi O, MorozumiK, Kimura G*. Efficacy of methylcobalamin on lowering total homocysteine plasma concentrations in haemodialysis patients receiving high-dose folic acid supplementation. Nephrol Dial Transplant 2002; 17: 916-2~

14. *Polkinghorne KR, Zoungas S, Branley P, Villanueva E, McNeii J. Atkins RC*, et al. Randomized, placebo-controlled trial of intramuscular vitamin B12 for the treatment of hyperhomocysteinaemia in dialysis patients. Intern Med J 2003; 33: 489-94.

15. *Arnadottir M, Hultberg B*. The effect of vitamin B12on total plasma homocysteine concentration in folate-replete hemodialysis patients. Clin Nephrol 2003; 59: 186-9.

16. *Hyndman ME, Manns BJ, Snyder FF, Bridge PJ, Scott-Douglas NV Fung E, Parsons HG*. Vitamin B12 decreases, but does not normalize, homocysteine and methylmalonic acid in end-stage renal disease: a link with glycine metabolism and possible explanation of hyperhomocysteinemia in end-stage renal disease. Metabolism 2003; 52: 168-72.

17. *Dlerkes J, Domrose U, Ambrosch A, Schneede J, Guttormsen AB, Neumann KH*, et al. Supplementation with vitamin Bi2 decreases homocysteine and methylmalonic acid but also serum folate in patients with end-stage renal disease. Metabolism 1999; 48: 631-5.

18. Effective correction of hyperhomocysteinemia in *Touam M, Zingraff J, Jungers P, Chadefaux-Vekemans B, Drueke T, Massy ZA*. hemodialysis patients by intravenous folinic acid and pyridoxine therapy. Kidney Int 1999; 56: 2292-6.

19. *Henning BF, Zidek W, Riezler R, Graefe U, Tepel M*. Homocyst(e)ine metabolism in hemodialysis patients treated with vitamins B6' B12 and folate. Res Exp Med (Berl) 2001: 200: 155-68.

20. **Allen RH, Stabler SP, Savage DG. Lindenbaum J**. Elevation of 2-methylcitric acid land II levels in serum, urine, and cerebrospinal fluid of patients with cobalamin deficiency. Metabolism 1993; 42: 978-88-
21. **Stabler SP, Lindenbaum J, Savage DG, Allen RH**. Elevation of serum cystathionine levels in patients with cobalamin and folate deficiency. Blood 1993; 81: 3404-13.
22. **Snavely J**. Hyperhomocysteinemia in end stage renal disease: is treatment necessary? Nephrol Nurs J 2002; 29: 155-60.
23. **Shemin D, Bostom AG, Selhub J**. Treatment of hyperhomocysteinemia in end-stage renal dIsease. Am J Kidney Dis 2001; 38 (4 Suppl 1): 91-4.
24. **Kalantar-Zadeh K, Fouque D, Kopple JD**. Outcome research, nutrition, and reverse epidemiology in maintenance dialysis patients. J Ren Nutr 2004; 14: 64-71.
25. **Rajan S, Wallace JI, Brodkin KI, Beresford SA, Allen RH, Stabler** Response of elevated methylmalonic acid to three dose levels of oral cobalamin in older adults. J Am Geriatr Soc 2002; 50: 1789-95.
26. **Moelby L, Rasmussen K, Ring T, Nielsen G**. Relationship between methylmalonic acid and cobalamin in uremia. Kidney Int 2000; 57: 265-73.
27. **Allen RH, Stabler SP, Lindenbaum J**. Relevance of vitamins, homocysteine and other m'etabolites in neuropsychiatric disorders. Eur J Pediatr 1998; 157 (Suppl 2): 122-6.
28. **Scott JM, Weir DG**. The methyl folate trap. A physiological response in man to prevent methyl group deficiency in kwashiorkor (methionine deficiency) and an explanation for folic-acid induced exacerbation of subacute combined degeneration in pernicious anaemia. Lancet 1981; 2: 337-40.
29. **Markle HV. Cobalamin**. Crit Rev Clin Lab Sci 1996; 33: 247-56.
30. **Herbert V**. Staging vitamin B-12 (cobalamin) status in vegetarians. Am J Clin Nutr 1994; 59 (Suppl 5): 1213-22.
31. **Obeid R, Kuhlmann M, Kirsch KM, Herrmann W**. Cellular uptake of vitamin B12 in patients with chronic renal failure. Nephron; inpress.
32. **Henning BF, Riezler R, Tepel M, Langer K, Raidt H, Graefe U, Zidek W**. Evidence of altered homocysteine rnetabolism in chronic renal failure. Nephron 1999; 83: 314-22.
33. **Ubbink.JB, van der Merwe A, Delport R, Allen RH, Stabler SP, Riezler R**, et al. The effect of a subnormal vitamin B-6 status on homocysteine metabolism. J Clin Invest 1996; 98: 177-84.
34. **Wrone EM, Hornberger JM, Zehnder JL, McCann LM, Copion NS,**

Fortmann SP. Randomized trial of folic acid for prevention of cardiovascular events in end-stage renal disease. J Am Soc Nephrol 2004; 15: 420-6.
35. *Fabbian F, Catalano C, Bordin V, Balbi T, Di Landro D*. Esophagogastroduodenoscopyin chronic hemodialysis patients: 2-year clinical experience in arenal unit. Clin Nephrol 2002; 58: 54-9.
36. *Kennedy RH, Owings R, Shekhawat N, Joseph J*. Acute negative inotropic effects ofhomocysteine are mediated via the endothelium. Am J Physiol Heart Circ Physio12004 August; 287 (2): H812-H817. Herrmann W. The importance ofhyperhomocysteinemia as a risk factor for diseases: an overview. Clin Chem Lab Med 2001 August; 39 (8): 666-74.
37. *Stanger 0, Herrmann W, Pietrzik K* et al. DACH-LIGA Homocystein (German, Austrian and Swiss Homocysteine Society): Consensus Paper on the Rational Clinical Use ofHomocysteine, Folic Acid and B-Vitamins in ardiovascular and Thrombotic Diseases: Guidelines and Recommendations. Clin Chem Lab Med 41[11], 1392-1403. 1-11-2003.
38. *Bässler KH.*: Megavitamin therapy with Pyridoxine. Int J Vitam Nutr Res 58: 105-118 1988
39. *McCormick D.B.*: Viatmin B6. In: Shils M.E., Young V.R.: Modem nutrition In health and disease. 7th ed., Lea&Febiger, Philadelphia: 379-380; 1988
40. *Schaumburg H*. et al.: Sensory neuropathy from-pyridixine abuse. A new megavitamin syndrom. New Engl. J. Med. 309: 445-448 1983 Monographie Vitamin B6. Bundesanzeiger 05.05.1988
41. *Bässler K-H*. et al.: Vitamin-Lexikon. Stuttgart: Gustav Fischer 1997 Monographie Vitamin B12, Cyanocobalamin, Hydroxocobalamin.
42. *N Sudha Seshadri, M.D.,AJexaBeiser, Ph.D., Jacob Selhub, Ph.D., Paul F. Jacques, Sc.D., Irwin H. Rosemberg, M.D.,Ralph B. Dclgostino,Ph.D., peter W.F. Wilson,M.D.und PhilipA. Wolf, M.D. BazzanoLA, He], Ogden LG, Loria C, Vupputuri5, Myers L,Whelton PK*.
Dietary intake of folate and risk of strake in U5 men and women EpidemiologieFollow-up Study Strake. 33 (5): 1183-1188, 2002 May
43. *Nurk E, Tell GS, Vollset SE, Nygard 0, Refsum H, Ueland PM*.
Plasma total homocysteine and hospitalizations for cardiovascular Hordaland Homocysteine Study Archives of Internal Medicine. 162 (12): 1374-1381, 2002 Jun 24. 5

44. Tanne D. Haim M. Goldbourt U. Boyko V. Doolman R. Adler Y. Brunner D. Behar S. Sela BA. Praspective study of serum homocysteine and risk of ischemic strake among patients with preexisting coranary heart disease Stroke. 34 (3): 632-636, 2003 Mar. 6

45. Kahleova R, Palyzova D, Zvara K,Zvarova J, Hrach K, Novakoval, Hyanek J, Bendlova B, KozichV Essential hypertension in adolescents: Association with insulin resistance and with metabolism of homocysteine and vitamins American Journal of Hypertension. 15 (10 Part 1): 857-864,2002 Oct.

Quellen für Studien über Homocystein in deutscher Sprache:

1. Greiling, Gressner, Lehrbuch der Klinischen Chemie und Pathobiochemie, Schattauer, 1994

2. Neumeister, Besenthai, Liebich, Klinikleitfaden Labordiagnostik. Urban & Fischer 2000

3. I. Lothar Thomas, Labor und Diagnose, TH-Books Verlagsgesellschaft, 1998 *Kircher, Sinzinger*, Hyperhomocysteinämie und Atherosklerose, J Kardiol 1999; 6 (7)

4. New England Journal of Medicine; Plasma Homocystein als ein Risikofaktor für Demenz und AlzheimerVal. 346, No. 7, Februar 14, 2002/8

5. N. Weiss, K. Pietrzik und C. Keller Atheroskleroserisikofaktor Hyperhomocysteinämie: Ursachen und Konsequenzen DMW124 (1999), Seite 1107-1113

6. Robert Koch Institut, 10. Homocystein als Risikofaktor für koronare Herzerkrankungen

7. Sandra Feilmeier, H. Till, Untersuchungen zur Erstellung von Referenzbereichen für die Homocysteinkonzentration im EDTA-Plasma gesunder Erwachsener im Alter von 19 bis 93 Jahren im Vergleich zu Patienten mit ausgewählten Herzerkrankungen und chronischer Niereninsuffizienz, DGKC, Deutsche Gesellschaft für Klinische Chemie E.V. 2003; 34 (3) H.

8. Gohlke et al., Positionspapier zur Primärprävention kardiovaskulärer Erkrankungen, Z Kardiol 92: 522-524 (2003)

9. Stanger et al., Konsensuspapier der D.A.CH.-Liga Homocystein über den rationellen klinischen Umgang mit Homocystein, Folsäure und B-Vitaminen bei kardiovaskulären und thrombotischen Erkrankungen - Richtlinien und Empfehlungen, J Kardiol 2003; 10 (5)

10. Friedrich W.: Handbuch der Vitamine. München: Urban & Schwarzenberg 1987

11. Monographie Folsäure. Bundesanzeiger 06.03.1987

12. Biesalski H.K et al. (Hrsg.): Vitamine. Physiologie, Pathophysiologie, Therapie. Stuttgart: Georg Thieme 1997

13. Biesalski H. K: Vitamine: Bausteine des Lebens. München: Beck 1997

14. Pietrzik K & Hages M.: Nutzen-Risiko-Bewertung einer hochdosierten B-Vitamintherapie.

15. Rietbrock N.: Pharmakologie und klinische Anwendung hochdosierter B-Vitamine. Steinkopf, Darmstadt 1991

Glossar

Aminosäure – Aminosäuren bilden – wenn sie durch chemische Bindungen aneinandergekettet sind – Eiweiße. Eine Aminosäure ist also ein Baustein für Protein.

Anämie – Ist eine Sammelbezeichnung für Erkrankungen mit mangelnder Menge an Blutfarbstoff oder Blutkörperchen. Anämie wird auch volkstümlich als Blutarmut bezeichnet.

Angina pectoris – Herzenge durch Verengung der Herzkranzgefäße, die das Herz mit Nährstoffen und Sauerstoff versorgen.

Antigen – Eine artfremde Eiweißsubstanz, die eine Antikörperbildung im Organismus hervorruft, die das Antigen unschädlich machen soll.

Antinutrient – Damit werden Substanzen bezeichnet, die die Nährstoffaufnahme behindern, zum Beispiel Lektine in Getreide oder Phytate bei Sojaprodukten.

Antioxidans – Substanzen, die der Oxidation (Reaktion mit Sauerstoff) entgegenwirken und freie Radikale unschädlich machen. Antioxidanzien werden auch umgangssprachlich als Radikalenfänger bezeichnet.

Apoplektischer Insult – Schlaganfall

Apoplexie – Schlaganfall

Aspartam – ein künstlicher Süßstoff, der in Deutschland zum Beispiel als „NutraSweet" angeboten wird.

Arteriosklerose (Atherosklerose) – Dies ist der gängige Name für die Verengung der Blutgefäße, die durch Anlagerung von Plaques entstehen. Früher bezeichnete man dieses Phänomen volkstümlich als „Gefäßverkalkung".

Autoimmunerkrankung – So werden Erkrankungen bezeichnet, bei denen das Immunsystem körpereigenes Gewebe und Organe angreift.

Bioverfügbarkeit – Der Anteil der Nährstoffe, die der menschliche Organismus effektiv aus der Nahrung oder Supplementen aufnehmen und effektiv nutzen kann. Preiswerte Nahrungsergänzungsstoffe haben oft eine niedrigere Bioverfügbarkeit (5-10 %) als hochwertige 70-95 %) und sind damit effektiv teurer.

Cholesterin – Eiweißverbindungen, die man in HDL und LDL unterscheidet.

Colitis ulcerosa – Chronisch entzündliche Darmerkrankung.

Cortisol (Kortisol) – Eine in den Nebennierenrinden hergestellte Substanz. Sie wird als chemisches Medikament „Cortison" zur Therapie bei Entzündungen eingesetzt.

COX2 Hemmer – chemische Schmerzmittel.

Morbus Crohn – Chronisch entzündliche Darmerkrankung.

Degeneration – Entartung, Absterben

Demenz – Störungen oder Minderleistung des Gehirns mit Gedächtnisverlust, Konzentrationsstörungen, Verlust von Urteilsvermögen (z.B. bei Morbus Alzheimer).

Distal – Körperfern.

Dunkelfeldmikroskopie – Eine Diagnosemöglichkeit, die hauptsächlich von Heilpraktikern eingesetzt wird, um über einen Blutstropfen zu diagnostizieren.

Empirisch – durch Beobachtungen festgestellt.

Enzyme (Fermente) – Eiweiße, die im menschlichen Körper als biochemische Katalysatoren für den gesamten Stoffwechsel fungieren.

Essentiell – lebensnotwendig, unverzichtbar. Dieser Begriff wird im Zusammenhang mit Nährstoffen oft dazu verwendet, um klarzumachen, dass diese Substanzen nicht im Körper gebildet werden können, sondern von außen zugeführt werden müssen (z.B. essentielle Aminosäuren, essentielle Fettsäuren).

Fibromyalgie – Eine Krankheitsbild im gesamten Bewegungsapparat, bei dem chronische Schmerzen im Bereich der Muskeln, Sehnen und im Bindegewebe auftreten.

Glaukom – Grüner Star. Augenerkrankung mit erhöhtem Augeninnendruck.

Glukose – Zucker.

Gluten – Ein so genanntes Klebereiweiß in Weizen, Roggen und Hafer. Gluten wird in vielen Nahrungsmitteln industriell verarbeitet. Als Stabilisatoren, Geschmacksverstärker, Gewürze, Trennmittel oder Emulgatoren findet man es in Bier und Fruchtsäften, in Speiseeis, Gebäck, Kuchen, aber auch in Würsten, Schmelz und Reibekäsen, Roquefort und vielen anderen Produkten.

Glutathion – Eine Substanz, die als Entgifter und Antioxidans wirkt.

Hcy-Wert – Abkürzung für Homocysteinwert. Dies ist der Wert, der im Bluttest nachgewiesen wird, und bezeichnet die Menge des Homocysteins, das zum jeweiligen Zeitpunkt im Blut zirkuliert. Man unterscheidet einen Nüchtern-Wert und den Wert, der nach Mahlzeiten auftritt.

HDL – High Density Lipoprotein. Es transportiert Cholesterin von der Zelle weg und zur Leber hin.

Homocysteinwert – siehe unter Hcy-Wert.
Hyperhomocysteinämie – erhöhter Homocysteingehalt im Blut.
Hyperhomocysteinurie – Erhöhter Homocysteinwert im Urin.
Hypothyreoidismus – Unterfunktion der Schilddrüse.
Immunglobulin – Aminosäuren, die als Antikörper wirken.
Interferon – eine Eiweißsubstanz des Immunsystems.
Klinisch – durch ärztliche Untersuchungen festgestellt.
LDL – Low Density Lipoprotein ist ein Lipoprotein mit geringer Dichte. Es transportiert Cholesterin in die Zelle.
Leukozyt – Ein Leukozyt ist ein weißes Blutkörperchen. Leukozyten sind Bestandteile des Immunsystems.
Lipid – Fett.
Lipoprotein – Fett-Eiweiß-Verbindung.
Lymphozyt – ein weißes Blutkörperchen, das als Bestandteil des Immunsystems für spezielle eingedrungene Fremdkörper zuständig ist und sie unschädlich macht.
Makrophage – Ein weißes Blutkörperchen, das als Bestandteil des Immunsystems eingedrungene Fremdstoffe unschädlich macht.
Makronährstoff – Als Makronährstoff bezeichnet man entweder Eiweiß, Kohlenhydrat oder Fett.
Methylierung – Ein fundamentaler Teil des Stoffwechsels, bei dem vom Körper benötigte Stoffe gebildet werden und nicht benötigte zersetzt werden.
Metabolismus – Stoffwechsel.
Methylen-Tetra-Hydrofolat-Reduktase (MTHFR) Enzym, das zur Reduzierung von Homocystein wichtig ist.
Mikronährstoffe – Vitamine, Mineralstoffe, Spurenelemente oder sekundäre Pflanzenstoffe.
Multipel – vielfältig.
Multiple Sklerose (MS) – Eine entzündliche Erkrankung des Zentralen Nervensystems mit vielfältigen Ausfallserscheinungen, die schubweise auftreten.
Myocardinfarkt – Herzinfarkt.
NO (Stickstoffmonoxid) – NO ist eine körpereigene Substanz, die stark gefäßerweiternd wirkt.
Pankreas – Bauchspeicheldrüse.
Peptid – Ein kleines Eiweißmolekül, das aus wenigen Aminosäuren besteht.

Phythate – unlösliche Salze, die aus sekundären Pflanzenstoffen – der **Phytinsäure** – und Mineralien gebildet werden. Sie kommen hauptsächlich in pflanzlichen Samen, Getreide, Ölsaaten und Hülsenfrüchten (wie Soja) vor und behindern die Nährstoffaufnahme.

Plaque – Fetthaltige Substanzen, Arterienwandzellen und Monozyten, die sich an die Gefäßwände anlagern und damit den Blutdurchfluss behindern.

Protein – Eiweiß.

Psoriasis – Schuppenflechte.

SAMe (S-Adenosyl-Methionin) – Eine Substanz, die bei der Umwandlung von Homocystein entsteht.

Schizophrenie – Eine Erkrankung des Geistes mit Wahrnehmungsstörungen und Wahnvorstellungen.

Skorbut – Eine Vitamin C-Mangelerkrankung, die in früheren Zeiten vor allem von Seefahrern gefürchtet war.

Thrombus – Ein Blutgerinnsel.

Thrombose – Der Verschluss eines Blutgefäßes durch ein Blutgerinnsel.

Toxisch – Giftig

Toxin – Giftstoff

Tripsin – Ein Eiweiß spaltendes Enzym der Bauchspeicheldrüse.

Veganer – Strenger Vegetarier, der auch auf den Verzehr von Milch, Milchprodukten und Eiern verzichtet.

Zöliakie – Unverträglichkeit für Weizeneiweiß (Gluten) mit chronischen Durchfällen und gestörter Nahrungsaufnahme. Wird auch als Sprue bezeichnet